Nutrición óptima para la mente del niño

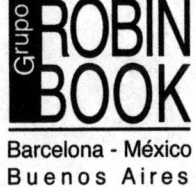

Barcelona - México
Buenos Aires

Patrick Holford
Deborah Colson

Nutrición óptima para la mente del niño

Traducción de Francesc Navarro

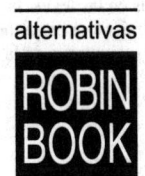

Si usted desea que le mantengamos informado de
nuestras publicaciones, sólo tiene que remitirnos
su nombre y dirección, indicando qué temas le interesan,
y gustosamente complaceremos su petición.

Ediciones Robinbook
información bibliográfica
Indústria, 11 (Pol. Ind. Buvisa)
08329 - Teià (Barcelona)
e-mail: info@robinbook.com

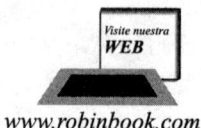

www.robinbook.com

Título original: *Optimum Nutrition for Your Child's Mind*

© 2006, Patrick Holford and Deborah Colson
First published in Great Britain in 2006 by Piatkus Books Ltd.

© 2008, Ediciones Robinbook, s. l., Barcelona

Diseño de cubierta: Regina Richling
Fotografía de cubierta: Jaroslaw Grubba / iStockphoto
Ilustración de cubierta: Maya Kovacheva / iStockphoto
Diseño interior: Paco Murcia
ISBN: 978-84-7927-937-0
Depósito legal: B-23.965-2008

Impreso por Limpergraf, Mogoda, 29-31 (Can Salvatella),
08210 Barberà del Vallès

Quedan rigurosamente prohibidas, sin la autorización escrita de los titulares del *copyright*, bajo las sanciones establecidas en las leyes, la reproducción total o parcial de esta obra por cualquier medio o procedimiento, comprendidos la reprografía y el tratamiento informático, y la distribución de ejemplares de la misma mediante alquiler o préstamo públicos.

Impreso en España - *Printed in Spain*

Agradecimientos

Nos gustaría dar las gracias a los muchos científicos, entre quienes se encuentran el doctor Alex Richardson, Bernard Gesch y el profesor Michael Crawford, que han hecho todos los esfuerzos posibles para poner de manifiesto el papel de la alimentación óptima para el desarrollo del cerebro de los niños, y cuyas investigaciones frecuentemente han sido autofinanciadas. Un enorme agradecimiento a Susannah Lawson, coautora de *Nutrición óptima antes, durante y después del embarazo*, por sus múltiples contribuciones. También queremos dar las gracias a Jo y a Barbara, nuestros maravillosos y esmerados editores de Piatkus. No obstante, a quienes más deseamos dar las gracias es a los muchos niños y padres que han trabajado con nosotros en el Brain Bio Centre; son ellos los que más nos han enseñado.

Guía de abreviaciones, medidas y referencias

Abreviaciones y medidas

1 gramo (g) = 1.000 miligramos (mg) = 1.000.000 microgramos (mcg, también escrito μg).

Todas las vitaminas se miden en gramos o microgramos. Las vitaminas A, D y E acostumbran a medirse en unidades internacionales (ius), una medición aplicada a la estandarización de las varias formas de estas vitaminas cuyos potenciales son diferentes.

6 mcg de beta-caroteno, el precursor vegetal de la vitamina A, tiene un promedio de conversión de 1 mcg de retinol, la forma animal de la vitamina A. Así pues, 6 mcg de beta-caroteno se denomina 1mcgRE (RE equivale a retinol). A lo largo del libro nos referiremos al beta-caroteno en mcgRE.

1 mcg de retinol (mcgRE) = 3,3 ius de vitamina A.
1 mcgRE de beta-caroteno = 6 mcg de beta-caroteno.
100 ius de vitamina D = 2,5 mcg.
100 ius de vitamina E = 67 mg.

En este libro, por ser el uso más extendido en el lenguaje común, usaremos la palabra *caloría* como sinónimo de kilocaloría (kcal).

Referencias y otras fuentes de información

Al escribir este libro hemos utilizado cientos de referencias de literatura científica respetada. Los detalles de los estudios específicos a los que nos hemos referido aparecen en las páginas 299-315. Otro material de investigación que se ha utilizado para nuestras afirmaciones está disponible en la biblioteca del Institute for Optimum Nutrition (ION) (ver páginas 289-290). ION también ofrece servicios de información, incluyendo instalaciones para la búsqueda bibliográfica para aquellos lectores que deseen tener acceso a temas específicos de la literatura científica. En la página 289 encontrarás una lista de los mejores libros sobre el tema. Éstos te permitirán profundizar en los temas que aquí tratamos. También encontrarás información más detallada, con relación a muchos de los temas que abordamos en este libro, en los artículos especiales de Patrick disponibles en www.patrickholford.com. Si quieres estar al día de todas las novedades apasionantes que van surgiendo en este campo te recomendamos que te suscribas al boletín de Patrick, *100% Health*. Los detalles de la suscripción aparecen en su página web.

Introducción

Todos los padres tienen un instinto natural para ayudar a sus hijos a estar lo mejor posible. Queremos que nuestros hijos sean felices, inteligentes e ingeniosos, y tengan todas las habilidades necesarias para vivir bien y productivamente. En esencia, todas estas cosas están relacionadas con su infancia.

Enseñamos a nuestros hijos a comer, a caminar y a hablar; a cómo sacar el máximo provecho de lo que aprenden en la escuela. Les damos todo el amor y la atención posible para que sean capaces de desarrollarse física, mental y emocionalmente. Leemos libros sobre ser padres, intentamos no caer en los mismos errores que cometieron los nuestros, luchamos para encontrar la escuela correcta que apoye a nuestro hijo en su desarrollo hacia la edad adulta y para ayudarle a encontrar su camino en la vida.

Pero, mientras hacemos todo esto ¿hemos considerado que cada paso que el niño o la niña da —ya sea su primer paso en el suelo de la cocina o su zambullida en las emociones y las relaciones de los adolescentes— depende de lo bien que funcione su cerebro?

Del plato al cerebro

Este es un libro de «cómo se hace». Ya sea que tu hijo tenga un año o tenga quince, lo que quieres es ayudarle a que sea todo lo que puede ser —y descubriremos cómo en estas páginas—. Armados con la experiencia de más de veinte años trabajando con niños, vamos a mostrarte, paso a paso, lo que significa realmente una nutrición óptima para la mente de tus hijos, ya sean niños o niñas.

Después de mucho tiempo, los gobiernos y las escuelas se están dando cuenta de la necesidad que tienen los niños de una dieta bien equilibrada en lugar de la comida basura tan abundante en nuestros días. La sociedad se está concienciando de la responsabilidad moral que tienen las escuelas de alimentar correctamente a los niños.

¿Por qué las cosas no han sido así durante tanto tiempo? Simplemente porque la comida era percibida erróneamente como un combustible; esto quería decir que si el niño estaba lleno después de comer y no mostraba signos evidentes de malnutrición, ya estaba lo suficientemente bien. Pero la verdad radica en cómo interpretamos los signos en la apariencia y el comportamiento de los niños. Pongamos la inteligencia como ejemplo: algo grabado en nuestra cultura es la falsa idea que la inteligencia se hereda y no hay nada que podamos hacer al respecto. Yo (Patrick) me formé como psicólogo y siempre he tenido un interés profundo en el desarrollo intelectual. Como nuestro cerebro está hecho esencialmente de los alimentos que ingerimos, ya en la década de 1980 me preguntaba si el hecho de dar vitaminas y minerales extra a nuestros hijos podía aumentar su inteligencia.

Al trabajar con Gwillym Roberts, jefe de estudios de una escuela secundaria, y el profesor David Benton, de la Universidad de Gales en Swansea, demostramos que el coeficiente intelectual de un niño o una niña puede aumentar considerablemente simplemente haciendo unos cambios en su nutrición —éste fue un experimento exhibido en un documental televisivo de la BBC en 1988—. En el estudio, medimos el coeficiente de inteligencia de 90 niños en edad escolar. Luego, dimos a 30 de ellos altas dosis de vitaminas, a otros 30 les dimos comprimidos placebo y a los 30 restantes no les dimos nada. Después de ocho meses volvimos a evaluar su coeficiente intelectual. ¡Sólo los niños que habían tomado las vitaminas tenían un aumento asombroso de su coeficiente intelectual en 10 puntos![1]

El estudio, el primero de este tipo en el mundo, hizo surgir una nueva pregunta: ¿cómo podemos dar una nutrición óptima para la mente de nuestros hijos?

La nutrición de la mente

Si hay alguna diferencia ente los niños que se alimentan con comida basura y los que siguen una dieta bien equilibrada, ¿cuál es realmente esa diferencia? ¿Por qué hay una diferencia y cómo debemos los padres alimentar a nuestros hijos? Éstas son las preguntas que hemos experimentado y respirado durante estos últimos veinte años.

Como verás, en este libro mostramos, estudio tras estudio, que se puede aumentar la inteligencia, el intervalo de atención, la concentración, la capacidad para solucionar problemas, las respuestas emocionales, el estado de ánimo y la coordinación física de tus hijos —todos estos aspectos de la inteligencia— simplemente cambiando qué entra en sus platos, boles y bolsas del desayuno.

Aunque los consejos prácticos que te daremos se basan en investigaciones científicas sólidas, lo que nos hace sentirnos más seguros de nuestras conclusiones es que hemos trabajado con cientos de niños en estas dos últimas décadas. Algunos tenían minusvalías, otros tenían problemas de conducta, pero todos se transformaron una vez se descubrieron y se cubrieron sus necesidades nutricionales.

Todos los días, en la clínica de Londres del Brain Bio Centre, en el Institute for Optimum Nutrition fundado por Patrick en 1984, vemos niños y niñas que se esfuerzan por aprender, desarrollarse y adaptarse. Yo (Deborah) soy terapeuta nutricionista especializada en el desarrollo infantil. Mi trabajo no es sólo encontrar qué va mal —ya sea una alergia alimentaria, una sensibilidad química o una deficiencia nutricional—, sino también enseñar a los padres a preparar comida que le guste a sus hijos, eliminando el azúcar y ampliando la variedad de alimentos saludables de su menú diario.

Al mismo tiempo que hemos trabajado de forma individual con niños y padres en el Brain Bio Centre, también hemos probado nuestras teorías en escuelas de primaria, de secundaria y en escuelas especiales para niños marginados. El programa *This Morning* de la ITV, por ejemplo, nos dio una semana para mejorar el rendimiento de una clase de alumnos de siete a ocho años. Más tarde leerás la historia de Reece, un niño hiperactivo de esta clase, cuyo nivel de lectura avanzó el equivalente a un año lectivo con sólo un mes de dieta.

El programa *Tonight with Trevor McDonald* nos confió a tres niños con conductas conflictivas —uno de ellos era Liam, véase pág. 168—, que habían sido apartados de las clases normales en la escuela. Nos pidieron que los reinsertáramos en un mes. Veremos qué ocurrió con esos niños y los complementos que recomendamos para niños con este tipo de problemas. También comprobarás cómo una evaluación simple puede revelar si el cerebro de tu hijo funciona en óptimas condiciones.

La mayor parte de nuestro trabajo ha sido con niños y jóvenes adultos diagnosticados con TDAH (trastorno por déficit de atención e hiperactividad), autismo, Asperger, depresión e incluso psicosis. La vía común de los niños con estas dolencias es la prescripción de drogas o el apoyo psicológico especializado. Creemos que la nutrición óptima es un aspecto vital para ayudar a estos niños a descubrir, o recuperar, su pleno potencial. Considera estos estudios:

- Bernard Gersch, director de la institución benéfica Natural Justice, dio a algunos de los peores delincuentes del Reino Unido complementos de vitaminas, minerales y ácidos grasos esenciales, y a otros, placebos. Al cabo de dos semanas se demostró que los actos agresivos se vieron asombrosamente reducidos en un 35% en quienes tomaron los suplementos.[2]
- La doctora Alexandra Richardson de la Universidad de Oxford dirigió una prueba de control con 117 niños y niñas escogidos al azar, con edades comprendidas entre los cinco y los

doce años y con problemas de coordinación. Los niños que recibieron suplementos de ácidos grasos omega-3 y omega-6 mostraron, al cabo de tres meses, unas mejoras significativas en la lectura, la ortografía y la conducta con respecto a aquellos que no habían recibido suplementos.[3]
- Investigadores de la Universidad de Örebro de Suecia compararon las notas escolares de 10 asignaturas básicas de 692 niños estudiantes, de edades entre nueve y quince años, con sus niveles de homocisteína (la homocisteína es un indicador de la deficiencia de vitamina B). Los niveles más altos de homocisteína estaban estrechamente relacionados con las notas bajas.[4]
- Investigadores del Institute of Child Health de Londres sometieron a 78 niños y niñas hiperactivos a una dieta consistente en alimentos exentos de aditivos químicos y alérgenos comunes. La conducta de 59 niños, el 76%, mejoró durante esta prueba abierta. Para ver si los alimentos afectaban al comportamiento de los niños sin que éstos supieran qué comían, los investigadores camuflaron los alimentos y los aditivos; esto provocó una reacción en 19 niños. Cuando a los niños se les dio alimentos camuflados como saludables pero nocivos, sus niveles de conducta y los resultados de las pruebas psicológicas empeoraron.[5]
- El doctor Bernard Rimland de California comparó a 1.591 niños hiperactivos tratados con drogas con 191 niños hiperactivos a quienes se les daban complementos nutricionales. El enfoque nutricional era 18 veces más eficaz para reducir la hiperactividad.[6] A pesar de estos resultados, las prescripciones de fármacos para niños casi se duplican año tras año.

Si unos cambios simples en la nutrición pueden tener semejantes efectos tan profundos con la gente joven y su rendimiento en los estudios, ¿no es probable que la nutrición óptima pueda ayudar a tus hijos a alcanzar su pleno potencial?

Es para todos los niños, no sólo para los que tienen dolencias como el autismo, la hiperactividad o problemas conductuales. La nutrición óptima agudiza la mente y el estado de ánimo de tu hijo o hija incluso si crees que todo va bien.

Cuando sigas los consejos de este libro, notarás mejoras graduales en sus capacidades de aprendizaje y comportamiento. Realmente puedes cambiar la forma en que tus hijos piensan, sienten y se comportan, haciendo ciertos cambios en lo que entra en su boca. Vamos a enseñarte cómo.

Al hacerlo, estarás en la vanguardia de los maestros, profesionales de la salud y otros padres involucrados que están dirigiendo una revolución en el ámbito de la conciencia alimentaria. Aunque los gobiernos comienzan a ser conscientes de las implicaciones de todas las nuevas investigaciones, todavía no han aceptado, más allá de las pizarras, la influencia profunda que la nutrición tiene en el aprendizaje y la conducta. El último año, por ejemplo, en el Reino Unido se gastaron unos 318 millones de euros en intervenciones psicológicas para niños con problemas de conducta y de aprendizaje. Y ¿cuánto se gastaron en el tipo de intervención nutricional altamente eficaz que describimos en este libro? Precisamente: nada.

Ha llegado el momento de cambiar, y tú puedes ayudar a que así sea.

Cómo utilizar este libro

En la primera parte, «Alimentos para el cerebro», conocerás los cinco alimentos esenciales para el cerebro, el consumo óptimo de los cuales es esencial para maximizar el potencial de tus hijos. También hay cinco «antinutrientes» que pueden perturbar el desarrollo del cerebro y dañarlo y, por lo tanto, es mejor evitarlos. Esta parte describe con qué alimentar a tus hijos y con qué no.

En la segunda parte, «Dale a tus hijos una ventaja», descubrirás los alimentos y los suplementos que se ha demostrado que aumentan el coeficiente de inteligencia, mejoran el estado de ánimo y la conducta, agudizan la memoria y la concentración y optimizan la lectura y la escritura. En esta parte del libro, descubrirás cómo maximizar el potencial de tus hijos para rendir mejor en la escuela, en su búsqueda de la felicidad y en sus logros personales.

En la 3.ª parte, «Solucionando problemas», te damos soluciones nutricionales para los niños con dolencias como el autismo, la hiperactividad y la agresividad, para ayudarte a maximizar su potencial para la salud mental y emocional.

En la 4.ª parte, «Alimentos para el pensamiento», te mostraremos cómo poner esto en práctica, explicándote qué hacer para alimentar a tus hijos correctamente, desde la infancia hasta la adolescencia. Encontrarás muchos consejos para la compra, ideas de comidas e ideas prácticas para mantener a tus hijos en el camino de la dieta óptima. También sabrás cómo escoger los complementos alimenticios adecuados.

El regalo más grande que podemos dar a nuestros hijos es ofrecerles el mejor comienzo de su vida, tanto en el ámbito social como en el académico. Una parte muy importante de todo ello es darles la mejor nutrición para ayudarles a estar atentos, enérgicos, felices y sin estrés, con una mente clara y una inteligencia enfocada. Este libro se ha escrito con esta finalidad.

Deseamos que tanto tú como tus hijos tengáis la mejor salud.

PATRICK HOLFORD y DEBORAH COLSON

1.ª parte

Alimentos para el cerebro

Los alimentos afectan a la forma de pensar y sentir de tus hijos porque su cerebro (al igual que el tuyo) está hecho a partir de ellos. Hay cinco alimentos esenciales del cerebro: carbohidratos de absorción lenta, ácidos grasos esenciales, fosfolípidos, aminoácidos y vitaminas y minerales. Un consumo óptimo de estos alimentos es esencial para maximizar el potencial de tus hijos. Luego, están los cinco «antinutrientes», sustancias que pueden afectar al desarrollo del cerebro y pueden dañarlo: el azúcar refinado, las grasas, ciertos aditivos alimentarios químicos, minerales tóxicos y alérgenos alimentarios. Estos cinco últimos es mejor evitarlos. En esta parte del libro encontrarás qué alimentos son buenos para tus hijos y cuáles no.

1. Cómo forman el cerebro los alimentos

 Uno de los conceptos más limitativos de las ciencias humanas es la idea de que la mente y el cuerpo están separados. Intenta preguntarle a un anatomista, a un psicólogo y a un bioquímico dónde empieza la mente y dónde acaba el cuerpo. Es una pregunta tonta, pero esto es exactamente lo que ha hecho la ciencia moderna al separar la psicología de la medicina. Son pocos los psicólogos que saben algo sobre la química cerebral y la importancia de la nutrición, y pocos los médicos que saben lo suficiente sobre los factores psicológicos o nutricionales que afectan al desarrollo de los niños.

Pero no sólo son los científicos quienes viven con esta falsa dicotomía. De hecho, somos todos. Para ti es, sin duda, un acto reflejo ayudar a tu hijo o a tu hija a crecer fuerte y saludablemente. Pero cuando los niños tienen dificultades para concentrarse, conductas conflictivas o problemas para leer, ¿piensas, por un momento, que es posible que estén malnutridos? Si no lo piensas, es vital saber que todos estos atributos y conductas están gobernados por una red de células cerebrales intercomunicadas, cada una de las cuales depende, fuertemente, de lo que tus hijos coman.

Muchos de nuestros hijos tienen dificultades para aguantar el ritmo diario. Viven con un cansancio constante, con dificultades de concentración, con una conducta inconstante, con ansiedad, estrés, depresión y problemas de sueño. Demasiados niños sufren de problemas de salud mental que van desde el trastorno por déficit de atención (TDAH) al autismo, la hiperactividad y la dislexia. U otros, simplemente, no alcanzan un potencial pleno en la escuela y en casa porque la manera en que se sienten dificulta la concentración y el aprendizaje. De hecho, en todo el mundo ha habido un incremento masivo de incidencias de problemas de salud mental, especialmente entre la gente joven.[7]

Al entender cómo funciona el cerebro de tus hijos, puedes erradicar estos problemas y allanar el camino a través de los años cruciales del desarrollo del niño o de la niña. Verás, de forma más que evidente, por qué dar cierto tipo de nutrientes cada día a tus hijos, idealmente desde la concepción, puede tener un efecto profundo en su forma de pensar y sentir. Y, por lo tanto, entenderás por qué se comportan de una manera determinada aquí y ahora, y cómo se desarrollarán con el tiempo.

Cerebros: lo que nos hace humanos

Nuestra historia no empieza en el momento de nacer, sino en el momento de la concepción y a lo largo de todo el proceso del embarazo. Estudios sobre el tiempo que pasamos en el útero demuestran que el crecimiento y el desarrollo humano durante este período —a diferencia, por ejemplo, de los rinocerontes— se centra especialmente en el desarrollo del cerebro. El cerebro, y no la fuerza muscular, es lo que nos hace humanos. Echa un vistazo al diagrama de las páginas siguientes. El cerebro de un niño es 300 veces mayor, comparado con su cuerpo, que el cerebro de un rinoceronte. El tamaño importa, pero no lo es todo. Durante el desarrollo en el útero, la mitad de todos los nutrientes que el feto recibe de su madre van directamente a nutrir el crecimiento del cerebro.

Esto es toda una tarea. Aunque sólo pese 450 g en el momento de nacer, el cerebro de un recién nacido consume y necesita una vasta cantidad de nutrientes, incluyendo las proteínas, los carbohidratos, las vitaminas, los minerales y los ácidos grasos esenciales. Las grasas tienen una gran importancia aquí, ya que el cerebro está hecho literalmente de ellas. De hecho, si drenáramos toda el agua del cerebro veríamos que un enorme 60% de éste es grasa.

Cuatro tipos específicos de grasa (conocidas como AA, DHA, EPA y DGLA, trataremos más a fondo este tema posteriormente) constituyen el 20% del cerebro. Así que las deficiencias de estas grasas en cualquier momento, pero especialmente durante el desarrollo fetal o a edades muy tempranas, puede tener repercusiones muy importantes sobre la inteligencia y la conducta.

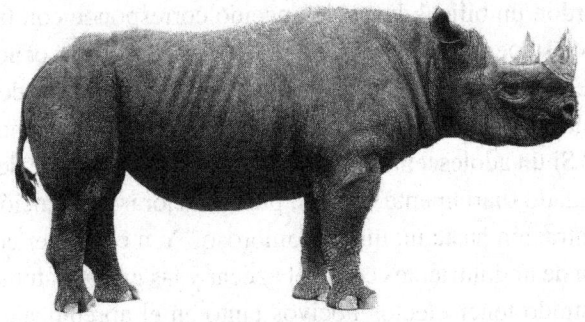

Un rinoceronte pesa una tonelada pero su diminuto cerebro pesa 35 g, lo cual significa el 0,035% de su peso total.

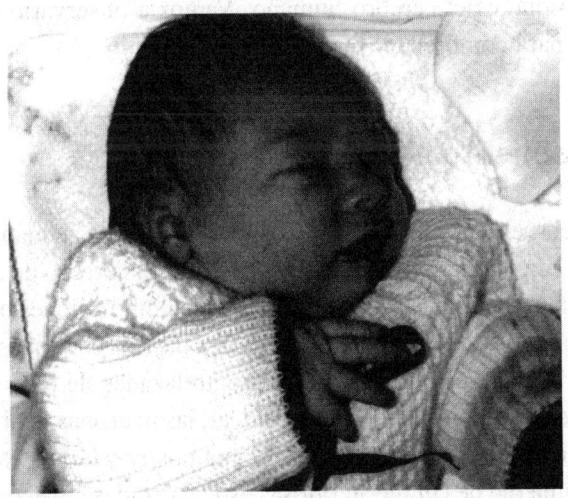

Un niño recién nacido pesa unos 4 kg y tiene un cerebro de 450 g, lo cual significa el 11% de su peso total.

Estas grasas son tan vitales para el crecimiento del feto que el feto robará, literalmente, las grasas del cerebro de su madre para formar el suyo. Si la dieta de una mujer embarazada es deficiente en grasas esenciales, ¡su cerebro se hará más pequeño!

En cada estadio del desarrollo del cerebro, lograr una nutrición óptima es esencial para garantizar que tus hijos alcancen todo su potencial. Al nacer, el nivel de ácidos grasos esenciales del cordón umbilical del recién nacido corresponde con la velocidad de su pensamiento a la edad de ocho años. A los ocho años, el nivel en sangre de homocisteína (el mejor indicador del estado de la vitamina B en el niño), corresponderá con sus notas de clase.[8] Si un adolescente consume justo el doble de zinc de lo recomendado diariamente (CDR), puede mejorar su atención y su concentración hasta un nivel asombroso.[9] Y, a cualquier edad, la ingesta de antinutrientes como el azúcar y las grasas saturadas ha demostrado tener efectos nocivos tanto en el aprendizaje como en el comportamiento. Si piensas que estos hechos son difíciles de creer, puede que no seas consciente de lo flexible y abierto al cambio que es el cerebro humano. Vamos a observarlo un momento para comprender por qué es así.

Pensamiento enlazado

Al crecer, el feto crea miles de células cerebrales llamadas neuronas cada minuto. A los dos años de edad, el cerebro de un niño o de una niña tiene aproximadamente cien mil millones de ellas. Son muchas, ¡casi tantas como árboles hay en el Amazonas! Y de la misma manera que las ramas entrelazadas de los miles de millones de árboles de la selva tropical, las neuronas también están conectadas. Así pues, lo que llamamos *cerebro* es esencialmente una red de células nerviosas especializadas conectadas entre sí.

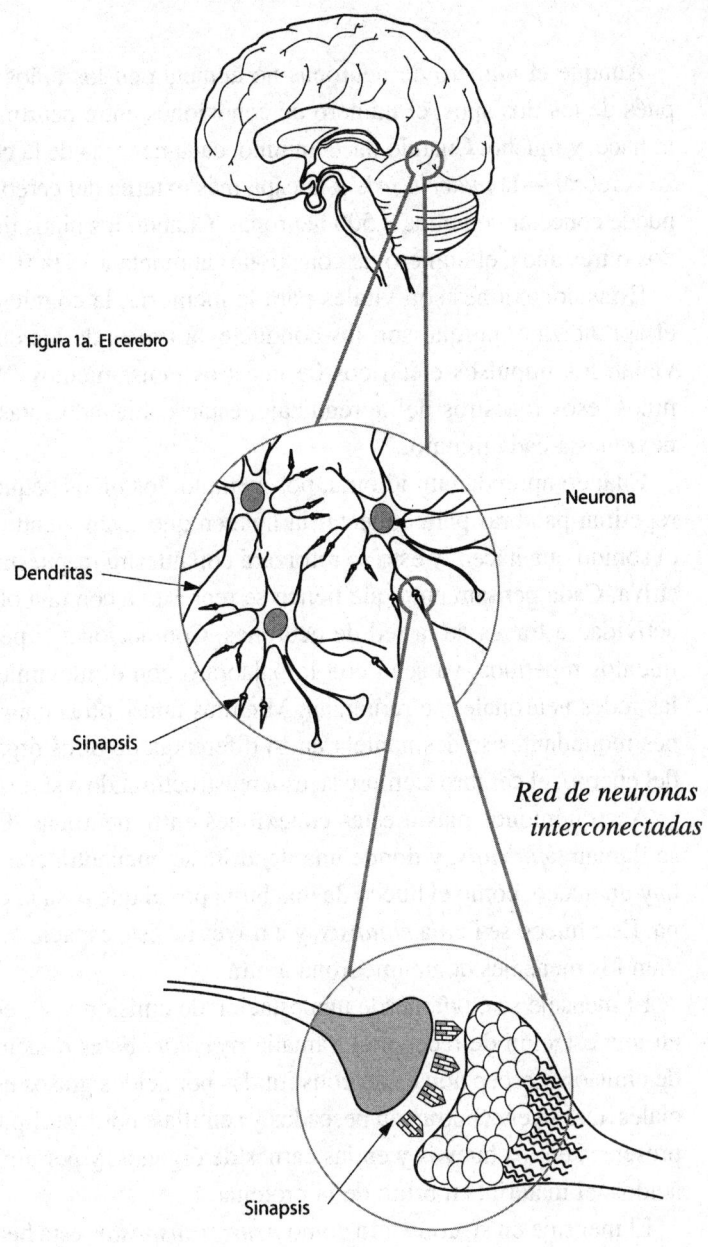

Figura 1a. El cerebro

Red de neuronas interconectadas

La sinapsis, donde dos células se encuentran.

Aunque el número de neuronas no aumenta en los niños después de los dos años, el número de conexiones entre neuronas sí lo hace, y mucho. Cuando nace un niño, cada neurona de la corteza cerebral —la *materia gris* y la capa más externa del cerebro— puede conectar con otras 2.500 neuronas. Cuando los niños tienen dos o tres años, el número de conexiones aumenta a 15.000.

Estas conexiones son vitales para la memoria, la cognición y el aprendizaje, porque son los conductos a través de los cuales viajan los impulsos eléctricos de nuestros pensamientos. Y los niños, esos maestros del aprendizaje, están cableando estas conexiones a cada minuto.

Cuando aprenden un idioma, por ejemplo, los niños pequeños repetirán palabras para conectar la imagen que están viendo con el sonido que hacen, y esto se reforzará con nuestra respuesta positiva. Cada pensamiento que tienen se representa con una ola de actividad a través de la red de neuronas. Con acciones y pensamientos repetidos, ya sean con la palabra o con el movimiento, las redes neuronales se refuerzan. Mientras tanto, otras conexiones redundantes se desmantelarán. A diferencia de otros órganos del cuerpo, el cerebro siempre se está reestructurando a sí mismo.

Acerquémonos más a estas conexiones entre neuronas. Éstas se llaman *dendritas*, y donde una dendrita se encuentra con otra hay un hueco, como el hueco de una bujía por el que pasa la chispa. Este hueco se llama *sinapsis*, y a través de este espacio se envían los mensajes de una neurona a otra.

El mensaje se envía desde una estación de emisión y se recibe en una estación de recepción llamada *receptor*. Estas estaciones de emisión y recepción están constituidas por ácidos grasos esenciales, que se encuentran en pescados y semillas; por fosfolípidos, presentes en los huevos y en las carnes de órganos, y por aminoácidos, el material en bruto de la proteína.

El mensaje en sí, conocido como *neurotransmisor*, está hecho, en la mayoría de los casos, del aminoácido triptófano. La adre-

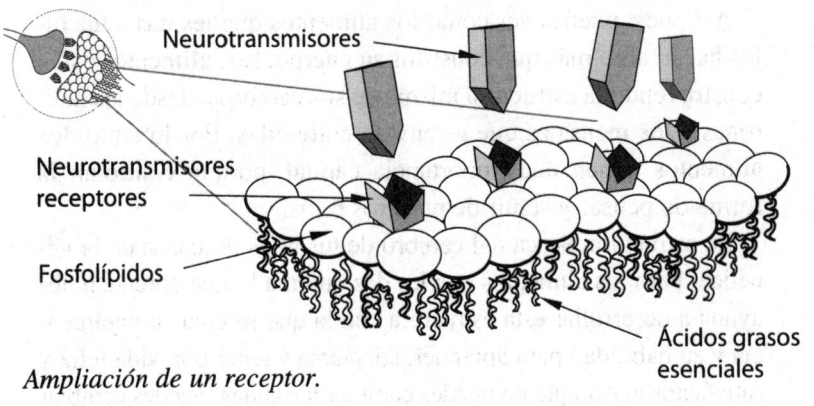

Ampliación de un receptor.

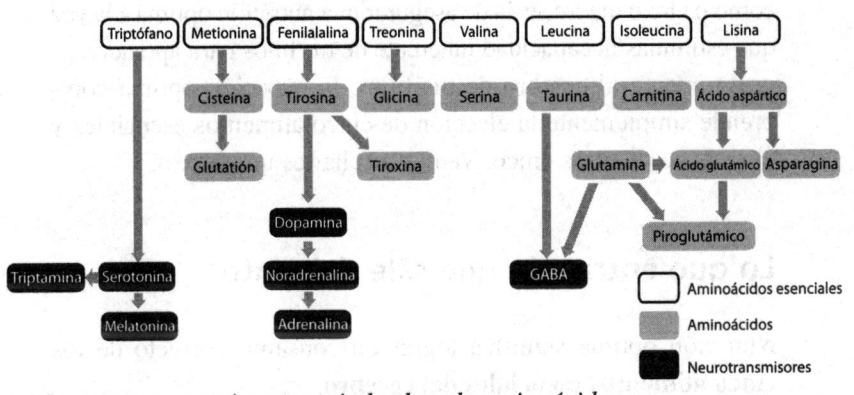

Los neurotransmisores están hechos de aminoácidos.

nalina y la dopamina, las cuales nos mantienen motivados, están hechas de fenilalalina.

Convertir un aminoácido en un neurotransmisor no es un trabajo fácil. Esta tarea la hacen enzimas del cerebro que dependen de vitaminas, minerales y aminoácidos especiales. Estas vitaminas y minerales también controlan un suministro regular de combustible —azúcar o glucosa en sangre— que da fuerza a cada neurona.

Así pues, puedes ver cómo los alimentos que les das a tus hijos hacen algo más que construir su cuerpo. Los alimentos están construyendo la estructura misma de sus cerebros, desde las neuronas a los mensajes que se envían entre ellas. Por lo tanto, los alimentos tienen una importancia capital, porque controlan la forma de pensar y sentir de nuestros hijos.

La estructura básica del cerebro de tus hijos descansa en la genética. Pero los alimentos que les das, junto a lo que aprenden, les ayuda a desarrollar esta estructura con la que se crea su inteligencia y su habilidad para aprender, adaptarse y tener una vida feliz y satisfactoria. Aunque no puedes cambiar los genes, puedes cambiar la nutrición de tus hijos y sus recursos para el aprendizaje. Ésta es la razón principal por la que una de tus tareas más importantes, como padre o madre, es la de asegurar una nutrición óptima a la vez que estimulas la capacidad inherente de tus hijos para aprender.

En cuanto al cerebro de tus hijos, la nutrición óptima comprende simplemente la elección de cinco alimentos esenciales y el rechazo de otros cinco. Vamos a echarles un vistazo:

Lo que entra y lo que sale del plato

Nutrición óptima significa lograr un consumo correcto de los **cinco alimentos esenciales del cerebro**:

- **Azúcar sanguíneo equilibrado:** el supercombustible del cerebro.
- **Ácidos grasos esenciales:** por qué una cabeza aceitosa es una cabeza inteligente.
- **Fosfolípidos:** moléculas de la memoria que dan brío al cerebro.
- **Aminoácidos:** los mensajeros del cerebro.
- **Vitaminas y minerales:** los nutrientes de la inteligencia que mantienen el tono del cerebro.

Pero esto no es todo. También necesitas **evitar los antinutrientes** (las sustancias que dañan al cerebro):

- **Azúcar refinado:** carbohidratos exentos de nutrientes esenciales.
- **Grasas saturadas:** desde las frituras hasta las grasas hidrogenadas.
- **Aditivos químicos alimentarios:** colorantes, aromatizantes, conservantes.
- **Minerales tóxicos:** desde el cobre al mercurio.
- **Alérgenos alimentarios:** alimentos comunes a los que tus hijos pueden ser alérgicos.

En los capítulos siguientes explicaremos cómo descubrir los alimentos y las sustancias químicas a las que tus hijos pueden ser especialmente sensibles y, por lo tanto, sería mejor evitar. Los cinco capítulos siguientes explican con detalle en qué consisten los cinco alimentos esenciales del cerebro y cómo darles a tus hijos la cantidad correcta de ellos. Estos capítulos explican los fundamentos de la nutrición óptima para el cerebro de tus hijos.

2. Azúcar no, gracias. Ya soy lo suficientemente dulce

¿Has ido, alguna vez, a buscar a tus hijos a una fiesta de cumpleaños y has abierto la puerta de una habitación llena de niños que rebotaban contra las paredes? Todo ese azúcar tiene un efecto asombrosamente dramático en el cerebro. Así pues, difícilmente te sorprenderá que en la vida diaria el abuso de dulces también afecte al comportamiento de tus hijos.

No obstante, nada es más importante para el cerebro de tus hijos que el azúcar —el azúcar sanguíneo o la glucosa—. Éste es el combustible principal del cerebro, y sin un consumo adecuado de él no se puede pensar con claridad. Lo obtenemos de los azúcares y los almidones; en otras palabras: de los carbohidratos de los alimentos que comemos. El truco está en mantener un consumo equilibrado de los mismos.

Si nos pasamos, tendremos el efecto de rebotar contra las paredes. Si no llegamos, nuestros hijos tendrán síntomas de fatiga, irritabilidad, mareos, insomnio, agresividad, ansiedad, sed excesiva, sudores (especialmente por la noche), concentración débil, depresión, llantos o visión nublada. Por lo tanto, para que tus hijos piensen con claridad y se comporten de forma racional, es vital que su consumo de glucosa sea equilibrado.

> John es un caso así. Los padres de este niño de cuatro años lo trajeron al Brain Bio Centre preocupados por su incapacidad para concentrarse y su retraso severo en el habla y el lenguaje. Lo exploramos para ver si tenía algún trastorno bioquímico y analizamos su dieta. La dieta de John, aunque era la típica para un niño de cuatro años y no era especialmente nociva, contenía mucho azúcar oculto. Recomendamos a sus padres que redujeran todas las fuentes posibles de azúcar, incluyendo las frutas con alta CG (carga glucémica)

como los plátanos. Al cabo de unas semanas, según sus padres, su niñera y sus profesores, John se había convertido en otro niño. Sus garabatos se transformaron en dibujos acompañados de explicaciones verbales. Dormía mejor por las noches y ya no necesitaba dormir la siesta. Estaba mucho más calmado, su comprensión había mejorado y empezaba a hacer intentos con los rompecabezas. El abuelo de John se dio cuenta un día, por casualidad, de lo sensible que el niño era al azúcar cuando le dio medio plátano pensando que estaba permitido en su nueva dieta. El efecto fue increíble: «Enloqueció totalmente», dijo su madre. Corrió de una punta a otra de la casa durante una hora, hasta que el efecto del plátano desapareció. ¡Ya no más azúcar a escondidas por parte de los adorables abuelos!

Evalúa a tus hijos con el cuestionario siguiente:

Evaluación del azúcar

¿Tus hijos o hijas...
- ❏ ...normalmente comen pan blanco, arroz blanco o pasta blanca en lugar de integrales?
- ❏ ...tienen ansias de azúcar, dulces o carbohidratos refinados, como el chocolate, las galletas, las tostadas con mermelada o los cereales azucarados?
- ❏ ...toman regularmente alimentos o bebidas con azúcar durante el día?
- ❏ ...tiene ansias por tomar bebidas con cafeína, como las colas?
- ❏ ...a veces se saltan comidas, especialmente los desayunos?
- ❏ ...parecen lentos para ponerse en marcha por las mañanas?
- ❏ ...tienen bajones de energía durante la jornada?
- ❏ ...a veces pierden la concentración o les cuesta concentrarse?
- ❏ ...se marean, se quedan groguis o se ponen irritables si no comen con frecuencia?

❏ ...parecen no tener la suficiente energía?

Haz una cruz en las casillas cuya respuestas creas que es «sí». Si obtienes cinco o más cruces podría ser que los niveles de azúcar sanguíneo de tus hijos no sean los correctos.

Más tarde te explicaremos exactamente lo que necesitas hacer para mejorar el equilibrio del azúcar sanguíneo de tus hijos y eliminar estos síntomas. Pero lo primero es ayudar a comprender cómo funciona realmente el azúcar. ¿Cómo entra la glucosa en la corriente sanguínea? ¿Cómo puedes saber que entra la cantidad correcta y que ésta llega hasta el cerebro de tus hijos?

Los altibajos del azúcar sanguíneo

Como hemos visto anteriormente, el material bruto del azúcar sanguíneo son los carbohidratos que se encuentran en lo que comemos y bebemos. Cuando tus hijos comen alimentos ricos en carbohidratos (como los cereales, el pan, la pasta, las patatas o el arroz), los azúcares y los almidones de estos alimentos se convierten en glucosa durante la digestión. Posteriormente, la glucosa se absorbe en la corriente sanguínea. Algunos carbohidratos, especialmente los de tipo refinado que se encuentran en el pan blanco, se convierten y se absorben más rápidamente que los demás. En breve hablaremos más sobre esto.

El azúcar refinado, técnicamente llamado *sacarosa*, es el tipo de azúcar que se encuentra en las bebidas y los cereales azucarados. Su conversión y absorción en la corriente sanguínea es todavía más rápida, ya que la sacarosa y la glucosa son casi lo mismo.

Cuando tus hijos consumen de golpe muchos carbohidratos de absorción rápida (por ejemplo, cuando toman refrescos o comen galletas o tostadas de pan blanco con mermelada), su nivel de glucosa en sangre se dispara. La glucosa es una sustancia potente, y realmente puede dañar nervios y vasos sanguíneos. El cuerpo se encara a ella por medio de una hormona, la insulina, la cual se libera desde el páncreas cuando la corriente sanguínea del niño recibe el impacto de una explosión de glucosa.

Una vez en la sangre, la insulina escolta a la glucosa hasta las células, dentro de las cuales se utiliza como energía. Cualquier exceso, y los habrá si tus hijos tienen un consumo masivo de carbohidratos refinados, se almacena bajo la forma llamada *glicógeno* en otras partes del cuerpo como el hígado y los músculos. Cuando estos almacenes están llenos, cualquier sobra de glucosa se convierte en grasa corporal.

En el escenario de «la sobredosis de azúcar», después de un bol de cereales procesados con azúcar refinado, o tras una bolsa de chucherías en el cine, el cuerpo percibe esta situación como peligrosa y genera más insulina de lo normal. Como resultado, cuando la glucosa es excesiva puede ser escoltada, literalmente, al exterior de la corriente sanguínea. Esto dejará a tus hijos con un nivel de glucosa muy bajo y les provocará un colapso de energía. Ya hemos visto qué desagradables pueden ser los síntomas de los niveles bajos de glucosa. Pero lo peor del caso es que para eliminar estas sensaciones desagradables, tus hijos seguramente ansiarán lo que inicialmente les provocó el problema: el azúcar. Y otra vez damos la vuelta. Es un círculo vicioso que lleva a tener más ansiedad, más fluctuaciones extremas del estado de ánimo y, progresivamente, debilita la concentración y el comportamiento.

Los desequilibrios del azúcar y tus hijos

Las oscilaciones en los niveles de azúcar en sangre no sólo afectan al estado de ánimo y al comportamiento de tus hijos, también pueden afectar a su CI (coeficiente intelectual). Investigadores del Massachussetts Institute of Technology de Estados Unidos encontraron que la diferencia en el CI entre los cinco niños que más azúcar y otros carbohidratos refinados consumían y los cinco niños que menos consumían, era de un enorme 25%.[10] Por lo tanto, para tener un CI más alto parece importante mantenerse lejos del pan blanco, los cereales procesados y el azúcar.

Pero la historia no acaba aquí. Para maximizar el rendimiento mental, tus hijos necesitan un consumo importante y equilibrado de glucosa para el cerebro. Esto ha sido demostrado por el profesor David Benton, de la Universidad de Swansea, quien comprobó que los descensos de glucosa en sangre están directamente asociados con una atención débil, una memoria escasa y un comportamiento agresivo.[11] El azúcar se ha relacionado con la conducta agresiva,[12-17] la ansiedad,[18] la hiperactividad y el déficit de atención,[19] la depresión,[20] los trastornos alimenticios,[21] la fatiga[22] y las dificultades de aprendizaje.[23-26]

Además, estudios dietéticos revelan, de forma consistente, que los niños hiperactivos ingieren más azúcar que otros niños,[27] y que la reducción de azúcar en la dieta de jóvenes delincuentes ha mejorado su capacidad de disciplina.[28] Un estudio realizado con 265 niños hiperactivos demostró que más de tres cuartas partes del grupo mostraba anomalías en su nivel de glucosa.[29]

Carbohidratos internos

Todos necesitamos carbohidratos, y éstos son muy importantes para nuestros hijos. Pero tal y como muestra la evidencia, tienes que ser selectivo y ver cuáles se pueden comer. Los alimentos con carbohidratos complejos (como los productos integrales, las verduras, las alubias o las lentejas) o con carbohidratos más simples (como las frutas), tardan más tiempo en digerirse que los alimentos con carbohidratos refinados. Como resultado, la glucosa que se absorbe de estos alimentos de carbohidratos complejos o simples no pasa directamente a la corriente sanguínea, sino que va entrando en ella lentamente. Esto quiere decir que esos carbohidratos se utilizan como energía, y no para ser almacenados, y, por lo tanto, hacen que los niveles de glucosa se mantengan en equilibrio. Por consiguiente, también previenen de los cambios bruscos de humor, de comportamiento y de energía.

Por qué lo refinado es malo

Hay otra razón que explica por qué los alimentos integrales, como la avena integral, por ejemplo, son mejores para nosotros que los alimentos ricos en carbohidratos refinados, tales como la pasta o el pan blancos. Al procesar en exceso los alimentos con carbohidratos, estamos engañando a la naturaleza, aislando la dulzura de los alimentos y desechando el resto de componentes.

El ejemplo más extremo de esto es el azúcar concentrado (el azúcar blanco o moreno, la malta, la glucosa, la miel y los jarabes). Éstos son de *absorción rápida* y causan un aumento rápido de los niveles de glucosa en sangre. Al mismo tiempo, están casi exentos de vitaminas y minerales. El azúcar blanco, por ejemplo, carece del 90% de las vitaminas y los minerales que están presentes en los materiales brutos a partir del que surge (como la remolacha azucarera). Hablaremos más acerca de la importancia de las vitaminas y los minerales en el capítulo sexto.

¿Qué pasa con el azúcar de las frutas?

El azúcar principal de la mayoría de las frutas es la fructosa. Ésta entra en la corriente sanguínea rápidamente, pero está clasificada en el grupo de *absorción lenta* porque para utilizarla como combustible, el cuerpo tiene que convertirla primero en glucosa, y este proceso disminuye su efecto en el cuerpo.

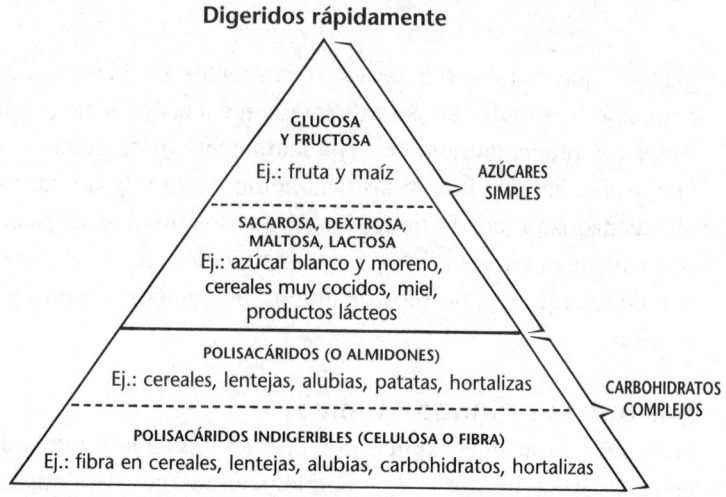

La familia del azúcar.

Algunas frutas, como los dátiles y las uvas, contienen glucosa casi pura, y los carbohidratos que contienen se clasifican en el grupo de absorción rápida. Las manzanas, por otro lado, contienen principalmente fructosa y, por lo tanto, están en el grupo de absorción lenta. Los plátanos contienen ambos tipos de carbohidratos y hacen aumentar los niveles de glucosa en sangre rápidamente. Sin embargo, todas las frutas frescas tienen dos grandes ventajas. Una es la fibra, la cual ralentiza la absorción de los azúcares contenidos en la fruta. La otra son las vitaminas, las cuales, como veremos en el capítulo sexto, son esenciales para la salud física y mental.

¿Y las frutas secas? En pocas palabras: son problemáticas. Esto ocurre porque, peso por peso, tienen obviamente menos agua que la fruta fresca, y este factor hace que el azúcar esté más concentrado, que su tamaño sea mucho más pequeño y que no llenen tanto; lo que hace también que se puedan «empaquetar» sin llegarse a absorber. Además, la fibra de las manzanas secas, por ejemplo, es menos eficaz para ralentizar la absorción del azúcar. Por lo tanto, no hagas que las frutas secas sean un sustituto de las frutas frescas.

Y cuando des frutas secas a tus hijos, ponlas antes en remojo; cuando se inflan y se vuelven a hidratar llenan más y esto, probablemente, hará que coman menos cantidad.

Los carbohidratos que mantienen el azúcar sanguíneo equilibrado

Ahora que sabemos lo importante que es el nivel de absorción de los carbohidratos, ¿cómo podemos saber cuáles son los de absorción rápida y cuáles son los de absorción lenta? Como normal general, podemos afirmar que los alimentos integrales y no procesados contienen azúcares de absorción lenta. Aparte de esto podemos utilizar una medida llamada *carga glucémica* (CG), la cual mide el efecto de los alimentos en los niveles de glucosa sanguínea del organismo. Los alimentos con CG inferior a 10 son buenos y deben ser los alimentos principales de la dieta de nuestros hijos. Una CG de 11 a 14 puede comerse con moderación. Una CG más alta de 15 debe evitarse. Pongamos atención al combinar alimentos con dos CG moderadas en una misma comida. Cuando estos alimentos se comen juntos, su CG aumenta. Por ejemplo, un bollo con mantequilla de cacahuete sin azúcar añadido (alimento moderado con alimento de baja CG) permanece moderado, mientras que un bollo con una cucharadita de miel (alimento moderado con moderado) hace que la CG se dispare. La tabla que presentamos a continuación describe los niveles de CG de una ración media de una serie de alimentos comunes. Puedes empezar a utilizar esta tabla analizando los alimentos que toman tus hijos para desayunar.

Si los niños empiezan el día con cereales de arroz inflado y pasas, ambos alimentos que contienen una CG elevada, están tomando combustible para cohetes a primera hora de la mañana. Esto significa que un par de horas más tarde su glucosa sanguínea y energía caerán en picado. Pero si les das copos de avena endulzados con manzana troceada, al ser ambos alimentos de baja absorción, su energía y concentración durarán hasta la comida del mediodía.

Carga glucémica de alimentos comunes

Alimentos	Porción, cantidad en g	Apariencia	CG por porción
PRODUCTOS DE PASTELERÍA			
Muffin de carbohidratos lentos	–	1 muffin	5
Pastel de manzana y almendra	–	Media rebanada	5
Pastel de zanahoria y nueces	–	Media rebanada	5
Muffin de manzana sin azúcar	60	1 muffin	9
Muffin de manzana con azúcar	60	1 muffin	13
Bollo	50	1 bollo	13
Muffin de manzana, avena y pasas hecho con un paquete preparado	50	1 muffin	14
Muffin de salvado	57	1 muffin	15
Pastel de plátano sin azúcar	80	Media rebanada	16
Muffin de arándanos	57	1 muffin	17
Muffin de plátano, avena y miel	50	1 muffin	17
Cruasán	57	1 cruasán	17
Donut	47	1 donut sencillo	17
Bizcocho	63	1 rebanada	17
Muffin de zanahoria	57	1 muffin	20
PANES			
Pan de centeno integral Volkenbrot	20	1 rebanada	5
Pan de arroz (amilosa alta)	20	1 rebanada pequeña	5
Pan de arroz (amilosa baja)	20	1 rebanada pequeña	5
Pan de centeno integral	20	1 rebanada fina	5
Tortita de trigo (mexicana)	30	1 tortita	5
Chapatti de harina blanca de trigo, fina, con verduras de hoja verde	30	1 *chapatti*	5
Pan de semillas de centeno	30	1 rebanada	6
Pan de centeno de masa madre	30	1 rebanada	6
Pan blanco con alto contenido en fibra	30	1 rebanada gruesa	9
Pan de harina de trigo integral	30	1 rebanada gruesa	9
Pan sin gluten enriquecido con fibra	30	1 rebanada gruesa	9

Alimentos	Porción, cantidad en g	Apariencia	CG por porción
Pan sin gluten multicereales	30	1 rebanada	10
Pan de centeno ligero	30	1 rebanada	10
Pan de harina de trigo blanca	30	1 rebanada	10
Pan de *pitta* blanco	30	1 *pitta*	10
Pan plano de harina de trigo	30	1 rebanada	10
Pan blanco sin gluten	30	1 rebanada	11
Tortita de maíz	50	1 tortita	12
Pan plano de Oriente Próximo	30	1 rebanada	15
Baguette blanca simple	30	1/9 de la barra	15
Bagel blanco congelado	70	1 *bagel*	25

BISCOTES Y GALLETAS SECAS

Galletas de avena gruesa (marca Nairn®)	10	1 galleta de avena	2
Galletas de avena fina (marca Nairn®)	9	1 galleta de avena	3
Galletas de avena con queso (Nairn®)	8	1 galleta de avena	3
Galleta salada	25	2 galletas	11
Biscotes de centeno	25	2 galletas	11
Galletas simples de harina y agua	25	3 galletas	17
Galletas de arroz inflado	25	3 galletas	17

PRODUCTOS LÁCTEOS Y ALTERNATIVOS

Yogur natural sin azúcar	200	1 vaso pequeño	3
Yogur natural desnatado sin azúcar	200	1 vaso pequeño	3
Yogur de soja (Provamel)	200	1 bol grande	7
Leche de soja sin azúcar	250 ml	1 vaso	7
Yogur semidesnt. con frutas y azúcar (Ski)	150	1 vaso pequeño	7,5

FRUTAS Y PRODUCTOS CON FRUTAS

Moras	120	Medio bol	1
Arándanos	120	Medio bol	1
Frambuesas	120	Medio bol	1
Fresas	120	Medio bol	1
Cerezas	120	Medio bol	3

Alimentos	Porción, cantidad en g	Apariencia	CG por porción
Pomelo	120	Medio bol	3
Pera	120	1 medio	4
Melón Cantalupo	120	Medio pequeño	4
Sandía	120	Media rebanada	4
Melocotón en almíbar natural	120	1 pieza	5
Albaricoque	120	4 piezas	5
Naranja	120	1 pieza grande	5
Ciruela	120	4 piezas	5
Manzana	120	1 pequeña	6
Kiwi	120	1 pieza	6
Piña	120	Media rebanada	7
Uvas	120	16 piezas	8
Mango	120	1 rebanada y media	8
Albaricoques secos	60	6 piezas	9
Cocktail de frutas en lata (Del Monte®)	120	Lata pequeña	9
Papaya	120	Media papaya pequeña	10
Ciruelas pasas, sin hueso	60	6 piezas	10
Manzana seca	60	6 rebanadas	10
Plátano	120	1 pequeño	12
Albaricoques enlatados con sirope suave	120	1 lata pequeña	12
Lichis, enlatados con sirope y escurridos	120	1 lata pequeña	16
Higos secos	60	3	16
Pasas de Esmirna	60	30	25
Pasas	60	30	28
Dátiles secos	60	8	42
MERMELADAS Y PASTAS PARA UNTAR			
Mantequilla de semillas de calabaza	16	1 cucharadita	1
Mantequilla de cacahuete sin azúcar	16	1 cucharadita	1
Mermelada de arándanos sin azúcar	10	1 cucharada de postre	1
Mermelada de albaricoque con poco azúcar	16	1 cucharada de postre	2

Alimentos	Porción, cantidad en g	Apariencia	CG por porción
Mermelada de naranja	10	1 cucharada de postre	3
Mermelada de fresa	10	1 cucharada de postre	3
ALIMENTOS SALADOS			
Huevos (cocidos)	–	2 medios	0
Queso fresco	120	1/4 de tarrina	2
Mayonesa con huevo	120	1/4 de tarrina	2
Hummus	200	1 tarrina pequeña	6
Olivas, en agua salmuera	50	7	1
Cacahuetes	50	2 puñaditos	1
Anacardos salados	50	2 puñaditos	3
Patatas fritas normales, saladas	30	1 paquete pequeño	7
Palomitas, saladas	25	1 paquete pequeño	10
Galletas saladas al horno, tradicionales con harina de trigo	30	15	16
Nachos de trigo simples, salados	50	18	17
ALIMENTOS DULCES			
Brownie de chocolate real belga, los tres sabores (GoodCarb®)	45	1 tableta	3
Barra de cereales con manzana (Fruitus)	35	1	5
Barra de frutas y hortalizas Euroviva Rebar	50	1	8
Barra de albaricoque (albaricoque seco dentro de una masa integral)	35	1	12
Barra de muesli con frutos secos	30	1	13
Barra de chocolate, con leche o simple (Mars, Cadbury, Nestlé)	50	1	14
Galleta Twix® y barra de caramelo Mars	60	1 tableta (dos piezas)	17
Barra Snickers® (Mars)	60	1	19
Caramelos de menta Polos (Nestlé)	30	16	21
Gominolas	30	9	22
Kellogg's® Pop-Tarts®, doble chocolate	50	1	24
Barra Mars®	60	1	26

Un listado extenso de la CG de cada alimento está disponible en los libros *La Biblia de la nutrición optima* y *La nueva dieta glucémica* (ambos publicados por Ediciones Robinbook). También se describen en la página web www.holforddiet.com.

Cómo mantener a tus hijos en perfecto equilibrio

Como habrás visto en la tabla anterior, hay muchos alimentos cuya CG está por las nubes y, por lo tanto, están destinados a hacer estragos en los niveles de azúcar sanguíneo de tus hijos. Seguramente habrás tenido varias sorpresas: las *baguettes* y los *bagels* tienen bastante CG, por ejemplo. Pero, como descubrirás, es asombrosamente fácil encontrar sustitutos deliciosos y muy satisfactorios. Aquí tenemos algunos ejemplos de lo que tus hijos deben comer y lo que deben evitar para mantener en buen equilibrio su cerebro y sus niveles de glucosa en sangre.

EN LUGAR DE...	QUE COMAN...
Tostadas de pan blanco con mermelada	Tostadas de pan integral con jamón York
Copos de maíz	Copos de avena con frutas
Cruasanes y *baguettes*	Pan de centeno integral
Arroz blanco	Espaguetis integrales
Tabletas de chocolate	Hortalizas frescas y crudas
Plátanos	Bayas, manzanas y naranjas
Galletas saladas o de arroz inflado	Tortas de avena

En la cuarta parte mostraremos más detalladamente cómo hacer estos cambios. Ahora, vamos a ver lo que debe haber en el plato de tus hijos y lo que debe quedarse en las estanterías del supermercado.

Azúcar: el largo adiós

Deshabituar a tus hijos del azúcar es una parte muy importante en el cambio hacia una comida adecuada para el cerebro. Es más fácil si la disminución de los contenidos de azúcar en la dieta de tus hijos se hace despacio y gradualmente. De esta manera, se acostumbrarán a los alimentos con menos dulzura sin apenas notarlo.

Por ejemplo, cereales endulzados con frutas. Diluye el zumo de fruta con agua a la mitad, así dividiremos en dos la CG (ver página 47 para más consejos sobre zumos). Evita los alimentos con azúcar añadido. Limita el consumo de frutas secas y reduce el consumo de frutas de rápida absorción con CG alta, como los plátanos, o combinémoslas con carbohidratos de CG baja, como la avena.

La única excepción para esto es cuando tus hijos han hecho ejercicio intenso, como jugar a fútbol. En este caso tienen que aumentar sus niveles de azúcar sanguíneo rápidamente, ya que no sólo sus niveles de azúcar sanguíneo están bajos sino que el almacenamiento de glicógeno en los músculos y el hígado también es escaso. Así que no hay ningún problema si toman una fruta de absorción rápida como el plátano. Cualquier exceso de glucosa en sangre irá a rellenar el almacén vacío de glicógeno en lugar de acumularse y formar niveles altos de azúcar sanguíneo.

Aléjate de los sustitutos del azúcar

Aunque éstos no aumentan los niveles de azúcar sanguíneo, los sustitutos del azúcar no deben formar parte de tu plan para reducir el azúcar de la dieta de tus hijos. El aspartamo, el edulcorante más utilizado, es particularmente nocivo. Muchos estudios han demostrado que puede tener efectos adversos en la salud de los niños. Un estudio sobre los efectos del aspartamo demostró que causaba pesadillas, pérdidas de memoria, irritabilidad y nauseas.[30] Además de los peligros de estos aditivos hay otra buena razón para no utilizarlos, y ésta es que no ayudan a los niños a adaptarse a una dieta menos dulce. Para todos nosotros, tanto niños como adultos, mantenernos alejados del azúcar se vuelve cada vez más fácil a medida que nuestras ansias disminuyen. Los endulzantes artificiales sólo hacen que esa ansiedad se mantenga viva.

Un sustituto del azúcar que merece mención es el xilitol. Éste proviene de una fuente natural y está presente abundantemente en las ciruelas, las cuales, como resultado, tienen una CG muy baja. El efecto del xilitol sobre el azúcar sanguíneo es pequeño comparado con el del azúcar normal o incluso la fructosa. Por ejemplo, 7 cucharaditas de xilitol tienen el mismo efecto en el azúcar sanguíneo que 4 cucharaditas de fructosa o 1 cucharadita de azúcar. Te seguimos sugiriendo que reduzcas el gusto de tus hijos por lo dulce, pero cuando realmente sea necesario un poco de dulce, si haces un postre para una ocasión especial, el xilitol es la mejor alternativa al azúcar.

El dúo dinámico: la proteína y la fibra

Cuantas más fibras y proteínas incluyas en cualquier comida, más lenta será la absorción de los carbohidratos. La fibra realiza su función interfiriendo realmente en el camino de los carbohidratos, ya que impide la interacción de estos últimos con las enzimas digestivas y ralentiza eficazmente su paso a los intestinos, donde se absorben en la corriente sanguínea. Mientras tanto, la proteína ralentiza la velocidad a la que el estómago vacía sus contenidos de alimentos parcialmente digeridos hacia los intestinos.

Tal y como hemos visto, cualquier cosa que ralentice el paso de los carbohidratos a la corriente sanguínea es buena para el equilibrio de la glucosa sanguínea. Por lo tanto, combinar alimentos ricos en proteínas con carbohidratos altos en fibra es una norma excelente en este contexto. Así es cómo debes hacerlo:

- Dales semillas o almendras, avellanas, etc., con una fruta.
- Añade semillas o almendras, avellanas, etc., a los cereales del desayuno ricos en carbohidratos.

- Sírveles salmón, pollo o tofu con arroz basmati integral.
- Añade frijoles o habichuelas a la pasta integral con salsa.
- Pon queso fresco a las tortas de avena o *hummus* al pan de centeno.
- Haz bocadillos de pan integral con mantequilla de cacahuete sin azúcar.

¿Es realmente zumo?

La mayoría de los zumos de fruta del mercado no son mucho mejores que el agua azucarada. Una vez se ha procesado el zumo de fruta y se ha envasado se parece poco a un zumo de fruta fresco y natural en cuanto a color, sabor y contenidos nutricionales.

No obstante, y por desgracia, el contenido de azúcar permanece intacto. Los niños que normalmente beben zumo procesado están ingiriendo mucho azúcar y, por lo tanto, desequilibran sus niveles de glucosa en sangre, alimentan sus ansias por el azúcar y estropean su dentadura. A pesar del marketing vigoroso que se hace para convencernos de lo contrario, los productos que contienen estos envases no son una buena fuente de vitaminas y minerales. Las peores de todas son las «bebidas con zumo»; casi todas ellas tienen azúcar añadido y muy poco zumo de fruta auténtico.

Esto no quiere decir que el zumo esté completamente fuera del menú. Sólo debemos consumir el que ha sido exprimido recientemente. Si no podemos conseguir este tipo de zumos utilicemos los zumos frescos que se hayan mantenido en el frigorífico; simplemente comprobemos la fecha en que fueron exprimidos. Si ya llevan bastantes días hechos no es recomendable tomarlos. Seguramente eran muy nutritivos cuando los envasaron, pero su contenido nutricional disminuye a cada hora. Así pues, el zumo que se ha hecho delante de nosotros es la mejor opción.

Junto a la frescura, también debes mirar la CG de algunos zumos. Los de pera y manzana son los mejores, seguidos de los de naranja. Como hemos mencionado anteriormente, es importante diluir el zumo que toman tus hijos con un 50% de agua, ya que esto divide en dos la CG. Los zumos de hortalizas frescas pueden beberse sin diluir, con la posible excepción de los zumos de zanahoria.

Que no se vayan sin desayunar

Levantar a los niños por las mañanas con el tiempo suficiente para que tomen un desayuno decente muchas veces puede ser un desafío. Pero tomar un desayuno decente es esencial para que tus hijos puedan concentrarse en la escuela. Si sus niveles de azúcar sanguíneo permanecen bajos toda la mañana, los niños experimentarán todos los problemas que ya hemos mencionado: desde mareos a falta de atención.

En un estudio realizado con 29 niños, un grupo tomó diferentes cereales para desayunar; otro, una bebida de glucosa, y otros niños se quedaron sin desayunar. Se comprobaron su atención y memoria antes del desayuno y luego al cabo de 30, 90, 150 y 210 minutos. Los niños que habían tomado la bebida de glucosa mostraron una atención y una memoria más pobres con respecto a los niños que tomaban cereales.[31]

Vemos que los niños que tienen una dieta más nutritiva normalmente también duermen mejor por las noches (ver capítulo 24). La consecuencia es que para ellos es más fácil levantarse por las mañanas, lo que a su vez les da el tiempo y la tendencia para tomar un desayuno más decente.

Si tus hijos no tienen mucho apetito por las mañanas y normalmente se saltan el desayuno, ayúdales a coger el hábito poco a poco. Empieza dándoles una fresa. Al día siguiente dales dos fresas y una nuez de Brasil o una cucharada de semillas de girasol. Al día siguiente, dales media manzana y tres almendras; y así hasta que al cabo de dos semanas se tomen un bol de copos de avena (cocidos o crudos como muesli) con fruta y frutos secos.

¡Recuerda que tú también necesitas tomar el desayuno! Si normalmente vas a trabajar con una taza de café, no te extrañe que tus hijos intenten imitarte a su manera.

Mantenerse sin cafeína

El azúcar no es el único factor en los problemas de azúcar en sangre. Los estimulantes también son importantes. Un estimulante potente como la cafeína puede ser muy perjudicial para el equilibrio del azúcar sanguíneo de tus hijos. La cafeína también es un represor del apetito y como tal puede estar implicado en comportamientos como las manías alimentarias o el rechazo del desayuno.

Las estanterías de los supermercados rugen con productos que contienen cafeína. Vamos a echar un vistazo a los principales culpables:

Colas y bebidas energéticas: el contenido de cafeína en estas latas va nada menos que de 46 mg a 80 mg, lo mismo que encontraremos en una taza de café de filtro. Estas bebidas a veces también tienen altos contenidos de azúcar y colorantes y su efecto estimulante puede ser considerable. Lee las etiquetas de todas las latas y mantén a tus hijos lejos de los productos que contengan cafeína, aditivos químicos o colorantes. Vigila también los estimulantes «naturales» como la guaraná: éstos tienen el mismo efecto que la cafeína.

Tabletas y bebidas de chocolate: hoy en día, el chocolate y las tropas de «chocoadictos» están por todas partes. Las tabletas normalmente están llenas de azúcar, lo que ya es suficientemente malo para los niveles de glucosa en sangre. No obstante, el cacao, el ingrediente activo del chocolate y las bebidas de chocolate, también proporciona cantidades significativas de la estimulante teobromina. La acción de la teobromina es similar a la de la cafeína, aunque no tan fuerte. El chocolate también contiene cantidades pequeñas de cafeína.

Como el chocolate tiene un alto contenido en azúcares y estimulantes resérvalo como deleite especial para tus hijos. Esto significa una pequeña porción una vez a la semana en lugar de cada día. Considera también el tamaño de la tableta de chocolate y el tamaño de tus hijos. Por ejemplo, no des a un niño pequeño más de una o dos pastillas de chocolate seguidas.

Té: algunas personas empiezan a introducir a sus hijos en la gran adicción inglesa a una edad muy temprana. Sin embargo, una taza de té fuerte contiene tanta cafeína como una taza de café suave, y es adictivo. El té también contiene tanino, el cual interfiere en la absorción de minerales vitales como el hierro o el zinc. Incluso el té descafeinado no está realmente exento de cafeína; simplemente se han reducido los niveles de cafeína y los niveles de tanino siguen siendo los mismos.

Si queremos dar a nuestros hijos una bebida caliente, la mejor alternativa es el té rooibos (té de arbusto rojo) con o sin leche y tés de frutas o hierbas. Como estos tés no contienen cafeína de forma natural tampoco son contraproducentes.

Café: el café está superando al té como bebida nacional inglesa y, como en el caso de antes, hay muchos niños que empiezan a tomarlo a edades muy tempranas. El café contiene tres estimulantes: la cafeína, la teobromina y la teofilina. Aunque la cafeína es el estimulante más fuerte, la teofilina se conoce por perturbar los hábitos de sueño. La teobromina tiene un efecto similar al de la cafeína, aunque se encuentra en menos cantidad en el café.

Así pues, en el café hay un montón de estimulantes que pueden desordenar los niveles de azúcar sanguíneo de tus hijos. Aunque esto no es todo. También es adictivo y, a pesar de la percepción pública que se tiene de él, realmente empeora la actividad mental. Una investigación publicada en el *American Journal of Psychiatry* estudió a 1.500 estudiantes de psicología y observó que los consumidores moderados y elevados de café tenían niveles más altos de ansiedad y depresión que los que se abstenían. El estudio también observó que los grandes consumidores tenían una mayor incidencia de problemas médicos relacionados con el estrés y su rendimiento académico era bajo.[32] Varios estudios han demostrado que la habilidad de recordar listas de palabras empeora con la cafeína, de manera que los niños que toman cafeína antes de ir a la escuela, especialmente en temporada de exámenes, tienen más probabilidades de tener problemas en clase.

La razón por la cual las personas se enganchan a la cafeína, particularmente por las mañanas, es porque ésta nos hace sentir mejor, con más energía y alerta. Sin embargo, el doctor Peter Rogers, un psicólogo de la Universidad de Bristol, se preguntó si la cafeína aumentaba realmente la energía y el rendimiento mental o simplemente aliviaba los síntomas de la abstinencia.

Cuando hizo investigaciones relacionadas con su pregunta observó que después de la taza sagrada de las mañanas los bebedores de café no se sienten mejor que las personas que nunca beben café; simplemente se sienten mejor que en el momento de despertarse.[33] En otras palabras, beber café alivia los síntomas del síndrome de abstinencia de la cafeína. Así que el mensaje importante aquí es: no dejes que tus hijos empiecen a tomar café. No es bueno para ellos y, como cualquier otra adicción, cuanto más tiempo lo tomas más difícil es dejarlo.

Al igual que el té descafeinado, el **café descafeinado** no está exento de estimulantes, porque sólo se extrae una parte de la cafeína y los otros estimulantes se quedan. Las alternativas más populares del café son el Eco, el café de malta, el café de diente de león o las infusiones de hierbas. Si tus hijos ya han adquirido el gusto por el café, ofréceles estos sustitutos. Puede que experimenten síntomas de abstinencia cuando dejen de tomar el café, como dolores de cabeza, pero éstos desaparecerán en unos días.

En resumen, presentamos algunas pautas para asegurar que tus hijos o hijas tengan un consumo equilibrado de glucosa.

- Escoge alimentos integrales (cereales integrales, alubias, lentejas, frutos secos, semillas, hortalizas y frutas frescas). Escoge las hortalizas más verdes y frondosas, y tubérculos o verduras, como patatas, zanahorias, berros, brócoli, coles de Bruselas, espinacas, habas verdes o pimientos verdes. Todo crudo o ligeramente cocido. Escoge frutas frescas como manzanas, peras, bayas, melón, frutas cítricas y, con menos frecuencia, plátanos. Ofréceles cinco o más raciones de frutas y hortalizas al día.
- Evita los alimentos demasiado procesados.
- Escoge cereales integrales (arroz, trigo sarraceno, mijo, centeno, avena, trigo, maíz...). Los panes y las pastas, también integrales. Evita los alimentos refinados.
- Evita el azúcar y los alimentos que contengan azúcar. Esto significa todo lo que tenga glucosa, sacarosa o dextrosa añadidas. Mantén el consumo de fructosa dentro de los límites. No sigas la tentación de ir en busca de sustitutos del azúcar, la mayoría de ellos son perjudiciales para la salud y todos mantienen vivas las ansias por el azúcar.
- Combina las comidas con alimentos con proteínas y carbohidratos, dales cereales y fruta con frutos secos o semillas. Asegúrate de que tus hijos coman alimentos ricos en carbohidratos (patatas, pan, pasta o arroz) con alimentos ricos en proteínas (pescado, pollo, tofu, lentejas o alubias). Como la fibra es importante para reducir la absorción del azúcar, asegúrate de que tus hijos consuman una buena cantidad de fibra mediante las hortalizas y las frutas.
- Escoge zumos de fruta realmente frescos de los frigoríficos y dilúyelos en un 50%. Evita los zumos muy procesados cuya fecha de caducidad sea muy larga.
- Anima a tus hijos a tomar el desayuno.
- Ayuda a tus hijos a evitar los alimentos y las bebidas con cafeína: los chocolates, el té, el café, etc.

3. Grasas inteligentes: el equipo que construye la mente

Nosotros, los humanos, tenemos una «cabeza aceitosa»: la parte sólida de nuestros cerebros está formada en un 60% por grasa. En un niño, este tejido grasiento crece constantemente y se mantiene a sí mismo. Por lo tanto, es necesario un buen suministro de los materiales en bruto —los ácidos grasos esenciales— para construir un cerebro saludable. No se trata de cualquier tipo de grasas, y es vital que tus hijos tomen el tipo y las cantidades correctas.

Adrian, un niño de tres años, es un buen ejemplo. Sus padres le trajeron al Brain Bio Centre porque estaban preocupados por su estancamiento del desarrollo del habla. Sus padres ya le habían hecho una dieta sin gluten ni productos lácteos y se alegraron al ver que un eccema que tenía desapareció y que se recuperó mucho de su asma. Hicimos algunas pruebas que mostraron unos niveles muy bajos de magnesio, selenio, zinc y ácidos grasos esenciales. Recomendamos complementos alimenticios de aceite de pescado junto a unas cápsulas de multivitaminas y minerales. Al cabo de unos días de tomar el aceite de pescado, Adrian empezó a hablar de nuevo.

Evalúa a tus hijos con el cuestionario siguiente:

Evaluación de las grasas

¿Tus hijos o hijas...
- ❑ ...comen pescado azul (salmón, trucha, sardinas, arenques, caballa o atún fresco) menos de una vez por semana?

❑ ...comen semillas, o toman sus aceites correspondientes, menos de tres veces al día?
❑ ...comen carne y productos lácteos casi todos los días?
❑ ...comen alimentos procesados o frituras (como comidas precocinadas, patatas fritas, etc.) tres o más veces por semana?
❑ ...tienen la piel seca o áspera o tendencia a tener eccemas?
❑ ...tienen el cabello seco, sin brillo o con caspa?
❑ ...tienen los ojos llorosos, secos o irritados?
❑ ...tienen una sed excesiva u orina frecuente?
❑ ...tienen cambios de humor frecuentes?
❑ ...tienen una memoria y una atención débiles o dificultad para concentrarse?
❑ ...tienen una mala coordinación física o son torpes?

Escribe una cruz en las casillas cuya respuesta sea «sí». Si obtienes cinco o más cruces, es muy probable que tus hijos no ingieran los ácidos grasos esenciales suficientes. Al aumentar el consumo de estos alimentos, estos síntomas pueden mejorar rápidamente.

Después explicaremos, en este mismo capítulo, cómo pueden aumentar asombrosamente los niveles de ácidos grasos esenciales de tus hijos, simplemente con los alimentos y los suplementos correctos. Pero antes veremos más detenidamente cuáles son sus funciones.

Ácidos grasos esenciales: un milagro en mente

Los ácidos grasos esenciales —los omega-3 y los omega-6— ayudan a los niños a mantener una salud física correcta y reducen el riesgo de alergias, asma, eccemas e infecciones. Además, fomentan la buena salud. Una deficiencia de este tipo de grasas puede causar depresión, dislexia, trastorno por déficit de atención, autismo, fatiga, problemas de memoria y comportamiento. En resumen, los ácidos grasos esenciales son realmente esenciales para mantener el equilibrio saludable del cerebro de tus hijos. Estas grasas también se necesitan en cantidades óptimas para maximizar la inteligencia de los niños.

Aquí utilizamos la palabra *inteligencia* en un sentido muy amplio. La habilidad de tus hijos para desarrollarse en este mundo depende del equilibrio que tengan entre sí la inteligencias mental, la emocional y la física. Ya sabemos muy bien qué es la inteligencia mental, debido a los test de CI que determinan la habilidad de la persona para hacer conexiones intelectuales y abordar conceptos complicados.

No obstante, la inteligencia emocional no es menos importante. El coeficiente emocional (CE) de tus hijos mide su habilidad para responder emocionalmente ante situaciones de una manera correcta y sensible. Si pierden el temperamento con facilidad y oscilan entre la depresión y la hiperactividad, no tienen perspectiva ni un equilibrio emocional, significa que hay mucho que mejorar, aunque pueda parecer muy brillante.

Luego está la inteligencia física. El coeficiente físico (CF) comprende la coordinación entre el cerebro y el cuerpo. Por ejemplo, muchos niños diagnosticados con el trastorno por déficit de atención e hiperactividad (TDAH) son patosos por naturaleza (con o sin diagnóstico de dispraxia), y tienen dificultades con las habilidades de escribir, leer o tomar apuntes en clase.

Nunca es demasiado tarde para empezar
Cada tipo de inteligencia —CI, CE, CF— está íntimamente relacionada con el consumo de omega-3 y omega-6. Los niños con deficiencias en ácidos grasos esenciales tienen más dificultades de aprendizaje. Al mismo tiempo, los niños de ocho meses que se alimentan con leche materna tienen un CI superior a los niños

alimentados con leche preparada; se cree que esto se debe a la mayor cantidad de ácidos grasos de la leche materna.[34-35]

Estudios recientes del doctor Peter Willatts, de la Universidad de Dundee, en Escocia, han demostrado que los niños alimentados con una formula enriquecida con ácidos grasos esenciales omega-3 (DHA, ácido docosahexaenoico) tenían mejores habilidades para resolver problemas a los diez meses de vida.[36] Un suplemento de ácidos grasos esenciales omega-3 para mujeres embarazadas, o en período de lactancia, también ha demostrado mejorar las funciones intelectuales de sus hijos hasta los cuatro años.[37] Investigaciones en curso parece que podrían demostrar que estos beneficios persisten en la edad adulta.

Los ácidos grasos esenciales son realmente importantes durante toda nuestra vida, así que tus hijos los necesitarán cuando vayan creciendo e incluso más tarde. La buena noticia es que nunca es demasiado tarde para aumentar los niveles de ácidos grasos esenciales y, así, poder cosechar sus beneficios.

Por ejemplo, las investigaciones del doctor Alex Richardson de la Universidad de Oxford han demostrado el valor de los ácidos grasos esenciales en pruebas doble ciego realizados a 41 niños y niñas de entre ocho y doce años con síntomas de TDAH y problemas específicos de aprendizaje. Aquellos niños que recibían suplementos de ácidos grasos esenciales se comportaban y aprendían mejor en un período de 12 semanas.[38] Otra prueba del doctor Richardson mostró mejorías significativas al cabo de seis meses en la habilidad de leer de niños que consumían suplementos de ácidos grasos esenciales con respecto a los niños que tomaban un placebo.[39]

Todo estos datos confirman los análisis norteamericanos, hechos en la Universidad de Purdue, que demuestran que los niños con TDAH tienden a tener niveles más bajos de ácidos grasos que los niños sin TDAH.[40] La toma de suplementos por estos niños demostró reducir los síntomas de TDAH como la ansiedad, los problemas de atención y los problemas generales de comportamiento.[41-43]

Así pues, aunque parece algo muy simple, dar a tus hijos complementos alimenticios de ácidos grasos esenciales puede beneficiar profundamente sus habilidades mentales.

Cómo trabajan los omegas

Todas las pruebas señalan que los ácidos grasos esenciales son vitales para la tarea de mantener la buena salud mental de tus hijos. De hecho, el cerebro y el sistema nervioso dependen totalmente de ellos, especialmente durante el embarazo y la infancia. Las otras familias de grasas importantes son las saturadas, las monoinsaturadas y el colesterol. Por ejemplo, los cerebros de tus hijos contienen grandes cantidades de colesterol, el cual se utiliza para la fabricación de hormonas sexuales como los estrógenos, los progestágenos y la testosterona. Pero estas grasas también pueden fabricarse en el cuerpo. Los ácidos grasos omegas deben consumirse por medio de la dieta, ésta es la razón por la cual necesitas asegurar que los niveles de tus hijos estén siempre altos.

Para comprender plenamente cómo los ácidos grasos trabajan en el cerebro, vamos a ver las neuronas más de cerca.

Como vimos en el capítulo primero, la inteligencia —y los procesos de pensamiento— comprenden la metódica conexión entre millones de células nerviosas, cada una de las cuales conecta con otras miles. Recordarás que los mensajeros, los neurotransmisores, entregan sus mensajes a las áreas receptoras a través de puntos de conexión llamados *sinapsis*.

Estas áreas de recepción están contenidas en el interior de las vainas de mielina, la cuales son el recubrimiento de todas las neuronas del cerebro. La vaina es como una capa aislante alrededor de unos hilos eléctricos. Sin ellas, la transmisión de los mensajes —y, por lo tanto, el trabajo del cerebro— sería imposible. La vaina está formada aproximadamente por un 75% de grasa y es aquí donde los omegas tienen un papel fundamental.

57

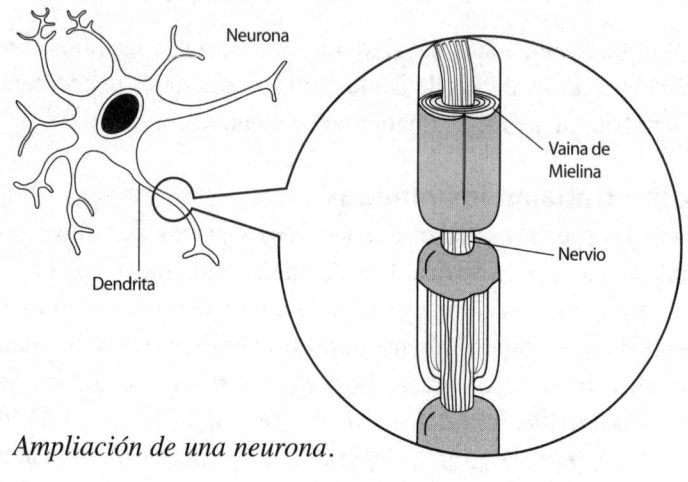

Ampliación de una neurona.

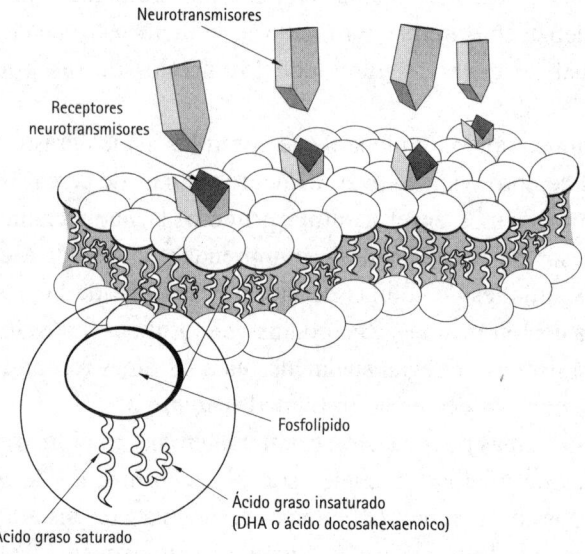

La vaina de mielina que cubre las neuronas está compuesta de fosfolípidos y grasas.

La grasa de la vaina de mielina está hecha de fosfolípidos (hablaremos más de éstos en el capítulo siguiente), cada uno de los cuales contiene ácidos grasos, tanto saturados como insaturados. En la imagen siguiente verás el ácido graso insaturado como un garabato torcido. La mayoría de las veces éstos son ácidos grasos omega-3 u omega-6.

Ambos tipos de ácidos grasos omegas necesitan estar en equilibrio —de hecho, este equilibrio parece ser vital para la reestructuración y el funcionamiento correcto del cerebro—. Por consiguiente, para la salud del cerebro necesitaremos incorporar en la dieta de los niños ácidos grasos, tanto omega-3 como omega-6.

Los omega-3 y omega-6 en la dieta de tus hijos

A pesar de todas las evidencias a favor de las grasas esenciales, muchos adultos y cada vez más niños tienen fobia a las grasas y pueden rehuir tomarlas. La razón es que todos los tipos de grasa se ponen en el mismo saco, y por ello todos tienen muy mala fama.

Hay algo de cierto en esta mala prensa. Las grasas hidrogenadas (solidificadas) se encuentran en alimentos procesados o fritos y algunas margarinas, y aunque están en todos lados, son perjudiciales para la salud, como lo son las grasas saturadas de los productos lácteos y la carne. En Occidente mucha gente ingiere demasiadas grasas de este tipo.

No obstante, esto no quiere decir que tengas que dar a tus hijos una dieta baja en grasa. Sólo debes asegurarte de que las grasas de su dieta son del tipo correcto (las omegas). Si tus hijos se preocupan porque estas grasas les harán ganar peso, ¡debes saber que en realidad pueden ayudarle a perder peso! Así pues, aunque tus hijos tengan sobrepeso deben seguir tomando ácidos grasos esenciales al tiempo que dejan de tomar las grasas saturadas de la carne y los productos lácteos. También deben eliminar el consumo de las grasas trans que se encuentran en los alimentos fritos y procesados (en el capítulo 23 explicaremos qué buscar en las etiquetas de los productos para evitar estas grasas).

La mayoría de nosotros tenemos deficiencias de ácidos grasos esenciales, especialmente de omega-3. En consecuencia, muchos niños tienen grandes deficiencias de este ácido graso como lo muestran los problemas de salud que padecen. No obstante, la mejor manera para precisar si tus hijos carecen de ácidos grasos esenciales es por medio de unas pruebas de sangre. Esto es lo que hacemos en el Brain Bio Centre de Londres, y otros terapeutas nutricionistas también hacen estas pruebas. Los resultados nos dan una información detallada de todas las grasas esenciales y nos muestran si existen carencias.

Figuras gordas

¿Qué cantidad de ácidos grasos esenciales necesitan tus hijos para estar mental y físicamente saludables? Para responder a esta pregunta, primero debemos ver la cantidad óptima de grasa total en su dieta.

Lo mejor es no consumir más del 20% de todas las calorías en forma de grasa. La media actual en el Reino Unido está alrededor del 40%. En los países con baja incidencia de enfermedades relacionadas con el consumo de grasa (como las enfermedades cardíacas) como Japón, Tailandia y Filipinas, las personas ingieren sólo un 15% de calorías en forma de grasas.

Actualmente, la mayoría de las autoridades están de acuerdo en que de todas las grasas que consumimos no más de un tercio deben ser grasas saturadas, y que al menos otra tercera parte deben ser ácidos grasos poliinsaturados, los cuales proporcionan los dos ácidos grasos esenciales (omega-3 y omega-6). Como vimos antes, estas dos familias de ácidos grasos esenciales también deben estar más o menos en equilibrio, en una proporción de 1:1, que era

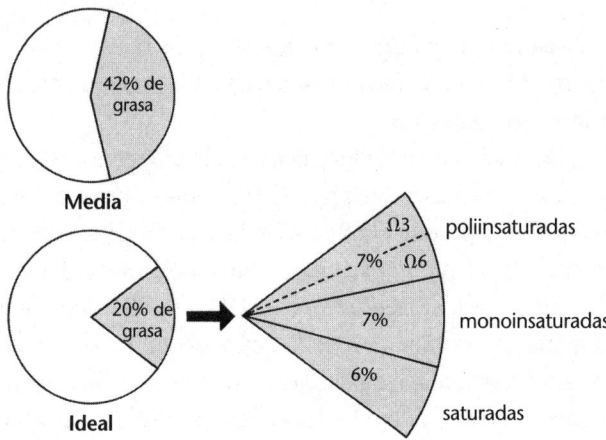

Consumo de grasa en % de calorías totales   Desglose del consumo de grasa ideal

Lo que comemos y lo que necesitamos comer.

la usual antes de la revolución industrial. Por aquel entonces se tomaban alimentos locales con abundantes semillas, pero con el éxodo extendido hacia las ciudades surgió el consumo de alimentos procesados fáciles de almacenar y las grasas solidificadas. Así pues, hoy en día el promedio de equilibrio está más bien en 1:20 a favor de los omega-6.

De esta manera, no es sólo la gran deficiencia en el consumo de ácidos grasos omega-3 lo que nos ha llevado a que muchos niños tengan problemas de salud, sino también el enorme desequilibrio que hay entre los dos omegas. Además, un consumo alto de grasas saturadas y de grasas dañadas poliinsaturadas, las cuales denominamos *trans*, hace que el cuerpo deje de hacer un buen uso de las pocas grasas esenciales que se toman de media diaria.

Los omega-3

A estas alturas ya habrás entendido por qué las familias de ácidos grasos omegas son tan importantes para la salud mental y emocional de tus hijos. Vamos a hurgar más hondo, veamos primero el tipo de ácidos grasos esenciales del que carecen muchos niños: los omega-3.

¿Por qué la dieta moderna tiene la tendencia a ser más deficiente en ácidos grasos omega-3 que en ácidos grasos omega-6? Todo esto ocurre porque el abuelo de la familia de los omega-3, el ácido alfa-linolénico, y sus nietos metabólicamente activos, el EPA (ácido eicosapentaenoico) y el DHA (ácido docosahexaenoico), son más insaturados y, por lo tanto, tienen más tendencia a dañarse al ser cocinados, calentados o procesados. Por ejemplo, si fríes un trozo de pescado o tuestas unas semillas, dañarás una parte del omega-3 que estos alimentos contienen. En cualquier caso, el promedio actual indica que hoy en día tomamos menos de una sexta parte del omega-3 que se tomaba de media en el año 1850. Este descenso se debe en parte a la oferta alimentaria, pero, sobre todo, a los alimentos procesados.

El ácido alfa-linolénico, el abuelo de los omega-3, está abundantemente presente en las semillas de clima frío, como las semillas de lino (o linaza), y también en el plancton (los vegetales marinos). Nuestros cuerpos pueden convertir parte de este ácido

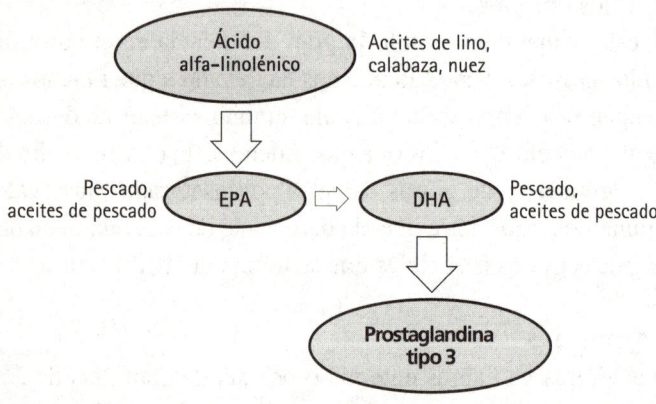

Familia de los ácidos grasos omega-3

alfa-linolénico en EPA y DHA, pero la manera más eficaz para aumentar los suministros de estos ácidos grasos omega-3 más activos es comiendo pescado azul.

Esto ocurre porque el pescado ya ha hecho eficazmente la conversión en su propio cuerpo. La fuente principal de EPA y DHA es el pescado de agua fría o azul, especialmente los pescados que comen pescados: los arenques, la caballa, el salmón y el atún fresco. Las sardinas también son una fuente excepcional.

Debemos poner atención a algunos puntos. Como el atún enlatado tiene mucho menos omega-3, quédate con el atún fresco. No obstante, un pescado grande como el atún tiende a tener niveles más altos de mercurio, por eso no des a tus hijos rodajas de atún más de dos o tres veces al mes, y más si muestran signos de toxicidad de mercurio (hablaremos más sobre esto en el capítulo 7). En cuanto al salmón, la cantidad de EPA y DHA en un pescado de criadero dependerá de la calidad de la alimentación que haya tenido, y debido a las diferentes prácticas de crianza estas cantidades pueden variar mucho. El salmón biológico o salvaje es mejor en este aspecto.

Como regla general, los niños normalmente necesitan de 300 a 400 mg de EPA y de DHA al día (véase el capítulo 26 para los niveles adicionales según la edad de los niños). La conversión del organismo del ácido alfa-linolénico contenido en las semillas de lino o de calabaza a EPA y DHA puede ser ineficiente. Por esta razón, los vegetarianos raramente tienen los niveles suficientes de EPA y DHA a menos que coman grandes cantidades de semillas de lino, las cuales son la fuente más rica de ácido alfa-linolénico.

Así pues, durante los períodos críticos de desarrollo, como la infancia, es preferible que los niños tengan una fuente directa de EPA y DHA por medio del pescado, y que se apoyen con un suministro indirecto de semillas de lino o aceite de semillas de lino. Esto se recomienda especialmente a las mujeres embarazadas y en período de lactancia; de esta manera aseguran el paso de EPA y DHA a sus hijos. La Organización Mundial de la Salud (OMS) actualmente recomienda que las fórmulas alimentarias incluyan estos aceites.[44] El DHA es especialmente importante durante las etapas fetal e infantil porque se utiliza para construir el cerebro; éste crea una cuarta parte del peso total en seco del cerebro.

En muchos casos, los organismos de los niños con problemas de aprendizaje y de comportamiento son menos eficaces, respecto al resto de niños, para convertir el ácido alfa-linolénico en EPA y DHA. Ésta es la razón, en parte, por la cual un niño con TDAH o dislexia puede que necesite ingerir el doble o el triple de este ácido graso esencial para poder corregir su dolencia.

La mejor dieta, desde el punto de vista de los ácidos grasos omega-3, es la del «pescetarianismo», en la cual se come pescado tres veces por semana; si no puede ser, una dieta vegetariana estricta rica en semillas también es buena. Los huevos también pueden proporcionar cantidades significativas de omega-3 si las gallinas se alimentan con una dieta rica en omega-3; mira el etiquetado o el código de las cajas de los paquetes.

Recuerda: no es sólo importante consumir una fuente directa de ácidos grasos omega-3, como el pescado azul, o una fuente indirecta, como las semillas de lino. También es vital que tus hijos ingieran menos grasas saturadas y procesadas. Veremos por qué en unos instantes.

Los omega-6

Tus hijos también necesitarán grasas omega-6. Entre todos los tejidos del cuerpo, el cerebro es el que contiene una mayor proporción de estas grasas.

El abuelo de la familia del ácido graso omega-6 es el ácido linoleico, el cual se encuentra en semillas, especialmente semillas de clima caliente como las semillas de girasol o sésamo. El cuerpo convierte el ácido linoleico en ácido gamma-linoleico (GLA),

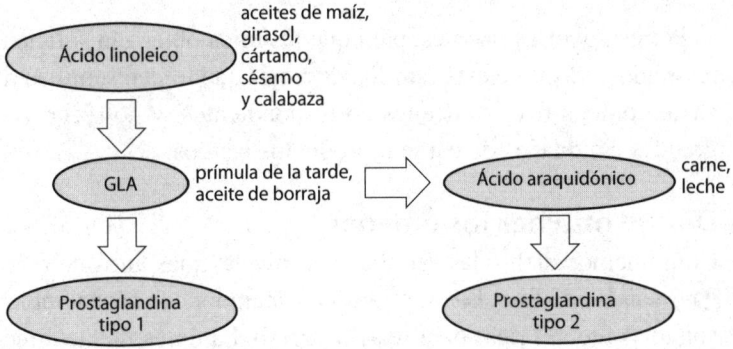

Familia de los ácidos grasos omega-6.

una sustancia que ya puede ser familiar para ti, porque se encuentra en el aceite de prímula de la tarde o en el aceite de borraja, las fuentes más ricas conocidas de este ácido graso. Un derivado del GLA, conocido como DGLA, se encuentra en el cerebro en grandes cantidades.

Los complementos de GLA, normalmente bajo la forma de aceite de prímula de la tarde, han demostrado ser un alivio eficaz para una gran variedad de problemas de salud mental. Por ejemplo, un estudio con niños con dispraxia demostró que los complementos de ácidos grasos esenciales que contenían omega-6 mejoraban la lectura, la escritura y el comportamiento sólo en un período de tres meses.[45]

No obstante, el ácido graso omega-6 tiene algo de doctor Jekyll y Mr. Hide, y esto es debido al ácido araquidónico (AA). Aunque no hay ninguna duda de que éste es esencial para el funcionamiento del cerebro, el ácido araquidónico puede ser nocivo para el cuerpo en grandes cantidades, ya que está asociado con un aumento de las inflamaciones. Este ácido graso puede derivarse directamente de productos animales, como la carne, o indirectamente del ácido linoleico o GLA. La fuente indirecta es preferible, porque el GLA también produce sustancias antiinflamatorias que equilibran los efectos inflamatorios del ácido araquidónico.

Por ésta y otras razones, para que tus hijos obtengan suficientes ácidos grasos de esta familia, es mejor que tomen semillas ricas en omega-6 y sus aceites correspondientes, y no recurras a grandes cantidades de carne o productos lácteos.

Dónde obtener los omegas

Como hemos dicho, las semillas con niveles más altos de omega-3 son las de lino. Las semillas de cáñamo y calabaza también son unas fuentes ricas de este ácido graso. La única fuente directa de intensificadores cerebrales de omega-3, EPA y DHA, son los aceites de pescado.

Las mejores semillas para los ácidos grasos omega-6 son las de cáñamo, calabaza, girasol, cártamo, sésamo y maíz. La soja, las nueces y el germen de trigo también contienen muchos ácidos grasos omega-6.

Los mejores alimentos para las grasas del cerebro

OMEGA-3	OMEGA-6
Semillas de lino	Maíz
Semillas de cáñamo	Girasol
Semillas de calabaza	Cártamo
	Sésamo
	Nueces

EPA Y DHA	GLA
Salmón	Aceite de prímula de la tarde
Caballa	Aceite de borraja
Arenque	Aceite de grosella negra
Sardinas	
Anchoas (completas y sin sal)	
Filetes de atún	
Huevos (de gallina alimentada con semillas de lino)	

Por lo tanto, ¿cuál es la mejor manera para incorporar estos ácidos grasos esenciales en el menú diario de tus hijos? Hay tres posibilidades: las semillas y el pescado; los aceites de las semillas, que tienen mucha concentración de ácidos grasos esenciales pero no proporcionan otros nutrientes como los minerales (los cuales abundan en las semillas); o los complementos concentrados de aceites de pescados o aceites de lino, prímula de la tarde o borraja.

Ahora vamos a ver cómo poner estas ideas en práctica.

Semillas y pescados: si quieres hacerlo con semillas, toma una medida de semillas de sésamo, otra de girasol, otra de calabaza y tres medidas de semillas de lino. Mezcla todas las semillas en un envase hermético.

Mantenlas en el frigorífico, lejos de la luz, del calor y del oxígeno. El simple hecho de añadir una cucharada de ellas, recién molidas en un molinillo de café, cada mañana en el desayuno de tus hijos garantizará un buen consumo diario de ácidos grasos esenciales. También te recomendamos que tus hijo tomen 100 g de pescado azul (más o menos el equivalente a una lata de sardinas o a un filete de caballa) dos o tres veces por semana.

Aceites de semillas: si quieres hacerlo con aceites, lo mejor es empezar con una mezcla de aceites que ofrezca una proporción de 1:1 entre omega-3 y omega-6, de presión fría, preferiblemente biológico y que haya sido conservado en frío antes del momento de comprarlo. Estas mezclas están disponibles en tiendas de alimentación nutricional. El aceite puede añadirse a las ensaladas y otros alimentos fríos y calientes, pero no debe calentarse. Algunos niños lo toman directamente con la cuchara.

En segundo lugar, las mejores son las semillas de cáñamo. Éstas proporcionan un 19% de ácido alfa-linolénico (omega-3), un 57% de ácido linoleico y un 2% de GLA (ambos omega-6). El capítulo 26 ofrece los detalles de los niveles de los complementos de acuerdo a la edad.

Los complementos: por lo que a los complementos se refiere, para el omega-6 lo mejor es el aceite de borraja o el aceite de prímula. Los aceites de prímula proporcionan más GLA y los aceites de pescado son mejores para los omega-3. Hay complementos que combinan EPA, DHA y GLA. Para los niños más pequeños que no pueden ingerir los comprimidos de complementos, existen algunos suplementos en forma líquida y con varios sabores. La posología de estos complementos se tratará en profundidad en el capítulo 26.

Grasas que hay que limitar o evitar

Las grasas que toman tus hijos o hijas alteran la composición de las grasas de sus cerebros. Si son los omegas u otras grasas las que más abundan está bien, pero si son las grasas basura o los alimentos procesados repletos de ellas, tus hijos estarán formando un cerebro con grasas que no se adecúan a las funciones cerebrales que se requieren a su edad.

Las grasas trans: las peores
Las peores grasas que pueden consumir tus hijos son las grasas trans, de las cuales ya hemos hablado antes: las grasas degradadas que se encuentran en los alimentos muy fritos y los alimentos que contienen aceites vegetales hidrogenados. Para minimizar el consumo de grasas trans de tus hijos, limita su consumo de alimentos fritos y especialmente muy fritos, y no compres alimentos que contengan grasas hidrogenadas. Mira las etiquetas de los alimentos procesados: si el producto tiene la palabra *hidrogenado* entre sus ingredientes no lo pongas en tu cesta. Otra pista es la fecha de caducidad: una fecha de caducidad larga es un signo que nos advierte que ese alimento probablemente contiene grasas trans o conservantes.

¿Por qué las grasas trans son tan malas para tus hijos? Pueden ir directamente al cerebro y reemplazar al DHA en las células, y pueden estropear el trabajo de proceso de información que el DHA hace tan bien. Las grasas trans también bloquean la conversión de ácidos grasos esenciales en grasas esenciales para el cerebro como el GLA y el DHA. Cuantas más grasas trans aparezcan en el cerebro de un individuo, más deficiencias de omega-3 tendrá.

Por lo tanto, la deficiencia de omega-3 y el exceso de grasas trans —el sello de la generación de los *nuggets* de pollo y las patatas fritas— indican una mala situación. Una ración de patatas fritas o pescado frito puede tener unos 8 g de grasas trans, un donut, 12 g, y una bolsa de ganchitos o similar, más de 4 g. La cantidad ideal en la dieta de tus hijos es 0.

Grasas saturadas y monosaturadas

Las grasas saturadas son típicamente sólidas a temperatura ambiente, y éstas incluyen la mantequilla, el queso, la manteca de cerdo y el aceite de coco. Aunque no quieras que tus hijos tomen grandes cantidades de grasa saturada, una pequeña cantidad está bien. Una buena utilización de estas grasas es para freír. Las grasas saturadas no se degradan con el calor y no se convierten en grasas trans de la misma manera que las grasas poliinsaturadas omegas. Así pues, te sugerimos que utilices mantequilla o aceite virgen de coco cuando frías alimentos en casa. Fríe siempre a la temperatura más baja posible para reducir las cantidades de oxidantes que se crean (más sobre este punto en el capítulo 24).

Las grasas monoinsaturadas, las cuales incluyen el aceite de oliva, son líquidas a temperatura ambiente, pero empiezan a solidificarse si se enfrían (las grasas omegas y otras grasas poliinsaturadas permanecen líquidas incluso a temperaturas muy bajas). Hay muchas investigaciones que demuestran que el aceite de oliva de buena calidad contribuye a la salud y es perfecto para aliñar ensaladas.

Colesterol

Similar a las grasas saturadas, una cantidad moderada de colesterol en la dieta es perfectamente aceptable e incluso necesaria. Lo positivo y lo negativo también dependerá de la forma en que lo cocinamos. El colesterol demasiado cocido, frito o quemado es malo para la salud de tus hijos, así que no frías los huevos o el beicon hasta que estén crujientes ni chamusques la carne.

En resumen, aquí presentamos algunos consejos para que te asegures de que tus hijos toman las suficientes grasas para sus cerebros.

- Dales muchas semillas y frutos secos, como las almendras, las nueces o las avellanas. Las mejores semillas son las de lino, cáñamo, calabaza, girasol y sésamo. Sacarás lo mejor de ellas si primero las mueles y luego las esparces sobre el cereal, la sopa y las ensaladas.
- Escoge pescados carnívoros de agua fría o azules. Una ración de sardinas, arenque, caballa, arenque ahumado o salmón salvaje/biológico dos o tres veces por semana es una buena fuente de ácidos grasos omega-3.
- Escoge los aceites de semillas de extracción en frío. Puede ser una mezcla de aceites o aceite de cáñamo como condimento para ensaladas y otros platos fríos.
- Evita los alimentos fritos y procesados.
- Escoge aceite de pescado como complemento de ácidos grasos omega-3, y aceite de borraja o aceite de prímula como complemento de ácidos grasos omega-6.

4. Fosfolípidos para ir a la escuela

Los fosfolípidos son las grasas inteligentes de nuestro cerebro. Ellos son los expertos en aislamiento, ayudan a crear la vaina de mielina que cubre todos los nervios y promueven una velocidad fluida para todas las señales cerebrales. Los fosfolípidos (los cuales se encuentran en el pescado, especialmente en las sardinas, los huevos, la carne de órganos, como riñones, hígado, etc., la lecitina de soja y otros alimentos), hacen que el cerebro «cante», mejoran el estado de ánimo del niño, su mente y su rendimiento mental.

Examina a tus hijos con el cuestionario siguiente:

Evaluación de los fosfolípidos

¿Tus hijos o hijas...
- ❑ ...comen pescado menos de una vez por semana?
- ❑ ...comen menos de tres huevos por semana?
- ❑ ...comen tofu/soja o frutos secos menos de tres veces por semana?
- ❑ ...toman menos de 1 g de lecitina en suplementos o granulados cada día?
- ❑ ...tienen una memoria débil?
- ❑ ...tienen dificultades para hacer cálculos mentales?
- ❑ ...a veces tienen dificultades para concentrarse?
- ❑ ...tienen tendencia a la depresión?
- ❑ ...presentan un nivel de aprendizaje bajo?

Haz una cruz en las casillas cuya respuesta sea «sí». Si obtienes cinco o más cruces, es posible que tus hijos o hijas no ingieran los suficientes fosfolípidos.

¿Supercerebros en potencia?

Hay dos tipos de fosfolípidos: fosfatidilcolina y fosfatidilserina, también conocidos como FC y FS respectivamente. Tomar suplementos de estas grasas inteligentes y comer alimentos ricos en colina y serina, sustancias a partir de las cuales se crean estos fosfolípidos, tiene beneficios muy positivos para el cerebro de tus hijos. Primero veamos la colina.

Colina: el material de los recuerdos

Para darte una idea de lo asombroso que puede ser el efecto de la colina en el cerebro, considera este estudio del Centro Médico de la Universidad de Duke, en Carolina del Norte, EE.UU. Durante el estudio, los investigadores demostraron que dando colina a las ratas en gestación sus crías desarrollaban supercerebros.

El equipo alimentó a las ratas con colina durante la mitad de su gestación. Las crías de estas ratas tenían cerebros muy superiores y con muchas más conexiones neuronales. En consecuencia, mejoraron su habilidad de aprendizaje y su memoria, habilidades que permanecieron optimizadas hasta la vejez. En esencia, esta investigación nos muestra que tomar colina ayuda a reestructurar el cerebro para que tenga una mejor actividad.[46] Aunque el foco del experimento fueron las ratas, se espera el mismo efecto en humanos.

El papel destacado de la colina en la actividad cerebral se debe al hecho de que ésta es la fuente directa de la acetilcolina, el neurotransmisor de la memoria en nuestro cerebro. De hecho, la deficiencia de la colina es una causa común de memoria débil.

Tomar complementos de colina no sólo hace que se cree más acetilcolina,[47] sino que también sirve para construir un material vital para las células nerviosas y las áreas de recepción para los neurotransmisores. Según el profesor Richard Wurtman, del Massachusetts Institute of Technology, si nuestros niveles de colina son deficientes, nuestro organismo carece de la sustancia para construir células nerviosas y hacer más acetilcolina.[48] Así pues, Wurtman cree que es esencial proporcionarle al cerebro una cantidad suficiente de este nutriente.

FS: no olvides la fosfatidilserina

La fosfatidilserina, a veces conocida como *la molécula de la memoria*, es un nutriente inteligente que realmente puede aumentar el poder cerebral de tus hijos. El secreto que explicaría las propiedades de la FS para aumentar la memoria, proviene posiblemente de su habilidad para ayudar en la comunicación de las células del cerebro, ya que ésta es una parte vital de la estructura cerebral de las áreas de recepción.

Los efectos positivos de los complementos de FS son tan asombrosos como los complementos de Colina. Hemos visto que los niños con problemas de aprendizaje hacen progresos enormes simplemente tomando esta fuente de fosfolípidos vitales.

Come tus fosfolípidos

Aunque nuestro organismo puede hacer fosfolípidos, añadir algunos más de fuentes dietéticas es incluso mejor.

Las fuentes más ricas de fosfolípidos en una dieta media, como hemos visto, son los huevos y los órganos animales. Esto explica por qué los leones y otros animales en lo alto de la cadena alimentaria comen primero los órganos y el cerebro, ¡no son tontos! También puedes encontrar colina en las habas de soja, en los cacahuetes y en otros frutos secos.

Hoy en día, no obstante, mientras el número de niños que sufren de problemas de memoria y concentración aumenta, nuestra ingesta de fosfolípidos está bajando dramáticamente. Por ejemplo, para subir nuestra FS al nivel de unos 50 mg al día, tenemos que comer mucha carne de órganos como el hígado y otros, algo poco probable en estos días. Los vegetarianos puede que ni siquiera lleguen a los 10 mg de FS al día.

Un complemento diario puede ayudar a la memoria de muchos niños (ver el capítulo 26 para los detalles sobre las cantidades según las diferentes edades). Los fosfolípidos son frecuentemente parte de las fórmulas alimentarias del cerebro.

Redescubramos el huevo

Los huevos, aparte de ser deliciosos, son la fuente más rica de colina y una fuente excelente de FS. Sin embargo, hoy en día mucha gente es «ovofóbica»; piensan que el huevo es un alimento malsano debido a sus altos contenidos en colesterol y grasa. Pero esto no es cierto. Como aprendimos en el capítulo anterior, algunas grasas y colesteroles son esenciales para la salud.

El tipo de grasa que encuentras en el huevo depende del tipo de alimentación que tengan las gallinas. Si éstas se alimentan con una dieta rica en omega-3 (con semillas de lino o harina de pescado, por ejemplo) obtendremos unos huevos con altos contenidos en omega-3. Un huevo es igual de sano que la gallina que lo ha puesto.

En cuanto a su contenido en colesterol, ese rumor que dice que todo lo que encuentras en ellos es malo, es sólo un mito; ni aumentarán el colesterol ni provocarán afecciones cardíacas. Y, mientras no los frías, los huevos biológicos, ricos en omega-3, son realmente un superalimento. Haz huevos ligeramente cocidos o muy cocidos, huevos pochados o un poco revueltos; puedes darles a tus hijos, sin ningún problema, de seis a diez huevos por semana.

Lecitina: oro en esos gránulos

La lecitina es la mejor fuente de fosfolípidos, y está disponible en muchas tiendas de alimentación nutricional. Se venden en forma de gránulos o cápsulas. La forma más fácil y más barata para tomarla es añadir una cucharada de lecitina, o una cucharadita de lecitina de alta FC (fosfatidilcolina), a los cereales del desayuno de tus hijos.

Y en el caso de que te lo preguntaras te avanzamos que la lecitina no hará que tus hijos engorden. De hecho, más bien lo contrario: ayuda al cuerpo a descomponer la grasa.

En resumen, aquí presentamos algunos consejos que te ayudarán a asegurarte de que tus hijos tienen un consumo óptimo de fosfolípidos.

- Añade cada día una cucharada de gránulos de lecitina, o una cucharadita de lecitina de alta FS, a los cereales del desayuno de tus hijos.
- O dale a tus hijos un huevo para desayunar —preferiblemente huevos biológicos, de gallinas de campo y ricos en omega-3— ligeramente cocidos, pochados o revueltos, pero definitivamente no fritos.
- O dales un complemento para la fórmula alimentaria cerebral que proporciona fosfatidilcolina y fosfatidilserina, especialmente si tus hijos tienen problemas de aprendizaje. Ver capítulo 26 para más detalles.

5. Proteína: la arquitecta de la mente y el humor

Las proteínas proporcionan aminoácidos —los materiales de construcción de la vida—. De la misma manera que una frase está formada de palabras, y las palabras de letras, la proteína está hecha de péptidos y los péptidos están hechos de aminoácidos.

Cuando tus hijos comen alimentos ricos en proteínas como la carne, los huevos, el pescado, los productos lácteos, las lentejas, las alubias o la quinoa (un grano andino), su sistema digestivo descompone la proteína primero en péptidos y luego en aminoácidos. Al conectar a estos aminoácidos en diferentes secuencias, el cuerpo crea nueva masa muscular, tejidos orgánicos o neurotransmisores (los mensajeros del cerebro). Por lo tanto, un buen consumo de proteínas y, en consecuencia, de aminoácidos, mantendrá un movimiento superfluido en el cerebro de tus hijos.

La deficiencia de aminoácidos no es en absoluto poco frecuente, y puede dar lugar a depresiones, apatía y falta de motivación, falta de habilidad para relajarse y memoria y concentración débiles. Los suplementos de aminoácidos específicos han demostrado poder solucionar todos estos problemas. Por ejemplo, una forma del aminoácido triptófano ha demostrado más eficacia en las pruebas de doble ciego que los mejores fármacos antidepresivos,[49] el aminoácido tirosina mejora la actividad física y mental bajo estrés mejor que el café[50] y el aminoácido GABA es muy eficaz contra la ansiedad.[51]

Evaluación de los aminoácidos

¿Tus hijos o hijas...
- ...comen menos de una ración diaria de alimentos ricos en proteínas (carne, productos lácteos, pescado, huevos, tofu)?
- ...comen menos de dos porciones diarias de fuentes vegetales de proteínas (alubias, judías, lentejas, quinoa, semillas, frutos secos, cereales integrales)?
- ...si son vegetarianos, combinan pocas veces las diferentes fuentes de proteínas que se mencionan en el punto anterior?
- ...hacen mucha actividad física?
- ...sufren de depresión, ansiedad o irritabilidad?
- ...parecen siempre cansados o poco motivados?
- ...a veces pierden la memoria o tienen una concentración débil?
- ...crecen despacio o tienen un crecimiento lento de las uñas y el cabello?
- ...siempre parecen tener hambre?
- ...sufren indigestiones frecuentemente?

Haz una cruz en las casillas donde la respuesta sea afirmativa. Si tienes cinco o más cruces, hay muchas probabilidades de que tus hijos o hijas no ingieran los suficientes aminoácidos. Aumentar su consumo de proteínas puede cambiar las cosas.

Sigue leyendo para descubrir cómo aumentar el consumo de proteínas de tus hijos y así aumentar su actividad física y mental. No obstante, para entender por qué los aminoácidos son tan importantes para el cerebro de tus hijos, primero debemos explorar lo que hacen los neurotransmisores que ellos construyen.

Músicos elementales de la orquesta de la mente

Existen cientos de tipos diferentes de neurotransmisores en el cerebro y en el cuerpo, pero éstos son los principales:

- **La adrenalina, la noradrenalina y la dopamina** nos hacen sentir bien, nos estimulan, nos motivan y nos ayudan a encarar el estrés.
- **El GABA** contrarresta a estos últimos neurotransmisores relajándonos y calmándonos después del estrés.
- **La serotonina** nos mantiene felices mejorando nuestro estado de ánimo y desvaneciendo nuestra tristeza.
- **La acetilcolina** hace que nuestro cerebro sea agudo mejorando nuestra memoria y nuestra alerta mental.
- **Las triptaminas** nos mantienen conectados. Por ejemplo, la melatonina nos mantiene sincronizados con el día y la noche y las estaciones.

Muchas otras sustancias actúan en el cerebro como neurotransmisores, por ejemplo: las endorfinas, las cuales nos dan una sensación de euforia después del ejercicio. No obstante, las cinco indicadas arriba son las más importantes. Éstos son los músicos clave de la orquesta, y su actividad afecta al estado de ánimo, a la memoria y a la alerta mental de los niños.

Si la serotonina está arriba, por ejemplo, tus hijos seguramente estarán felices. Si la adrenalina y la dopamina están bajas, tus hijos seguramente se sentirán cansados y con falta de motivación. Tener un equilibrio correcto de estos neurotransmisores esenciales es un deber si quieres que tus hijos tengan un estado de salud óptimo. Los complementos de los aminoácidos adecuados pueden solucionar una gran variedad de problemas de salud mental en los niños.

¿Y cómo hacen el trabajo los niños? Su acción es muy similar al de los fármacos prescritos que afectan directamente a los neurotransmisores. Por ejemplo, las anfetaminas Ritalin hacen que se libere una cantidad excesiva de adrenalina y los antidepresivos como el Seroxat aumentan eficazmente los niveles de serotonina previniendo su descomposición en el cuerpo. No obstante, estos fármacos tienen muchos efectos secundarios indeseables, esencialmente porque trabajan en contra del diseño natural de nuestro organismo y no a su favor. Debido a que muchos estudios han evidenciado que sus beneficios no compensan los riesgos que conllevan, los antidepresivos como el Seroxat están en desuso, especialmente en niños.

Los nutrientes como los aminoácidos trabajan igual de bien o mejor, y además no tienen efectos secundarios. Después de todo, el hecho de utilizarlos forma parte del diseño natural del cuerpo y de la mente. Así pues, para asegurarte de que el cerebro de tus hijos esté bien tonificado lo mejor es darles una dieta que incluya un contenido adecuado de aminoácidos. Lo primero y más importante es que coman una cantidad suficiente de proteínas cada día.

El poder de la proteína

Lo que determina la calidad de una proteína es su equilibrio de aminoácidos. Aunque hay 23 aminoácidos a partir de los cuales el cuerpo puede construirlo todo, desde un neurotransmisor a una célula muscular, sólo se conocen ocho como esenciales (porque éstos sólo provienen a través de la dieta). Si los otros 15 no están presentes en la dieta, éstos se fabricarán dentro del cuerpo a partir de los ocho aminoácidos esenciales. Cuanto mejor sea el equilibrio de los aminoácidos que ingerimos —expresado con una unidad llamada UNP (utilización neta de proteínas) o APN (aporte proteico neto)— más podemos utilizar las proteínas.

La tabla de la página siguiente nos muestra los 24 primeros alimentos individuales y combinaciones de alimentos a nivel de APN, o calidad proteica. La combinación de arroz con lentejas o habichuelas, por ejemplo, es una manera muy buena de aumentar la calidad total de las proteínas, porque los aminoácidos que son bajos en el arroz, se encuentran en grandes cantidades en las lentejas o las alubias. También nos muestra qué cantidad de alimento, o combinación de alimentos, necesitamos comer para obtener una ración de 20 g de proteínas. Los niños necesitan comer diariamente entre una y dos de estas raciones, dependiendo de su edad (ver abajo).

Necesidades proteicas por edad

	2-3 años	4-8 años	9-13 años	14-18 años (niñas)	14-18 años (niños)
Proteínas (g)	13	19	34	46	52

Por lo tanto, un día típico de proteínas para un niño o una niña de seis años puede incluir dos de cualquiera de los alimentos siguientes: un huevo (10 g), una ración de 50 g de salmón, un puñado (60 g) de semillas o frutos secos o una ración de alubias o judías (100 g).

Para un niño vegetariano, un día típico puede incluir dos de cualquiera de los alimentos siguientes: un yogur, un puñado (60 g) de frutos secos o semillas, una ración de 140 g de tofu, una taza pequeña de quinoa o una ración pequeña de alubias con arroz. El truco para los vegetarianos está en comer alimentos procedentes de semillas, en los frutos secos, las semillas, las judías, las alubias, las lentejas, los guisantes, la quinoa o los gérmenes de cereales como el trigo o la avena. Las hortalizas como el brócoli o la coliflor también son relativamente ricas en proteínas.

Alimentos	Porcentaje de calorías como proteína	Cantidad requerida para obtener 20 g de proteína	Calidad proteica (APN o UNP)
CEREALES Y LEGUMBRES			
Quinoa	16	100 g/1 taza, peso en seco	Excelente
Tofu	40	275 g/1 paquete	Razonable
Maíz	4	500 g/3 tazas, peso en cocido	Razonable
Arroz integral	5	400 g/3 tazas, peso en cocido	Excelente
Garbanzos	22	115 g/0,66 tazas, peso en cocido	Razonable
Lentejas	28	85 g/peso en cocido	Razonable
PESCADO Y CARNE			
Atún enlatado	61	85 g/1 lata pequeña	Excelente
Bacalao	60	35 g/1 pieza muy pequeña	Excelente
Salmón	50	100 g/1 pieza pequeña	Excelente
Sardinas	49	100 g/1 al horno	Excelente
Pollo	63	75 g/1 pechuga pequeña asada	Excelente
FRUTOS SECOS Y SEMILLAS			
Semillas de girasol	15	185 g/1 taza	Razonable
Semillas de calabaza	21	75 g/0,5 tazas	Razonable
Anacardos	12	115 g/1 taza	Razonable
Almendras	13	115 g/1 taza	Razonable
HUEVOS Y PRODUCTOS LÁCTEOS			
Huevos	34	115 g/dos medianos	Excelente
Yogur natural	22	450 g/3 tarros	Excelente
Queso fresco	49	125 g/1 tarro pequeño	Excelente
HORTALIZAS			
Guisantes congelados	26	250 g/2 tazas	Razonable
Otros guisantes	20	200 g/2 tazas	Razonable
Brócoli	50	40 g/0,5 tazas	Razonable
Espinaca	49	40 g/0,66 tazas	Razonable
COMBINACIONES			
Lentejas y arroz	18	125 g/1 taza pequeña, peso seco	Excelente
Alubias y arroz	15	125 g/1 taza pequeña, peso seco	Excelente

No obstante, ten en cuenta que tus hijos también pueden tomar demasiadas proteínas; mucho no siempre significa mejor. Cuando la ingesta diaria de proteínas supera los 85 g (sus necesidades también dependerán del modelo de crecimiento del niño o la niña y su nivel de ejercicio físico) puede tener consecuencias perjudiciales para la salud. Por ejemplo, los productos resultantes de la descomposición de la proteína, como el amoníaco, son tóxicos para el organismo y fuerzan a los riñones para su eliminación. De la misma manera, demasiados aminoácidos en el cuerpo significa demasiado ácido en la sangre y el cuerpo neutraliza a este ácido emitiendo calcio desde los huesos. Actualmente existen evidencias de que las dietas altas en proteínas contribuyen a las enfermedades renales y a la osteoporosis. Por lo tanto, como todo lo demás en la nutrición, el equilibrio es lo más importante.

Complementos de aminoácidos

Si tus hijos comen una cantidad razonable de proteínas (y las mastican bien), deben obtener la cantidad de aminoácidos que necesitan. Pero si tienen problemas particulares de memoria o fluctuaciones del estado de ánimo, puedes tener en cuenta los complementos (hablaremos de ellos en la 3.ª parte del libro). Los terapeutas nutricionales disponen de pruebas para evaluar los niveles de aminoácidos en sangre. Dependiendo de los resultados puede que te recomienden suplementos de aminoácidos concretos.

En resumen, aquí presentamos algunos consejos generales que te ayudarán a asegurarte de que tus hijos tengan un consumo óptimo de aminoácidos.

- Dependiendo de su edad, dales entre una y dos raciones diarias de los alimentos ricos en proteínas que te hemos mostrado antes.

- Incluye algunas proteínas en cada comida. Puedes poner garbanzos o pollo en la salsa de la pasta o frutos secos y semillas con los cereales.
- Escoge buenas fuentes de proteínas vegetales. Éstas incluyen alubias, lentejas, quinoa, tofu (soja) y hortalizas de «semilla» como el brócoli.
- Si tus hijos o hijas comen proteínas animales, escoge huevos de gallinas de campo (criadas al aire libre), pescado o carne magra. Siempre que puedas compra productos biológicos.

6. Por qué las vitaminas y los minerales hacen que tus hijos «tengan cerebro»

En cada gran producción cinematográfica, hay cientos de personas detrás de las escenas que apoyan a los actores principales. Lo mismo pasa con el cerebro de tus hijos, la única diferencia, en este caso, es que los héroes de las luces, las cámaras y la acción son las vitaminas y los minerales en lugar de los técnicos y los encargados de reparto.

Uno de los papeles principales de las vitaminas y los minerales es ayudar a convertir la glucosa en energía, los aminoácidos en neurotransmisores, las grasas simples esenciales en grasas más complejas como GLA o DHA, y la colina y la serina en fosfolípidos. Las vitaminas y los minerales son esenciales para construir y reconstruir el cerebro y el sistema nervioso y para que todo se desarrolle con fluidez.

Debido a que sabemos, desde hace mucho tiempo, que tanto las vitaminas como los minerales son esenciales para el cerebro de los niños, a principios de los años 80 decidimos hacer unas pruebas para ver lo que pasaría con la inteligencia de los niños si éstos tomaran diariamente una cantidad óptima de estas sustancias. El señor Gwillyn Roberts, profesor de escuela y terapeuta nutricional del Institute for Optimum Nutrition, y el profesor David Benton, un psicólogo de la Universidad de Swansea, desarrollaron una prueba donde a 60 niños con edades escolares se les daba complementos de vitaminas y minerales que garantizaban un consumo óptimo de estos nutrientes.[52] No obstante, la mitad de estos niños tomó, sin saberlo, comprimidos placebo.

Después de ocho meses con los complementos, ¡el CI no verbal de aquellos que tomaban los complementos había aumentado en 10 puntos! En cambio, no se observaron cambios en aquellos que tomaron el placebo. Este estudio, publicado en *The Lancet* en 1988, se ha confirmado muchas veces en otras pruebas. La mayoría de estos otros estudios ha utilizado los niveles de nutrientes de CDR (cantidad diaria recomendada), los cuales son mucho más bajos que los niveles que nosotros utilizamos, pero aun así se constató en ellos un aumento medio del CI en 4,5 puntos.

¿Por qué las vitaminas y los minerales aumentan el CI? La respuesta es que los niños piensan más rápido y pueden concentrarse durante más tiempo si ingieren una cantidad óptima de vitaminas y minerales. Analiza a tus hijos con el cuestionario siguiente.

Evaluación de nutrientes de la inteligencia

¿Tus hijos o hijas...
- ❏ ...comen diariamente menos de cinco raciones de frutas frescas y hortalizas (excluyendo las patatas)?
- ❏ ...comen menos de una ración diaria de una hortaliza de hoja verde?
- ❏ ...comen menos de tres raciones semanales de frutas tropicales secas o frescas?
- ❏ ...toman semillas o aceites de semillas (calabaza, girasol, pasta de sésamo) o frutos secos sin tostar menos de tres veces por semana?
- ❏ ...no toman complementos de minerales y vitaminas?
- ❏ ...normalmente comen pan blanco, pasta blanca y arroz blanco en lugar de integrales?
- ❏ ...sufren de ansiedad, depresión o irritabilidad?
- ❏ ...sufren de rampas musculares?
- ❏ ...tienen marcas blancas en más de dos uñas de los dedos de las manos?

❑ ...parecen desconectados y tienen dificultades para relacionarse o comunicarse?

Haz una cruz en las casillas donde creas que la respuesta es «sí». Si obtienes cinco o más cruces, hay muchas posibilidades de que tus hijos no estén consumiendo suficientes vitaminas y minerales.

La ventaja esencial

Los beneficios de dar a tus hijos los minerales y las vitaminas que necesitan desde un inicio son enormes. Esto significa empezar a tomarlos desde el embarazo (y especialmente antes de la concepción), durante la lactancia y durante el período de destete.

Un estudio de dieciséis años llevado a cabo por el Medical Research Council nos muestra lo importante que es la nutrición óptima en los primeros años de vida. Alimentaron a 424 niños prematuros con leche estándar o con leche enriquecida con proteínas, vitaminas y minerales. A los dieciocho meses, aquellos que se alimentaban con leche estándar «lo hacían significativamente menos bien» que los otros, y a los ocho años su CI era 14 puntos más bajo con respecto a los alimentados con leche enriquecida.[53]

En el capítulo 21 te daremos los detalles para dar a tus hijos una nutrición óptima, desde el embarazo hasta la infancia. Pero recuerda: nunca es demasiado tarde para aumentar el consumo de vitaminas y minerales en la dieta de los niños o las niñas.

Nutrientes para la vitalidad del cerebro

Cada uno de los 50 minerales y vitaminas esenciales conocidos tienen un papel muy importante para fomentar la salud mental.

En la tabla siguiente indicamos las sustancias más vitales para el cerebro de tus hijos, junto a los síntomas de deficiencia correspondientes a cada una de estas sustancias nutrientes. También hemos indicado las mejores familias de alimentos para asegurarnos de que tus hijos obtienen lo que necesitan.

LOS MINERALES Y LAS VITAMINAS ESENCIALES PARA LA SALUD MENTAL

Nutriente	Síntomas de deficiencia	Fuente alimenticia
B1	Concentración y atención débiles	Cereales integrales, hortalizas
B3	Depresión, psicosis	Cereales integrales, hortalizas
B5	Memoria débil, estrés	Cereales integrales, hortalizas
B6	Irritabilidad, memoria débil, depresión, estrés	Cereales integrales, plátanos
Ácido fólico	Ansiedad, depresión, psicosis	Hortalizas de hoja verde
B12	Confusión, memoria débil, psicosis	Carne, pescado, productos lácteos, huevos
Vitamina C	Depresión, psicosis	Hortalizas y fruta fresca
Magnesio	Irritabilidad, insomnio, depresión, hiperactividad	Hortalizas de hoja verde, frutos secos, semillas
Manganeso	Mareos, convulsiones	Frutos secos, semillas, frutas tropicales
Zinc	Confusión, depresión, ausencia mental, pérdida del apetito, falta de motivación o concentración	Ostras, frutos secos, semillas y pescado

Otros minerales y vitaminas afectan al cerebro de manera indirecta: los antioxidantes, por ejemplo, ofrecen una protección contra la polución, y los minerales hacen que la depresión, la confusión y el insomnio se mantengan alejados. Veremos todos estos nutrientes en detalle, pero primero echemos un vistazo a la familia de vitaminas B.

Las vitaminas B

Las vitaminas B son de una importancia vital para nuestra salud mental, tanto si somos niños como adultos. El cerebro utiliza una gran cantidad de esta familia de vitaminas. Debido a que son muy solubles en agua y pasan muy rápido a través del organismo, incluso una deficiencia de corto plazo en cualquiera de las ocho vitaminas B puede ocasionar cambios rápidos en la forma de pensar y sentir de tus hijos. Así pues, lo mejor es que los niños tengan un consumo regular de ellas a lo largo del día.

Como viste en la tabla, esto no tiene que ser difícil: una dieta saludable y equilibrada es rica en vitamina B. Las mejores fuentes de vitamina B1, B3, B5 y B6 son los cereales integrales y las hortalizas (los plátanos también contienen mucha B6). Para mantener el ácido fólico en los niveles óptimos deberemos darles muchas espinacas y otras hortalizas de hoja verde. Para la vitamina B12, los alimentos ricos en proteínas como los huevos y el pescado son esenciales.

Aunque los síntomas de las deficiencias en vitamina B se conocen bien, todavía no sabemos con exactitud por qué se dan estas carencias. Cada vitamina B tiene tantas funciones en el cerebro y en el sistema nervioso que no hay pruebas evidentes al respecto. Sin embargo, conocemos uno de los mejores indicadores de la deficiencia: los niveles de homocisteína (ver cuadro siguiente).

Las deficiencias de vitamina B: la relación con la homocisteína

¿Cómo sabemos si nuestros hijos consumen suficiente vitamina B? Uno de los mejores indicadores es la homocisteína, una proteína tóxica que se encuentra en la sangre. Si los niveles de homocisteína en sangre son altos, puede ser que tus hijos tengan carencia de vitamina B6, B12 o ácido fólico, ya que estas vitaminas ayudan a eliminar la homocisteína de la sangre. Si éste es el caso, los niños deberán aumentar sus niveles de vitamina B.

Debido a esta conexión estrecha entre la homocisteína y las vitaminas B, y la importancia de las vitaminas B para la salud del cerebro, el nivel de homocisteína de tus hijos puede verse como una medida de su CI biológico.

Para demostrar esto, investigadores de la Universidad de Örebo, en Suecia, compararon las notas escolares de 10 asignaturas básicas con los niveles de homocisteína de 692 niños y niñas de nueve a quince años. Comprobaron que los niveles más altos de homocisteína estaban estrechamente relacionados con las notas más bajas.[54]

El nivel ideal de homocisteína en sangre para un adulto o para un adolescente es inferior a 7μmol/l. Para un niño de diez años o más joven, el nivel ideal debe estar por debajo de 5μmol/l. Dirígete a la sección «Bibliografía y recursos», pág. 289, para ver cómo examinar a tus hijos, y al capítulo 26 para ver los detalles sobre los complementos para bajar, a su nivel ideal, los altos niveles de homocisteína.

Vitamina B1 (tiamina): la vitamina B1 ayuda a convertir la glucosa, el principal combustible del cerebro, en energía; así que uno de los principales síntomas de la deficiencia de tiamina es el cansancio físico y mental. Los niños con niveles bajos de esta vitamina tienen un intervalo de atención y concentración muy pobres.

David Benton, profesor de psicología de la Universidad de Swansea, uno de los expertos más destacado en nutrición y CI, ha comprobado que los niveles bajos de tiamina están correlacionados con funciones cognitivas débiles en jóvenes adultos. Los resultados de sus investigaciones también demuestran que los complementos de tiamina están asociados con informes de personas con una mayor claridad mental, serenidad, energía y mayor capacidad de reacción, incluso en aquellos cuyos niveles de tiamina eran normales según el criterio tradicional.[55-56]

Vitamina B3 (niacina): la niacina, o vitamina B3, es el nutriente más conocido relacionado con la salud mental. La niacina se considera vital para el equilibrio de la glucosa en sangre. También es importante su papel en la fabricación de serotonina (el «neurotransmisor de la felicidad») y la melatonina (un regulador del sueño) a partir del aminoácido triptófano. Por lo tanto, es importante mantener a tus hijos en equilibrio mental y emocional, con buen humor y durmiendo bien por las noches.

Vitamina B5 (ácido pantoténico): el ácido pantoténico, o vitamina B5, es un potente aumentador de la memoria. Éste se necesita para hacer la acetilcolina, el neurotransmisor que aumenta la memoria. Los suplementos de vitamina B5, especialmente con colina, pueden ayudar definitivamente a agudizar la memoria de tus hijos (ver capítulo 12).

Vitaminas B6, B12 y ácido fólico: este trío, junto a la riboflavina (vitamina B2), controlan un proceso vital del cuerpo llamado metilación, el cual es esencial para la formación de casi todos los neurotransmisores. Una disfunción en la metilación es el trasfondo de muchos problemas mentales, los cuales veremos más tarde en este libro. Una carencia de B6, por ejemplo, significa que no producimos serotonina eficazmente y, por lo tanto, esto podría conducir a la depresión. La B6 también puede ayudar a eliminar el estrés, y el estrés hace que la B6 disminuya. En consecuencia, si tus hijos tienen carencias de B6 y están estresados, pueden encaminarse hacia la depresión.

La vitamina B12 es vital para la salud del sistema nervioso. Sin este nutriente crucial, ni los sentidos ni el cerebro pueden trabajar correctamente. Incluso los niveles bajos de B12 han sido relacionados con una actividad mental pobre en adolescentes.[57]

El consumo suficiente de B6, B12 y ácido fólico es absolutamente vital durante el embarazo, tanto como protección contra los problemas de desarrollo (tales como la espina bífida) como para el desarrollo mental en general. Los hijos de madres con deficiencias de ácido fólico muestran un desarrollo intelectual retrasado.[58]

Como habrás comprobado, estos nutrientes tienen un papel fundamental en la actividad del sistema nervioso y del cerebro. Así pues, es un requisito para la salud mental de tus hijos que te asegures de que ingieren cantidades óptimas de estos nutrientes.

Antioxidantes: proteger el cerebro de tus hijos

Vivimos en un mundo muy contaminado, y no hay mucho que se pueda hacer para evitar algunos contaminantes. Sin embargo, podemos proteger a nuestros hijos desde dentro con antioxidantes.

Los antioxidantes son el antídoto a los oxidantes, también conocidos como «radicales libres», unas moléculas muy inestables que pueden provocar daños celulares. Éstos son la consecuencia de procesos normales del cuerpo y de la combustión. En el cuerpo, los oxidantes se producen cada vez que la glucosa «se quema» en el interior de las células para producir energía, y éstos pueden seguir dañando los ácidos grasos esenciales, las proteínas y los fosfolípidos que forman el cerebro y el sistema nervioso de tus hijos. En el medioambiente, pueden ser el resultado de la combustión de la gasolina de los coches y surgir por los tubos de escape.

Si vemos a los oxidantes como las chispas de algo quemándose, como en los alimentos fritos o en los cigarros, los antioxidantes son como guantes a prueba de fuego que evitan que estas chispas dañen el cerebro.

Una sola calada de un cigarrillo contiene un trillón de oxidantes, los cuales viajan rápidamente al cerebro. Ésta es la razón por la cual fumar cerca de los niños no es correcto. Los que no pueden evitarse tan fácilmente son los humos de los tubos de escape, especialmente los del combustible diesel. Estos tienen efectos nocivos en los cerebros y los organismos de los niños, y ésta es la razón por la que es muy importante que tus hijos tengan una buena ingesta de antioxidantes.

Lo más importante para el cerebro es el antioxidante de la vitamina E. Ésta previene contra la cadena de reacción dañina causada por los oxidantes cuando entran en el cerebro. La vitamina E se denomina correctamente *d-alfa-tocoferol*, y sus parientes el gamma-tocoferol y los tocotrienoles también son importantes para el cerebro. En cuanto a los complementos alimenticios de vitamina E, estos nutrientes sólo se encuentran en los productos de alta calidad junto a otros tocoferoles mezclados. También están presentes en alimentos ricos en vitamina E, tales como las semillas, los aceites de semilla de extracción en frío, los pescados y los aguacates.

Existen otros antioxidantes vitales. La vitamina C, por ejemplo, ayuda a «reciclar» la vitamina E una vez ésta ha atrapado a un oxidante. Evidentemente, la vitamina C hace mucho más que proteger a tus hijos de la contaminación, tiene muchos y diversos papeles en el cerebro, y uno de ellos es ayudar a equilibrar a los neurotransmisores.

Entre los muchos miembros de este equipo de bomberos, los principales están en el gráfico siguiente. Aquí se muestra cómo el organismo desintoxica un oxidante de un alimento frito.

Para darle a tus hijos la máxima protección, merece la pena que te asegures de que toman suplementos diariamente que contengan antioxidantes, al tiempo que le das alimentos ricos en ellos, tales como:

- **Beta-caroteno:** zanahorias, patatas, albaricoques secos (primero hidratados), calabaza, berro.
- **Vitamina C:** brócoli, pimientos, kiwi, bayas, tomates, frutas cítricas.

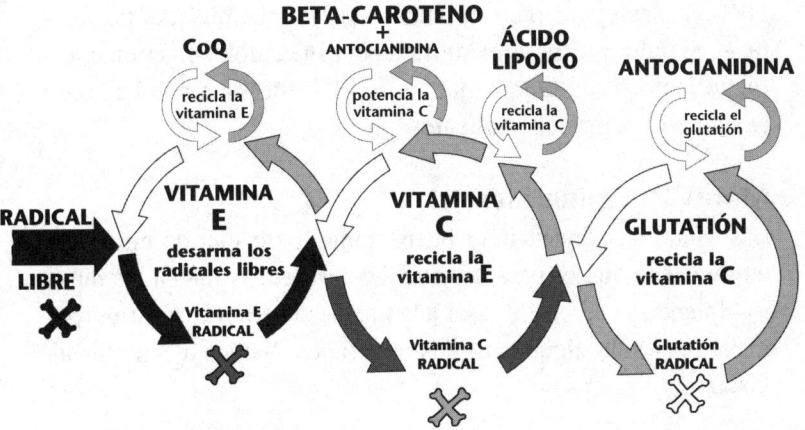

Cómo los antioxidantes desarman un oxidante de un radical libre.

- **Vitamina E:** semillas y sus aceites de extracción en frío, germen de trigo, frutos secos, alubias y judías, pescado, aguacate.
- **Selenio:** ostras, nueces de Brasil, semillas, melaza, atún, setas.
- **Glutatión:** atún, legumbres, frutos secos, semillas, ajo, cebolla.
- **Antocianidina:** bayas, cerezas, uvas rojas, remolacha, ciruelas pasas.
- **Ácido lipoico:** carne roja, patatas, zanahorias, ñame, remolacha, espinaca.
- **Coenzima Q:** sardinas, caballa, frutos secos, semillas.

Sé consciente de que maximizar el poder mental de tus hijos no sólo está relacionado con lo que comen, sino también con lo que no comen. De la misma manera que hacemos oxidantes cuando quemamos glucosa como combustible, también se hacen millones de ellos cuando comemos un trozo de carne frita. Así, es importante no cocinar, freír o chamuscar demasiado los alimentos. Una barbacoa es muy divertida, pero hazla con llamas débiles y haz que las salchichas de los niños estén ligeramente «bronceadas» y justo en su punto —no las chamusques por fuera—. Si quieres freír alimentos, hazlo salteándolos ligeramente a fuego lento y con la tapa puesta. Si el aceite salta o echa humo es que está demasiado caliente.

Maravillas minerales

Las vitaminas tienen muy buena fama, pero ciertos minerales también son vitales para la salud del cerebro, ayudan a los niños a calmarse, a crecer y a pasar a la pubertad con menos estrés, por mencionar sólo algunos de sus beneficios. Vamos a echarles un vistazo.

Calcio y magnesio: darles a tus hijos minerales es quizás lo último que pensarías hacer para calmarlos y ayudarles a dormir. Y esto es precisamente lo que hacen el magnesio y el calcio, ayudan a relajar las células nerviosas y musculares.

Las rampas musculares son un signo evidente de la deficiencia de magnesio. Una carencia de calcio o de magnesio también puede provocar que los niños estén más nerviosos, irritables y agresivos. Junto a otros nutrientes, el magnesio se ha utilizado con éxito en el tratamiento de niños autistas e hiperactivos. Sobre todo, les ayuda a dormir.

El magnesio es, después del zinc, el segundo mineral del que más deficiencias hay entre los niños (ver pág. siguiente). Las hortalizas de hoja verde son ricas en él, ya que éste forma parte de la molécula de la clorofila, la cual da ese color verde a las hojas. También son ricos en magnesio los frutos secos y las semillas, particularmente el sésamo, el girasol y la calabaza. La ingesta ideal diaria de magnesio es probablemente de unos 500 mg, lo que casi duplica el consumo general de la mayoría de la gente. Sin embargo, esta cantidad no es difícil de conseguir: una cucharada diaria de semillas de sésamo más 100 mg de multiminerales, es una buena manera de asegurarte de que tus hijos ingieren la cantidad correcta.

Zinc: es el mineral del que más se carece y uno de los nutrientes más esenciales para la salud mental. Esto es especialmente cierto en los niños, debido a su crecimiento. Una deficiencia de este mineral puede resultar en hiperactividad, autismo, depresión, ansiedad, anorexia, esquizofrenia y actos delictivos. En resumen, sus déficits están relacionados con una enorme variedad de problemas de salud mental. Sin embargo, la media de ingestión es de 7,5 mg, lo cual representa la mitad de lo que marca la CDR (cantidad diaria recomendada) de 15 mg. Esto significa que la mitad de la población toma menos de la mitad del nivel de zinc recomendado para evitar la deficiencia.

El zinc tiene varios papeles cruciales en el desarrollo y el mantenimiento del cerebro, tan importantes como la prevención de la oxidación y la síntesis de serotonina y melatonina.[59] Incluso los niños con buena salud y «normales» parece que pueden beneficiarse de cantidades suplementarias de zinc, tal y como se demostró recientemente en Dakota del Norte (EE.UU.). Los investigadores dieron suplementos de zinc a 209 niños de edades entre diez y once años. Al cabo de tres meses, vieron que aquellos que tomaban 20 mg al día tenían una memoria más rápida y precisa y mayores intervalos de atención con respecto a aquellos que habían tomado sólo 10 mg de zinc (CDR EE.UU.) o un placebo.[60]

También hay muchos momentos durante el crecimiento en que los niños (varones) necesitan un consumo adicional de zinc: acelerones del crecimiento, pubertad, estrés, infecciones, exceso de cobre, problemas de azúcar e incluso una necesidad heredada por este mineral. Los niños necesitan cantidades extra de zinc a partir de los doce años, ya que el zinc de sus organismos se concentra en el esperma. Un signo evidente de las deficiencias de zinc son las estrías, manchas blancas en las uñas de los dedos y acné; todos estos signos son cada vez más comunes en los jóvenes.

Encontrarás zinc en cualquier alimento de semilla —los frutos secos, las semillas y los gérmenes de cereales—. La carne y el pescado también son fuentes ricas, pero ninguna más que las ostras: ¡una sola ostra puede proporcionar 15 mg de zinc!

> Aquí te presentamos algunos pasos sencillos que puedes seguir para asegurarte de que tus hijos o hijas toman los suficientes minerales y vitaminas.
>
> - Asegúrate de que tus hijos coman muchos alimentos ricos en antioxidantes: frutas, hortalizas, semillas, pescado. Su dieta debe incluir diariamente al menos cinco (e idealmente siete) raciones de fruta fresca y hortalizas.
> - Dales frutos secos y semillas diariamente, y escoge alimentos integrales como los cereales, las lentejas, las alubias y el arroz, en lugar de alimentos refinados.
> - Asegúrate de que tus hijos tienen una nutrición óptima de multivitaminas y minerales diariamente (ver capítulo 26 para los consejos de la fórmula ideal dependiendo de la edad).
> - No fumes, y mantén a tus hijos lejos de los lugares con humo; así evitarás sobreexponerlos a los oxidantes.

7. No dejes que tus hijos sean unos niños «heavy metal»

 En el último capítulo hemos visto algunos de los minerales esenciales para la salud mental y física de los niños. No obstante, no todos los minerales son buenos. Algunos, como el plomo y el mercurio, son metales pesados, realmente nocivos si se adentran en el cerebro y el sistema nervioso de los niños. Ingestas elevadas de cadmio y mercurio pueden tener un efecto desastroso en la inteligencia y el comportamiento tanto de los niños como de los adultos.

La ingesta elevada de metales pesados en niños se ha relacionado con cambios de humor, control débil de los impulsos y comportamiento agresivo, intervalos de atención débiles, depresión y apatía, patrones de trastorno de sueño, afectación de la memoria y la actividad mental. Si tus hijos tienen síntomas parecidos, te recomendamos que les hagas unas pruebas de metales pesados. Si encuentras alguno de ellos, necesitarás eliminar la causa y proporcionar los nutrientes necesarios para ayudar a desintoxicar el cuerpo y la mente de tus hijos.

Anthony, un niño de nueve años, es un buen ejemplo. Se le había diagnosticado digrafía, una dificultad de aprendizaje que afecta especialmente a la escritura. Sus padres se habían dado cuenta que su escritura estaba directamente afectada por el azúcar y los aditivos del tipo E y para su bien ya habían eliminado estas sustancias de su dieta. Hicimos unos análisis de sus cabellos y éstos demostraron tener un alto contenido tóxico de mercurio. Aumentamos su ingesta de zinc, selenio y vitamina C para ayudar a su cuerpo a eliminar el mercurio. Tres meses más tarde, Anthony y su madre nos comunicaron felizmente que su escritura había mejorado de forma significativa.

Aquí tenemos algunos ejemplos de metales pesados, los efectos que tienen sobre la salud mental, dónde se originan y qué protectores nutricionales nos pueden ayudar a disminuir sus niveles en el cuerpo.

Antinutriente	Efecto	Fuente	Protector
B3	Depresión		
Cadmio	Agresión, confusión	Tabaco	Vitamina C, Zinc
Mercurio	Dolores de cabeza, pérdidas de memoria	Pesticidas, vacunas, empastes	Selenio
Aluminio	Asociado con la senilidad	Agua, fiambreras	Zinc, magnesio
Cobre	Ansiedad, fobia	Tuberías	Zinc
Plomo	Hiperactividad, agresividad, CI bajo	Tubos de escape	Vitamina C, zinc

Ahora, vamos a ver con mayor detalle lo que pueden hacer estas sustancias nocivas en la salud mental de nuestros hijos.

Metales pesados: los sospechosos habituales

Quizás pienses que sólo te expondrás a los metales pesados si trabajas o vives cerca de un vertedero tóxico o algo similar. No obstante, lo impactante es descubrir lo común que son estos metales en el medioambiente.

Cadmio: el peligro de una calada

El humo de los cigarrillos está cargado de cadmio, un metal pesado asociado con una disfunción de la actividad mental y un incremento de la agresividad. Este peligro también está al acecho en los tubos de escape y también puede haber pequeñas cantidades en los alimentos, especialmente si éstos son refinados, porque los minerales beneficiosos que actúan como protectores ante el cadmio, como el selenio, se eliminan durante el proceso de refinamiento. El cadmio también afecta al zinc, de manera que los fumadores pasivos también necesitarán más de este último mineral.

Mantén a tus hijos lejos del humo del tabaco. Si fumas, hazlo lejos de tus hijos; ésta es la mejor manera para protegerlo ante la contaminación de los metales pesados y evitar que cojan el mismo hábito que tú.

Aluminio: tóxico para llevar

El aluminio se encuentra en una amplia y asombrosa variedad de productos modernos. Las bandejas y los papeles de aluminio se utilizan muchísimo en los embalajes de alimentación que encontramos en los supermercados, en los restaurantes de comida rápida y otros lugares de manipulación alimentaria. Este elemento también se utiliza en muchos productos para el hogar: en antiácidos, tubos de pasta para los dientes, botes, sartenes e incluso lo encontramos en el agua.

No obstante, no todo el aluminio entra en nuestro cuerpo. Por ejemplo, sólo bajo algunas circunstancias el aluminio se despegará de una sartén. Los antiguos utensilios de cocina de aluminio si se utilizan para calentar sustancias ácidas como el té, los tomates o el ruibarbo, sufrirán una lixiviación de aluminio y partículas de éste irán a parar a la comida. Al mismo tiempo, cuanto mayor sea nuestra deficiencia de zinc, más aluminio absorberemos.

Para curarnos en salud es mejor que no pongamos alimentos en el horno directamente sobre superficies de aluminio, como el papel de aluminio, por ejemplo. En lugar de eso, utilicemos la rejilla del horno y coloquemos el papel de aluminio debajo de la rejilla.

Mercurio: por qué los sombrereros estaban locos

«Loco como un sombrerero»* es una frase que se originó en los siglos XVIII y XIX cuando se utilizaban compuestos de mercurio para hacer los fieltros de los sombreros. Cuando hervían los fieltros en estas sustancias, los sombrereros inhalaban los vapores cargados de mercurio. Su locura se debía al daño que el mercurio ocasionaba en sus procesos cerebrales. Estos daños resultaban en depresión, irritabilidad, pérdida de coordinación y otros síntomas enfermizos. Este metal pesado es realmente muy tóxico. Pequeñas cantidades de mercurio nos llegan a través de alimentos contaminados, productos farmacéuticos, cosméticos y las amalgamas de los empastes. El mercurio también se ha utilizado como constituyente del timerosal, utilizado en vacunas contra la hepatitis y la difteria, aunque recientemente ya se ha detenido su uso.

Debemos tener especial precaución con el pescado proveniente de aguas contaminadas. El mercurio se utiliza en muchos procesos químicos. Los accidentes y los vertidos ilegales han hecho que suba el nivel de mercurio en muchas áreas. El pescado, especialmente las especies grandes como el atún, el pez espada, el marlín o el tiburón, almacena el mercurio, y nosotros acabamos ingiriéndolo si los ejemplares que nos comemos están contaminados.

No obstante, el pescado azul como el atún es una valiosa fuente de ácidos grasos omega-3 (ver capítulo 3). La tabla siguiente enumera pescados de agua fría y su relación entre omega-3 y mercurio. Evidentemente, los mejores pescados son aquellos que tienen la mayor cantidad de omega-3 y la menor cantidad de mercurio. Puede haber cantidades significativamente inferiores de omega-3 en los salmones de criadero comparados con los salmones salvajes debido a que la cantidad de ácido graso esencial depende, en gran medida, de la calidad de su dieta.

---

* Expresión inglesa, cuyo origen se describe más adelante, equivalente a «estar como una cabra» o «más loco que una cabra». *(N. del T.)*

	Omega-3 g g/100	Mercurio mg/kg	Omega-3/ mercurio
Salmón fresco salvaje	2,7	0,05	54,0
Sardinas en lata	1,57	0,04	39,3
Salmón en lata y ahumado	1,54	0,04	38,5
Caballa fresca	1,93	0,54	35,7
Arenque ahumado	1,31	0,04	32,8
Trucha	1,15	0,06	19,2
Bacalao	0,25	0,11	2,3
Lenguado fresco	0,1	0,05	2,0
Atún en lata	0,37	1,1	1,8
Marlín (¿? = estimado)	¿2?	1,1	1,8
Pez espada (¿? = estimado)	¿2?	1,4	1,4

La controversia del cobre

El cobre es un mineral esencial a la vez que tóxico. Es raro tener deficiencias de cobre, excepto en personas que tienen dietas muy altas en alimentos refinados. También puede haber problemas a causa del uso extendido de las tuberías de cobre, las cuales desprenden pequeñas cantidades de cobre en el agua. Si vives en áreas de agua blanda o si vives en una casa nueva donde las tuberías no se han calcificado todavía, tu familia puede estar expuesta a niveles tóxicos de cobre.

El cobre y el zinc son enemigos. Así que si tus hijos tienen deficiencias de zinc, puede que no sean capaces de eliminar los excesos de cobre.

Plomo: problemas en la mente

En la década de 1990 se hicieron importantes estudios que demostraron, de manera sólida, que los niños con CI bajo presentaban altos niveles de plomo en sangre, cabello y dientes. Cuando Herbert Needleman, un profesor adjunto de psiquiatría infantil, hizo un seguimiento de los niños que habían tenido niveles altos de plomo once años antes, vio que en ellos se aumentaban siete causas probables para el fracaso preuniversitario; éstas eran: corta permanencia en la escuela, mayor absentismo, mayores dificultades para leer, vocabulario pobre, pocas habilidades motrices, tiempo de reacción débil y coordinación ocular deficiente.[61]

Por suerte, desde que se implantó la gasolina sin plomo, el plomo ya no es un problema tan grande. Todavía hay algo de plomo en el ambiente, pero la mayor fuente de plomo actualmente puede ser el agua que circula por las viejas tuberías de plomo. Los síntomas de la intoxicación por plomo incluyen un CI bajo, dolores de cabeza y agresividad.

Cómo manejar a los pesados

Ya hemos visto los problemas. Ahora bien, ¿cómo los solucionas? Primero debes saber si tu hijo o hija está afectado por algún metal tóxico.

Análisis mineral del cabello: la ITV de los metales pesados

Existe una manera sencilla de averiguar si a tus hijos les afectan alguno de estos minerales pesados y tóxicos: un análisis de los minerales del cabello. El análisis de una pequeña cantidad de cabellos puede mostrar los niveles no sólo de los chicos malos como el plomo, el cadmio, el mercurio y el aluminio, sino también los de los chicos buenos como el magnesio, el zinc, el cromo, el manganeso, etc. Pagar unos 70 euros merece la pena.

¿Qué haces si tus hijos o hijas tienen niveles elevados de minerales tóxicos? Por suerte, muchos minerales esenciales tienen una relación antagónica con los metales pesados. Esto significa que ingerir más minerales esenciales ayuda a eliminar los minerales tóxicos. Así pues, una vez hayas hecho un análisis del cabello, valdría la pena que fueras a visitar a un terapeuta nutricional para que te aconseje una desintoxicación a medida.

Los alimentos que combaten los metales pesados

Mientras tanto, tú puedes mejorar mucho la desintoxicación de tus hijos, si es que la necesita, siguiendo los consejos generales de este libro: consumir muchos alimentos ricos en antioxidantes tales como las frutas y las hortalizas frescas y beber mucha agua.

En cuanto a los alimentos específicos, hay algunos que te pueden ayudar a mantener el cerebro de tus hijos «limpio». El ajo, la cebolla y el huevo contienen aminoácidos que contienen sulfuro, específicamente la metionina y la cistina, que protegen de la toxicidad del mercurio, del cadmio y del plomo. La pectina de las manzanas, las zanahorias y las frutas cítricas también ayuda a eliminar los metales pesados, ¡he aquí otra buena razón para tomar una manzana al día!

En resumen, aquí presentamos algunos consejos generales que te ayudarán a mantener a tus hijos libres de metales pesados.

- Complementos vitamínicos y minerales que incluyan zinc, selenio y vitamina C como protección ante los minerales tóxicos. Ver capítulo 26 para nuestras recomendaciones de complementos específicos.
- Haz un análisis mineral del cabello de tus hijos o hijas. Puedes hacerlo a través de un profesional de la nutrición (ver «Bibliografía y recursos», p. 289).

8. Mantener a tus hijos libres de químicos

 Sólo en estos últimos cincuenta años se han añadido 3.500 nuevos químicos a los alimentos. Cada año se añaden a nuestros alimentos unas doscientas toneladas de estos aditivos químicos, aproximadamente unos 4,5 kg por persona. Unos 4,5 litros de pesticidas y herbicidas pueden haberse echado sobre las frutas y las hortalizas que una persona come al año. Además, se han introducido en nuestro hogar unos 3.000 químicos más.[62] Algunos de nuestros hijos no se adaptan a esta embestida de químicos, aunque en realidad quizás seamos todos nosotros los que no nos adaptemos.

Todos estos componentes están clasificados como antinutrientes. Estas sustancias interfieren en la habilidad de absorber o utilizar nutrientes esenciales o, en algunos casos, contribuyen a la pérdida del organismo de nutrientes esenciales.

Una ingesta elevada de antinutrientes químicos se ha asociado con cambios de humor, control débil de los impulsos y comportamiento agresivo, intervalos de atención pobres, depresión y apatía, trastornos del sueño y memoria y actividad intelectual deficiente. La mejor manera de remediar, o prevenir eficazmente, este tipo de síntomas es alejando lo máximo posible estos químicos de la dieta de tus hijos o hijas.

Contra la tristeza de los aditivos

Por ejemplo, la tartracina (E102) todavía se utiliza en muchos refrescos populares para niños para darles el color amarillo anaranjado que los caracteriza; aunque esta sustancia se ha relacionado consistentemente con la hiperactividad infantil. De hecho, si miramos con más detalle este aditivo químico descubriremos algo incluso siniestro.

El doctor Neil Ward, de la Universidad de Surrey, decidió examinar lo que les ocurría a los minerales del organismo cuando se ingerían bebidas con tartracina. Preparó bebidas idénticas en sabor y color, algunas contenían tartracina y otras no, y las dio a algunos niños. Comprobó que las bebidas con tartracina provocaban mayores cantidades de zinc en la orina. Probablemente porque esta sustancia evita que el zinc entre en la sangre y sea utilizado por el organismo.[63]

En este estudio, como en muchos otros, también se encontraron cambios emocionales y conductuales en los niños que habían ingerido bebidas con tartracina. Cuatro de los 10 niños del estudio tuvieron reacciones severas: tres de ellos experimentaron un brote de eccema o un ataque de asma a los 45 minutos de haber tomado la bebida con el aditivo. De entre los 1.000 aditivos químicos catalogados como antinutrientes, la tartracina fue una de las primeras sustancias que se pudo catalogar como tal.

Investigadores de la Universidad de Southampton investigaron el efecto de los colorantes y los conservantes artificiales para alimentos que se encontraban en la dieta de 1.873 niños de tres años. Descubrieron que el comportamiento de los niños era peor cuando consumían colorantes (una mezcla de amarillo ocaso, tartracina, carmoisina y ponceau 4R) y conservantes (benzoato de sodio). También fue interesante ver que se presentaban los mismos efectos en niños que habían sido diagnosticados como hiperactivos comparados con aquellos que no habían sido diagnosticados como tales.[64]

La razón principal para añadir químicos a los alimentos es para hacer que su apariencia sea mejor, al cambiar su color, y para conservarlos y estabilizarlos. La mayoría de los aditivos son compuestos sintéticos, algunos con efectos nocivos conocidos para la salud. No obstante, no sabemos lo más importante: ¿cuáles son los efectos secundarios, a largo término, de consumir grandes cantidades de estos aditivos? Esto es especialmente importante para los cerebros y cuerpos en fase de desarrollo de los niños. Por lo tanto, es mejor evitar todos los aditivos, con algunas excepciones notables. Éstas son:

- Los colorantes E101 (vitamina B2), E160 (caroteno, vitamina A).
- Los antioxidantes E300, E304 (vitamina C), E306, E309 (tocoferoles como la vitamina E).
- El emulsionante E322 (lecitina).
- Los estabilizadores E375 (niacina) y E440 (pectina).

El cuadro siguiente nos ofrece la información más actualizada sobre los peores aditivos alimentarios. En muchos casos no es posible decir con certeza cómo pueden afectar estos aditivos a la salud mental de tus hijos.

No obstante, como el cerebro no está separado del cuerpo, sabemos que cualquier sustancia que afecte negativamente a la salud física también puede tener un efecto negativo en la salud mental y emocional. Hay una marcada falta de investigación en este área debido a que los fabricantes de alimentos no tienen interés en conducir estudios más allá de los requisitos mínimos obligatorios que les permiten poner estos aditivos en sus productos.

LOS 20 ADITIVOS PRINCIPALES QUE HAY QUE EVITAR

Allura red AC (rojo allura AC) , E-129
Utilización: Muy usado como colorante de alimentos como refrigerios, conservas, salsas, sopas, vino, sidra, etc.
Qué debemos saber: Evítalo si tu hijo tiene asma, rinitis (incluyendo fiebre del heno) o urticaria (un sarpullido alérgico).

Amaranto, E-123

Utilización: Colorante utilizado en confituras, mermeladas y decoraciones pasteleras.

Qué debemos saber: Prohibido en EE.UU. Evítalo si tus hijos tienen asma, rinitis, urticaria u otras alergias.

Aspartamo, E-951

Utilización: Edulcorante muy utilizado en refrigerios, postres, pasteles y alimentos de «dieta».

Qué debemos saber: El aspartamo puede afectar a las personas con fenilcetonuria. Estudios recientes han demostrado que una ingesta elevada y prolongada de aspartamo puede causar dolores de cabeza, ceguera y ataques de apoplejía.

Ácido benzoico, E-210

Utilización: Conservante utilizado en muchos alimentos, incluyendo bebidas, productos con bajo contenido en azúcar, cereales y productos cárnicos.

Qué debemos saber: Puede inhibir temporalmente la función de las enzimas digestivas y puede disminuir los niveles de glicina. Las personas con dolencias alérgicas como la urticaria, el asma o la fiebre del heno deben evitarlo.

Negro brillante BN, E-151

Utilización: Muy utilizado en bebidas, salsas, refrigerios, queso.

Qué debemos saber: Las personas con dolencias alérgicas como el asma, la rinitis, la urticaria, etc., deben evitarlo.

Hidroxianisola butilada (BHA), E-320

Utilización: Conservante muy utilizado, particularmente en alimentos grasos, dulces, carnes.

Qué debemos saber: La Agencia Internacional para la Investigación del Cáncer dice que el BHA es un posible cancerígeno para los humanos. El BHA también interactúa con los nitritos para formar químicos conocidos por ser mutagénicos (es decir, que causan cambios en el ADN de las células).

Benzoato cálcico, E-213

Utilización: Es un conservante en muchos alimentos, incluyendo bebidas, productos con bajo contenido en azúcar, cereales y productos cárnicos.

Qué debemos saber: Puede inhibir temporalmente la función de las enzimas digestivas y puede disminuir el nivel del aminoácido glicina. Aquellos que sufran de urticaria, asma o fiebre del heno deben evitarlo.

Sulfito de calcio, E-226

Utilización: Muy utilizado, principalmente como conservante de una amplia variedad de alimentos (hamburguesas, galletas, setas congeladas o pulpa de rábano picante).

Qué debemos saber: En EE.UU., los sulfitos están prohibidos en muchos alimentos, entre los cuales están la carne, ya que esta sustancia permite que los productos viejos parezcan nuevos. Puede causar problemas bronquiales, rubor en la piel, presión sanguínea baja, hormigueos y choque anafiláctico. La Organización Internacional del Trabajo (OIT) afirma que debe evitarse esta sustancia si se sufre de asma bronquial, problemas cardiovasculares o respiratorios y enfisema.

Glutamato monosódico, E-621

Utilización: Muy utilizado como potenciador del sabor.

Qué debemos saber: Aquellas personas sensibles al glutamato monosódico han sufrido síntomas entre los cuales se incluyen presión en la cabeza, apoplejías, dolores de pecho, cefaleas, nauseas, sensación de ardor y tensión en el rostro. Muchos fabricantes de alimentos para niños han dejado de poner esta sustancia en sus productos.

Ponceau 4R, Rojo cochinilla A, E-124

Utilización: Muy utilizado como colorante.

Qué debemos hacer: La gente que sufre de asma, rinitis y urticaria, puede ver que sus síntomas habituales empeoran después de ingerir este colorante.

Benzoato de potasio, E-212
Utilización: Ver Benzoato cálcico (página anterior).
Qué debemos saber: Ver Benzoato cálcico (página anterior).

Nitrato potásico, E-249
Utilización: Conservante para carnes curadas o productos cárnicos envasados.
Qué debemos saber: Tres aspectos: puede disminuir la capacidad de transporte de oxígeno en la sangre; puede combinarse con otras sustancias y crear nitrosaminas, que son cancerígenas, y puede atrofiar las glándulas adrenales.

Propil p-hidroxibenzoato, Propilparabeno, E-216
Utilización: Conservantes de cereales, refrigerios, patés, carnes y dulces.
Qué debemos saber: Los parabenos se han identificado en numerosas ocasiones como la causa de la dermatitis crónica.

Sacarina y sus sales de sodio (Na), potasio (K) y calcio (Ca), E-954
Utilización: Edulcorante muy utilizado que se encuentra en dietas y productos sin azúcar añadido.
Qué debemos saber: La Agencia Internacional de Investigación del Cáncer ha concluido que la sacarina es un posible cancerígeno para humanos.

Metabisulfito de sodio, E-223
Utilización: Muy utilizado como antioxidante y conservante.
Qué debemos saber: Puede provocar asma muy perjudicial para la salud. Se ha constatado el caso de una mujer que desarrolló un asma severa después de comer una ensalada con un vinagre que contenía E-223.

Sulfito de sodio, E-221
Utilización: Conservante para hacer vino y otros alimentos procesados.
Qué debemos saber: Los sulfitos se han asociado con desencadenantes de ataques de asma.

Cloruro de estaño, E-512

Utilización: Agente antioxidante y retenedor del color para productos envasados y zumos de fruta.

Qué debemos saber: Se han detectado intoxicaciones agudas al ingerir zumos de fruta que contenían más de 250 mg/l de estaño. Los síntomas son diarrea, nauseas, vómitos y cefaleas.

Dióxido de sulfuro, E-220

Utilización: Conservante de uso muy extendido.

Qué debemos saber: El dióxido de sulfuro reacciona con una amplia variedad de sustancias que se encuentran en los alimentos, entre ellas algunas vitaminas esenciales, minerales, enzimas y ácidos grasos esenciales. La reacción adversa más común a los sulfuros son los problemas bronquiales, particularmente en personas con tendencia asmática. Otras reacciones adversas pueden incluir hipotensión (presión sanguínea baja), rubor en la piel, sensaciones de hormigueo y choque anafiláctico. La OIT nos dice que debemos evitar el E-220 si sufrimos de conjuntivitis, bronquitis, enfisema, asma bronquial o dolencias cardiovasculares.

Amarillo ocaso FCF, Naranja/amarillo S, E-110

Utilización: Colorante alimentario muy utilizado.

Qué debemos saber: Algunos estudios con animales han demostrado que puede causar crecimiento retardado y pérdida severa de peso. La gente con asma, rinitis o urticaria debe evitar esta sustancia.

Tartracina, E-102

Utilización: Muy utilizado como colorante amarillo.

Qué debemos saber: Puede causar reacciones alérgicas quizás en un 15% de la población. Puede ser la causa de ataques de asma y ha estado relacionado con ataques de hiperactividad infantil. Aquellos que sufren de asma, rinitis y urticaria, pueden ver que sus síntomas empeoran después de consumir esta sustancia.

Fuente: P. Cox y P. Brusseau, *Secret Ingredients*, Bantam, 1997. Reproducido con el permiso de Peter Cox y Bantam Books (sin publicar en España).

Ver el capítulo 23 para más detalles sobre lo que debemos mirar en las etiquetas.

Mejor biológicos

La presencia de residuos de pesticidas en los alimentos, particularmente en las frutas y las hortalizas, es un hecho ampliamente reconocido. Una vez más, es difícil decir qué grado de impacto pueden tener estas sustancias en la salud de los niños. Pero debido a que todas las sustancias tóxicas afectarán a todas las partes del cuerpo, y por extensión al cerebro, parece inteligente tratar de evitar los pesticidas tanto como podamos.

La mejor manera de hacer esto es dando productos biológicos a tus hijos siempre que puedas. Por supuesto, los alimentos biológicos también contienen mayores cantidades de nutrientes saludables. Algunos alimentos biológicos son mucho más caros que los convencionales, pero en algunos casos hay poca diferencia en el precio; haz lo que esté al alcance de tu presupuesto. La mayoría de los alimentos biológicos no han sido forzados a crecer rápidamente y, en consecuencia, tienen menos agua y más «peso seco». Por lo tanto, tres zanahorias nos llenarán igual que cuatro zanahorias convencionales del supermercado. Su coste merece la pena: incluso si son un 25% más caras, al final del día obtenemos la misma cantidad de zanahorias y además sin residuos de pesticidas y herbicidas y con todos los nutrientes adicionales.

No obstante, ¿es mejor comer manzanas biológicas de Nueva Zelanda que manzanas convencionales que han crecido en nuestro país y no han viajado desde tan lejos? ¡Vaya dilema! Al comprar frutas y hortalizas de temporada, tenemos más probabilidades de conseguir alimentos locales y biológicos. Esto significa peras y manzanas en invierno, moras y ciruelas en verano, etc. De la misma manera, compra lechugas enteras en lugar de las ensaladas empaquetadas, ya que éstas seguramente no han sido tan tratadas químicamente para mantener su frescor.

Biológico significa algo más que «libre de pesticidas». El pescado y la carne biológicos tienen que adherirse a normas estrictas, no sólo relacionadas con la alimentación de los animales, sino también de sus condiciones de vida y la utilización de antibióticos u hormonas. Vale la pena pagar más por el pescado de criadero, la carne, los huevos o la leche biológicos.

Para ayudar a prevenir la exposición de tus hijos a los aditivos, haz lo siguiente:

- Evita los alimentos que contengan aditivos químicos.
- Sé cauteloso o cautelosa cuando compres alimentos o bebidas.
- Compra alimentos integrales y naturales en la medida de tus posibilidades, ya que éstos deben estar exentos de aditivos. Sin embargo, es necesario que mires igualmente las etiquetas.
- Compra alimentos biológicos como la carne, los huevos, la leche, el pescado, las frutas y las verduras.

9. Protege a tus hijos de las alergias cerebrales

Uno de cada cinco niños y adultos,[65-66] y probablemente uno de cada tres con problemas de comportamiento, son sensibles o tiene reacciones alérgicas a alimentos comunes como la leche, el trigo, la levadura y los huevos. Aunque se sabe ampliamente y desde hace tiempo que las alergias alimentarias y químicas pueden afectar el estado de ánimo y el comportamiento de los niños, se ha ignorado mucho este punto.

En los años 80, los investigadores descubrieron que las alergias pueden afectar a cualquier sistema del organismo, incluido el sistema nervioso central —un resultado confirmado recientemente por pruebas doble ciego—. Las alergias pueden causar diferentes tipos de síntomas: fatiga, procesos lentos de pensamiento, irritabilidad, agitación, comportamiento agresivo, nerviosismo, ansiedad, depresión, TDAH, autismo, hiperactividad y problemas de aprendizaje.[67-74]

Veronica, una niña de cinco años, es un ejemplo claro. Había sido diagnosticada con autismo leve y toda su vida había estado sufriendo de estreñimiento crónico y dolores de barriga. Cuando sus padres la trajeron al Brain Bio Centre, un análisis IgG de alergia alimentaria identificó su alergia al gluten. Cuando se eliminó esta sustancia de su dieta, sus padres nos informaron, muy contentos, de que su sociabilidad había mejorado mucho, y que sus dolores de barriga y su problema de estreñimiento habían disminuido también.

En niños sensibles, este tipo de síntomas pueden ser causados por una variedad de sustancias, aunque muchos se deben a reacciones a alimentos comunes o a aditivos alimentarios. Algunos niños, particularmente aquellos con hiperactividad o TDAH, también pueden reaccionar a los salicilatos —un componente natural de muchos alimentos corrientes—. Hablaremos de ellos detalladamente en el capítulo 16.

La evidencia más convincente de la amplia variedad de los efectos de las alergias alimentarias proviene de un estudio doble ciego con placebos realizado por el doctor Joseph Egger y su equipo. Estudiaron a 76 niños hiperactivos para ver si la dieta podía contribuir a sus trastornos de comportamiento. Los resultados demostraron que el 79% de los niños analizados reaccionaban adversamente a los colorantes y a los conservantes artificiales, principalmente a la tartracina y al ácido benzoico, los cuales produjeron unos cambios marcados en el comportamiento de los niños.

Sin embargo, el doctor Egger vio que los niños no sólo tenían reacciones a estas sustancias. De hecho, hubo 48 alimentos que producían síntomas entre los niños examinados. Por ejemplo, el 64% reaccionaba a la leche de vaca, el 59% al chocolate, el 49% al trigo, el 45% a las naranjas, el 39% a los huevos, el 32% a los cacahuetes y el 16% al azúcar. Al modificar sus dietas fue interesante descubrir que no sólo mejoraba el comportamiento de los niños, sino que también disminuían otros síntomas asociados: los dolores de cabeza, los arrebatos, las molestias abdominales, la rinitis crónica, los dolores en las extremidades, los sarpullidos en la piel y las úlceras en la boca.[75] Otros estudios han tenido los mismos resultados.[76]

Estos estudios son ejemplos fundamentales que demuestran cómo los problemas que crean las alergias muchas veces también producen multitud de síntomas físicos y mentales y afectan a muchas partes del organismo. Además, las alergias son algo muy específico de los individuos, como lo son los síntomas que se producen.

Alergia, ¿intolerancia o sensibilidad?

En estos días, la gente utiliza los términos *alergia alimentaria*, *intolerancia alimentaria* y *sensibilidad alimentaria* casi por igual. Pero ¿hay alguna diferencia?

La definición clásica de una alergia es simplemente una reacción física exagerada, hacia una sustancia determinada, en la cual el sistema inmunológico está claramente involucrado. El sistema inmunológico, que es el sistema de defensa del organismo, tiene la habilidad de producir «marcadores» para las sustancias que no le gustan; el ejemplo clásico es el anticuerpo llamado inmunoglobulina E (IgE). El alérgeno entra en la corriente sanguínea cuando se digieren los alimentos que lo contienen y una vez en la sangre se encuentra con los «marcadores» de la IgE. Este anticuerpo hace que el organismo libere sustancias químicas (ver el gráfico siguiente), entre las cuales se encuentran la histamina, la cual es la causante de los síntomas clásicos de alergia como los sarpullidos en la piel, la fiebre del heno, la rinitis, la sinusitis, el asma, el eccema y la anafilaxia (una reacción en la que se inflaman la garganta y la boca y se produce una asma severa, a veces acompañada de erupción cutánea, disminución rápida de la presión sanguínea, latido del corazón irregular y pérdida de conciencia).

Todas estas reacciones mediadas por la IgE son repentinas y severas, y pueden ser una amenaza vital. Si tu hijo tiene este tipo de alergia, quizás ya lo sepas y lo mantendrás alejado de los alimentos que le afectan.

No obstante, las alergias más comunes están relacionadas con un marcador distinto: el IgG. Las alergias con IgG a veces se denominan de «aparición tardía», porque las reacciones que provocan pueden tardar en aparecer de una hora a tres días. Éstas también son mucho menos dramáticas, de manera que se manifiestan con un malestar sin una causa evidente. Hay que tener en cuenta que las reacciones con IgG son causadas por alimentos muy consumidos, y tus hijos pueden estar ingiriendo estos alimentos regularmente.

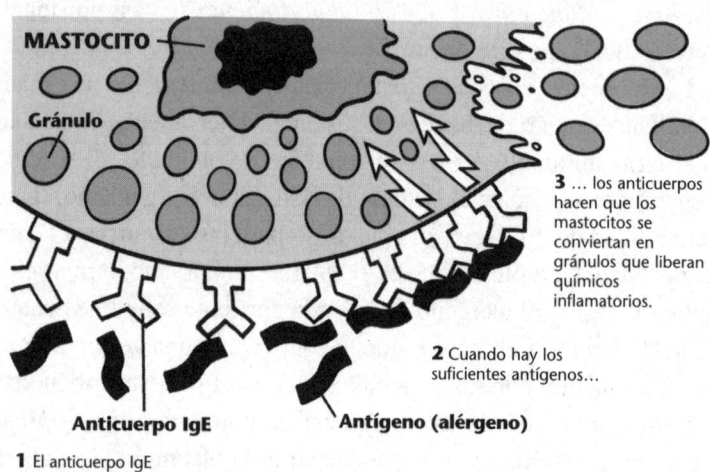

Cómo los anticuerpos IgE causan reacciones alérgicas.

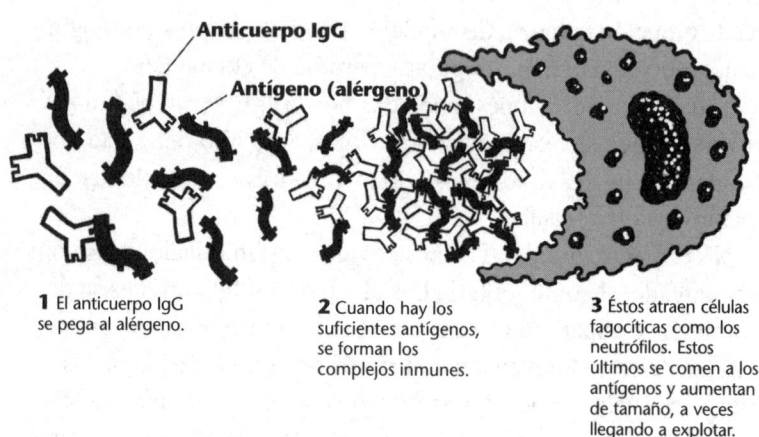

Cómo los anticuerpos IgG causan reacciones alérgicas.

Las intolerancias o las sensibilidades alimentarias son reacciones a los alimentos donde no hay una respuesta medible de un anticuerpo. Ejemplos de esto son la intolerancia a la lactosa, donde el niño y la niña carecen del enzima para digerir el azúcar de la leche, o la lactosa, y pueden desarrollar diarreas o malestares abdominales cuando beben leche. También puede haber intolerancia al potenciador del sabor glutamato monosódico (MSG), el cual puede provocar hiperactividad en algunos niños.

Los 10 alérgenos principales

Cualquier alimento puede causar una reacción alérgica, pero entre los alimentos más comunes destacan el trigo y otros cereales con gluten, la leche, los huevos, los alimentos con levaduras, el marisco, los frutos secos, el ajo y la soja. La mayoría de alergias alimentarias son una reacción a la proteína de un alimento en particular, especialmente de los alimentos que comemos a diario.

El trigo es uno de los alimentos principales en la lista de alérgenos debido a su contenido en gliadina, una sustancia que irrita las paredes del intestino. La gliadina es un tipo de gluten, una proteína pegajosa que permite la formación de bolsas de aire cuando se combina con la levadura, lo que permite que aumente la masa del pan. Consumir muchos productos de trigo no es bueno para nadie, y especialmente para los niños que hayan desarrollado una alergia. Las conexiones entre la alergia al trigo, el autismo y el TDAH se han confirmado sólidamente (ver los capítulos 16 y 17).

El centeno, la cebada y la avena contienen mucho menos gluten y variedades de éste. Por lo tanto, si tus hijos son alérgicos al trigo puede que toleren el centeno, la cebada y la avena. También hay niños que pueden tener alergia al trigo, al centeno y a la cebada pero toleran la avena, la cual no contiene gliadina.

Los productos lácteos, entre los cuales se incluyen el yogur y el queso, causan reacciones alérgicas en muchos niños. Algunos niños parecen tolerar la leche de oveja o de cabra, pero no la de vaca. Sin embargo, esto quizás se deba a que el consumo global de este tipo de lácteos es menor. Las reacciones alérgicas suelen incluir taponamiento de la nariz, resfriados frecuentes, hinchazón, indigestión, pesadez mental, fatiga y dolores de oído y de cabeza.

Abordar las alergias

De todas las posibilidades investigadas hasta ahora, la conexión entre los problemas de conducta y las alergias es la más corroborada. Si alguno de tus hijos es hiperactivo o suele tener cambios de humor inexplicables, los análisis de alergias valdrán la pena. Echemos un vistazo a las opciones.

Test de alergias

Si tus hijos tienen algún antecedente de cólico infantil, eccema, asma, infecciones de oído, fiebre del heno, alergias estacionales, problemas digestivos (que incluyen el hinchazón, el estreñimiento y la diarrea), resfriados frecuentes y problemas de comportamiento o aprendizaje, puedes sospechar que tu hijo tenga una alergia de «aparición tardía» y debes llevarle a que le realicen un test para identificar el causante. El mejor test es el IgG ELISA, el cual se hace en casa con la muestra de sangre que se obtiene con un pinchazo en el dedo.

El análisis se hace mejor bajo la guía de terapeutas nutricionales o expertos alergólogos. Ellos pueden organizar una dieta para tus hijos que evite los alimentos alérgenos e incluya alternativas alimentarias correctas. Ver «Bibliografía y recursos» p. 289 para los detalles con relación al análisis de alergia y para visitar a un terapeuta nutricional.

Un método alternativo para identificar alergias alimentarias es un cambio de dieta. Esto comprende suprimir todos los posibles culpables de la dieta de tus hijos durante un período de tiempo (frecuentemente de dos semanas a tres meses) y observar los cambios que se producen en sus síntomas mentales, físicos y conductuales. Posteriormente, pueden irse reintroduciendo alimentos en su dieta de una manera controlada, al mismo tiempo que hacemos un seguimiento del estado de salud de los niños. No obstante, debemos decir que este método tiene muchos puntos flacos debido a la amplia variedad de alimentos a los que los niños pueden tener reacciones.

Como sabrás, si tú o tus hijos tenéis una alergia IgE, los alimentos reactivos (como los cacahuetes o las gambas) deben evitarse a lo largo de toda la vida. Sin embargo, las alergias IgG, las cuales tienen un efecto relativamente suave y tardío, puede que no sean para siempre. Al identificar los alimentos a los que tus hijos son alérgicos y evitándolos de manera estricta durante seis meses, puede ser que tus hijos superen la alergia hacia ellos. No obstante, en ocasiones algunas alergias IgG son, como las alergias IgE, para toda la vida. (Si quieres saber más sobre el tema lee ¿*Lo que comes te perjudica?*, de Patrick Holford y el doctor James Braly, Ediciones Robinbook, 2006.)

El factor intestinal

Los problemas digestivos son frecuentemente el factor subyacente de las alergias de aparición tardía, o alergias IgG. Muchos niños tienen un «escape» excesivo en su tracto digestivo, lo que significa que las proteínas parcialmente sin digerir entran en su corriente sanguínea y provocan reacciones.

Estos escapes pueden desarrollarse a causa del uso de antibióticos o aspirinas, infecciones intestinales, una infección de hongos como la candidiasis, o una deficiencia de ácidos grasos, vitamina-A o zinc. Así pues, identificar y evitar los alimentos a los que nuestros hijos o hijas reaccionan es sólo la mitad de la ecuación en las alergias IgG. La otra mitad consiste en ajustar de nuevo su digestión (ver página 204 para más información).

Es probable que cuando los niños tengan síntomas de alergia alimentaria, como infecciones frecuentes de pecho o de oído, su médico les prescriba antibióticos. Esto puede hacer que su intestino tenga más escapes y que su alergia empeore, lo que le llevará, creando un círculo vicioso, a tomar más antibióticos y a degradar su salud. Claramente, es mejor tratar el origen de los síntomas identificando los alérgenos alimentarios y eliminándolos de la dieta de tus hijos que confiar en los antibióticos, ya que éstos aportarán un alivio a corto plazo pero, a largo plazo, empeorarán el problema.

Hay varias maneras de analizar, y reducir, el potencial alérgico de tus hijos o hijas.

- Durante un mes o más suprime de su dieta los productos lácteos y los alimentos hechos con trigo. Observa cómo se sienten. En cualquier caso, limita la ingesta de este tipo de alimentos impidiendo que los tomen cada día.
- Mejora la digestión de tus hijos incluyendo en su dieta muchas frutas y hortalizas frescas, semillas y pescado, ya que estos alimentos son ricos en ácidos grasos y zinc.
- Limita al mínimo la ingesta de antibióticos, ya que éstos dañan el tracto digestivo.
- Si sospechas que tus hijos tienen una alergia alimentaria, llévalos al médico o a un especialista en nutrición para que les hagan pruebas. Con la ayuda de ellos podrás encontrar el origen de la alergia de tus hijos y establecer una guía a seguir para reducir su potencial alérgico. Al mismo tiempo, te asegurarás de que tus hijos mantengan una dieta equilibrada y saludable mientras excluyes los alimentos que les perjudican.

2.ª parte

Dale a tus hijos una ventaja

A todos nos han dicho que una alimentación correcta nos dará unos huesos fuertes y un cuerpo saludable. No obstante, investigaciones recientes han ido más allá de lo estrictamente físico y han observado lo que ocurre a nivel mental. Se ha demostrado que comer los mejores alimentos aumenta el CI, mejora el estado de ánimo y la conducta, incrementa la memoria y el intervalo de concentración y agudiza las habilidades para leer y escribir. En esta parte del libro descubrirás cómo maximizar el potencial de tus hijos para que tengan un mejor rendimiento escolar al mismo tiempo que los ayudas a disfrutar de la vida y a sentirse satisfechos a nivel personal.

10. Probar, probar

 ¿La memoria y las otras habilidades mentales de tus hijos son agudas? ¿Pueden concentrarse y estar atentos durante una hora? ¿Tienen un humor estable? ¿Se duermen con facilidad, duermen bien y se levantan con energía y con ganas de empezar el día? ¿O están frecuentemente cansados, se distraen fácilmente y tienden a sobresaltarse y a enfadarse rápidamente?

Ahora que has aprendido los fundamentos de los nutrientes que tus hijos necesitan para una nutrición óptima es el momento de dar un paso más para ver cómo funciona la inteligencia de los niños.

Primero, todos somos diferentes debido a nuestros genes, y tus hijos o hijas heredarán sus propias fortalezas y debilidades. No obstante, los genes son menos importantes de lo que nos imaginamos, éstos son sólo una parte que concierne al desarrollo del niño. Estos pedazos de ADN son únicamente instrucciones en el interior de cada célula para construir proteínas a partir de los aminoácidos que comemos. Por lo tanto, heredamos habilidades ligeramente diferentes para construir ciertas proteínas, y esto resulta en cambios no sólo de nuestra apariencia, sino también de nuestra forma de pensar. Esto ocurre porque las proteínas crean enzimas y las enzimas neurotransmisores, los cuales son determinantes para nuestra manera de sentir y pensar. Como las proteínas, las enzimas y los neurotransmisores están hechos de nutrientes, por eso no es sorprendente entender que los alimentos afectan al cerebro.

Las facetas de la inteligencia

Tal como dijimos en el capítulo 3, existen tres tipos de inteligencia: la intelectual, la emocional y la física. Somos perfectamente conscientes de lo que es la inteligencia intelectual. Ésta comprende la habilidad de los niños para leer, recordar, solucionar problemas, pensar lateralmente (pensamiento creativo), concentrarse, etc.

La inteligencia emocional la podemos definir como la habilidad para definir nuestras emociones y las de los demás y reaccionar ante ellas correctamente, canalizar nuestras emociones para conseguir un objetivo, responder con empatía y mantener unas relaciones humanas saludables. El hecho de ser sensibles al sentimiento de otros niños, decir una palabra amable, no reaccionar de una manera exagerada cuando las cosas no siguen el curso que deberían o ser capaces de decir cómo se sienten, son todos aspectos de la inteligencia emocional de un niño o una niña.

La inteligencia física comprende un buen estado de salud física global, el equilibrio, la agilidad, la coordinación, la anticipación, el tiempo de reacción, la fuerza y la flexibilidad. Ejemplos de inteligencia física son no tropezarnos con las cosas, no dañarnos cada día a nivel físico o ser capaces de aprender habilidades físicas.

Todas estas inteligencias están relacionadas con el cerebro, aunque las teorías psicológicas y sociales de la inteligencia y el comportamiento frecuentemente pasan por alto este hecho fundamental. Para decirlo sencillamente, si el cerebro de tus hijos no trabaja correctamente, no podrán pensar correctamente ni sentirse equilibrados. La mayoría de los problemas que creamos los humanos en nuestro entorno inmediato y en el mundo en que vivimos provienen de una falta de claridad en el pensamiento y de una respuesta emocional inapropiada. Para verlo de otra manera, cualquiera que sea tu ideal de persona «iluminada» —ya sea Buda o Cristo, Gandhi, el Dalai Lama, Einstein o Edison—, probablemente definas su «iluminación» como una actividad de pensamiento lúcido con unas respuestas emocionales que no están a merced de cualquier emoción que pueda surgir.

Pero ¿estas cualidades son algo inherente que ya ha nacido con nosotros o las hemos adquirido? Y, ¿éstas dependen en alguna medida de la nutrición? Incluso aunque evidentemente haya aspectos heredados de la inteligencia, te mostraremos cómo la nutrición óptima promueve, al nutrir al cerebro, una inteligencia completa.

Antes de mostrarte nada, aquí te presentamos una lista de preguntas que te ayudarán a evaluar el estado mental, emocional y físico de tus hijos o hijas. Dado que la edad va a determinar su habilidad, por favor responde a estas preguntas, donde sea necesario, considerando las habilidades de los niños y las niñas de su misma edad; sus compañeros o compañeras de escuela, por ejemplo.

Evaluación del cerebro de tus hijos

Concentración y atención
❑ ¿Tus hijos están a menudo inquietos o agitados?
❑ ¿Tus hijos molestan a otros niños o personas?
❑ ¿Tus hijos dejan sin finalizar las cosas que empiezan?
❑ ¿Tus hijos se sienten incómodos o no pueden detenerse cuando les dicen que estén tranquilos?
❑ ¿Tus hijos tienen falta de atención o se distraen fácilmente?

CI, memoria y pensamiento creativo
❑ ¿Describirías a tus hijos como unos aprendices lentos?
❑ ¿Pierden el hilo de una película o de una historia?
❑ ¿Tienen dificultades para hacer cálculo mental? (Más de seis años.)
❑ ¿Tienen dificultades para crear historias imaginativas?
❑ ¿Describirías a tus hijos como olvidadizos?
❑ ¿Tus hijos son capaces de entretenerse solos?

Lectura y escritura
❑ ¿Tus hijos son de los últimos de la clase en lectura?
❑ ¿Tus hijos son de los últimos de la clase en escritura?
❑ Si les preguntas, ¿te dicen que las letras se mueven en el papel?

- ¿Su ortografía es particularmente mala o colocan las letras en el lugar equivocado?
- ¿Frecuentemente confunden derecha e izquierda?
- ¿Se sospecha, o se ha confirmado, que tus hijos tienen dislexia?

Humor y comportamiento
- ¿Tus hijos son especialmente impulsivos o nerviosos?
- ¿Quieren que sus peticiones se cumplan inmediatamente?
- ¿Se frustran con facilidad?
- ¿Tienen tendencia a tener berrinches y rabietas?
- ¿Tienen cambios de humor repentinos y se encuentran frecuentemente tristes?
- ¿Tus hijos lloran a menudo y fácilmente?

Coordinación física
- ¿Describirías a tus hijos como patosos?
- ¿Tus hijos se hieren con facilidad y se dan golpes contra las cosas?
- ¿Tienen pocas habilidades con los deportes de pelota?
- ¿Les cuesta aprender actividades físicas?
- ¿Pueden lanzar una pelota un metro en el aire, dar una palmada, y volver a cogerla? (Más de seis años.)
- ¿Tienen dificultades en las actividades de equilibrio?

Si tienes tres o más cruces indicando «sí» en cualquiera de estas secciones, o en total tienes 10 o más cruces (el total son 25), existen muchas probabilidades de que siguiendo nuestras recomendaciones ayudes a tus hijos o hijas a pensar y a sentirse mejor.

Los próximos cuatro capítulos explican los pasos que debes hacer para optimizar el potencial de tus hijos.

11. Pensar más rápido, aumentar el CI

Puede que te sorprenda saber que puedes aumentar el coeficiente intelectual (CI) de tus hijos, tengan la edad que tengan. Algunas personas dicen que nuestra inteligencia real —lo listos que somos— es algo innato, algo con lo que ya hemos nacido. Pero la verdad es que la habilidad para tomar decisiones inteligentes depende no sólo de este aspecto de la inteligencia, sino también de la claridad mental, la rapidez de pensamiento, la atención, cuánto tiempo podemos estar concentrados y lo buena que sea nuestra memoria. Todos estos aspectos pueden mejorarse con una nutrición óptima.

> Raquel, una niña de doce años, es un ejemplo perfecto. A los cuatro años le diagnosticaron un trastorno general del desarrollo y antes de que nos viniera a ver al Brain Bio Centre, su CI era de 45 puntos. Valoramos su estado de nutrición general y vimos que estaba baja de muchos nutrientes elementales para el cerebro, tales como el zinc, el magnesio y la vitamina B. Simplemente, su dieta no contenía los nutrientes que ella necesitaba. Las mejoras en su dieta, el aumento de la cantidad de alimentos frescos que ingería y los complementos de vitaminas y minerales, junto a algunos aceites de pescado, repercutieron, después de 10 meses de nueva nutrición, en un aumento de 25 puntos en su CI.

Esto no debe sorprendernos. En la primera parte de este libro vimos cómo el cerebro, compuesto de una red muy compleja de neuronas, está hecho de los alimentos que ingerimos. El pensamiento es un patrón de actividad a través de esta red. Los mensajeros que transmiten los pensamientos son los neurotransmisores, los cuales también están hechos de lo que comemos y lo que comemos, a su vez, los afecta directamente. Cuando aprendemos, realmente cambiamos el cableado del cerebro. Cuando pensamos, cambiamos la actividad de los neurotransmisores.

Por lo tanto, nosotros y nuestros hijos moldeamos, en gran medida, nuestra manera de pensar. Ésta fue la razón que nos llevó a investigar, en 1986, si mejoraría la actividad intelectual de un niño si le diéramos una nutrición óptima con los nutrientes que utiliza el cerebro y el sistema nervioso.

Alimentando al intelecto

El rendimiento intelectual se mide frecuentemente con el CI, en el cual se considera que una puntuación de 100 es la media de cualquier edad. Un 5% de los niños tienen puntuaciones que superan la puntuación de 125, y menos del 10% puntúan por debajo de 80, lo cual se considera un caso anormal que requiere una ayuda educacional especial. En la década de 1960 había evidencias que demostraban la conexión entre CI y nutrición. Un estudio hecho por el doctor Albert Kubala y otros colegas estadounidenses, demostró que los niveles altos de vitamina C estaban asociados con un aumento del CI. El doctor Kubala dividió a los niños en dos grupos: uno de alto contenido en sangre de vitamina C y el otro de bajo contenido en sangre de vitamina C. A continuación, se evaluó el nivel de CI de los dos grupos y se hizo la media con los resultados. El primer grupo tuvo una media de 113 puntos y el segundo de 109. Aquellos que tenían mayor contenido en vitamina C en sangre tenían 4,5 puntos más de CI que el resto.[77]

Posteriormente, en 1981, otro investigador estudió el efecto de las multivitaminas en niños con retraso mental. La doctora Ruth Harrell había escuchado que algunos niños con síndrome de Down habían aumentado mucho su CI tomando complementos multivitamínicos y se decidió a hacer la primera prueba doble ciego de este tipo: le dio complementos muy concentrados de vitaminas y minerales o placebos a 22 niños con discapacidad mental.[78] Después de 4 meses, el CI de los niños que tomaban los complementos aumentó entre 5 y 10 puntos, mientras que los niños tratados con placebos no habían mostrado ningún cambio. Posteriormente, todos los niños tomaron vitaminas y minerales durante otro período de cuatro meses y la media de su aumento del CI fue de 10,2 puntos.

No obstante, hasta entonces nadie había probado aún los efectos de las vitaminas en niños normales en edad escolar. Así pues, en 1986 decidimos comprobar si el consumo de altas dosis de vitaminas mejoraba el CI de niños ordinarios en edad escolar.

Trabajamos con Gwillym Roberts, un director de escuela y nutricionista que se había formado en el Institute for Optimum Nutrition, y evaluamos qué combinación de nutrientes sería la óptima para la alimentación del cerebro. Una vez obtenida, Roberts se la dio a un grupo piloto de estudiantes de su escuela; midiendo sus CI antes y después de la prueba. Su CI no verbal subió 10 asombrosos puntos (el CI no verbal comprende actividades como el emparejamiento de patrones, se considera un aspecto más innato que el CI verbal, el cual varía más según la educación y la comprensión de la lengua).

Para evaluar más estos resultados, Roberts hizo otra prueba doble ciego, que incluía placebos, con David Benton, profesor de psicología de la Universidad de Swansea. Una vez más, después de ocho meses de complementos, el CI no verbal de aquellos que tomaban complementos había aumentado una media de 10 puntos.[79]

Este estudio del CI, ahora famoso, se publicó en *The Lancet*, lo que generó una docena de estudios similares con la intención de profundizar en los resultados obtenidos por Gwillym Roberts. El siguiente gran estudio lo realizaron los profesores Stephen

Schoenthaler y John Yudkin, el psicólogo mundialmente conocido Hans Eysenck y el doctor Linus Pauling. Éste se hizo con 615 niños a los que se les daban complementos nutricionales equivalentes a la CDR (menos que en el primer estudio). Una vez más, los resultados demostraron que una simple adición de vitaminas y minerales podía aumentar el CI hasta 20 puntos en casos concretos, y una media de aumento de 4,5 puntos al final de un período de tres meses.[80]

La verdad es que un aumento de 4,5 puntos del CI haría que miles de niños y niñas clasificados como «discapacitados» pudieran reclasificarse y volver a los cursos normales. Programas nutricionales más detallados han hecho que niños con un CI de 40 puntos pudieran subir su CI a un nivel normal. No obstante, tus hijos no tienen que estar en esta clasificación para poder beneficiarse de una buena nutrición. Incluso los niños con CI alto han demostrado mejorar con buenos programas nutricionales.

Los resultados de nuestras primeras investigaciones se han repetido más de 12 veces y han demostrado resultados positivos en 10 de 13 estudios bien realizados.[81] Un estudio de un mes en el Kings College de Londres no mostró ningún cambio debido al corto período de la prueba.[82] Sin embargo, los cambios positivos se dan en personas que estén por debajo del nivel de nutrición óptima. En otras palabras, una vez ingerimos la cantidad óptima de nutrientes, el aumento de la dosis no nos hará mejores.

El beneficio positivo y consistente de dar a tus hijos o hijas suplementos de vitaminas y minerales también puede durar para toda la vida. Según un estudio reciente llevado a cabo por el departamento de salud mental de la Universidad de Aberdeen, se ha comprobado que el uso de complementos alimentarios está relacionado con niveles más altos de CI en el futuro. Este estudio también subrayó la relación entre la ingesta de ácidos grasos omega-3 y la inteligencia aguda.[83]

Cómo aumentan el CI los nutrientes

¿Cómo aumentan los niveles de CI los nutrientes? Wendy Snowden, una investigadora del departamento de psicología de la Universidad de Reading, decidió investigar este punto. Una vez más, los niños recibieron complementos o placebos.[84] Después de diez semanas, los escolares que tomaban los complementos demostraron un aumento significativo de sus niveles de CI no verbal, pero no hubo cambios en sus niveles de CI verbal. Un análisis más detallado de su rendimiento en los test de CI también mostró el mismo error de puntuación, aunque los niños eran capaces de trabajar más rápido y abordar más preguntas después de diez semanas ingiriendo complementos. Para los test de CI verbales, todos los niños respondieron todas las preguntas, así que no era posible que hubiera mejoras en la puntuación del trabajo.

Todo esto nos da a entender que los complementos de vitaminas y minerales aumentan eficazmente la velocidad del cerebro para procesar información —un factor claramente significativo relacionado con el CI y, en consecuencia, con la inteligencia—. Estos asombrosos nutrientes parecen ayudar a los niños a pensar más rápido, y también a aumentar y fortalecer su intervalo de concentración, aspectos de los que hablaremos en detalle en el siguiente capítulo.

Alimentos para ir más rápido

Ciertos minerales, vitaminas y ácidos grasos esenciales son particularmente buenos para aumentar la velocidad del cerebro. Vamos a echarles una ojeada.

Vitaminas y minerales que aceleran el cerebro

Cuando hablamos de cognición rápida, hay una buena razón para pensar en el zinc. Una prueba reciente realizada a 209 niños de entre diez y once años de Dakota del Norte (EE.UU.) demostró unos resultados remarcables que mostraban cómo los complementos de zinc ayudan a pensar más rápido.[85] A los niños se les daba zumo de fruta con 10 mg de zinc, zumo de fruta con 20 mg de zinc y zumo de fruta sin ningún contenido en zinc. La CDR de zinc para niños de estas edades es de 10 mg, así que sería posible que todos los niños ya tomaran esta cantidad por defecto.

Al inicio y al final del estudio, los estudiantes tenían que realizar varias pruebas destinadas a medir las habilidades mentales como la atención, la memoria, la capacidad de resolver problemas y la coordinación entre ojos y manos.

Algunas de las pruebas que realizaban consistían en apretar una tecla de un teclado lo más rápidamente posible, utilizar el ratón para seguir a un objeto que se mueve por la pantalla, encontrar parejas de objetos, aprender y recordar listas de palabras o figuras geométricas simples y categorizar objetos.

Los estudiantes que recibieron 20 mg de zinc al día hicieron cambios significativos con respecto a los que no habían tomado ningún complemento: disminuyeron en un 12% el tiempo de reacción en las pruebas visuales, frente a un 6% de los demás; aumentaron un 9% las respuestas correctas relacionadas con una prueba de reconocimiento de palabras frente a un 3% de los otros; y también aumentaron la puntuación de las pruebas que requerían una vigilancia y una atención sostenida en un 6% frente a un 1% del resto.

Esto ilustra por qué los niveles de CDR de nutrientes, los cuales son las cantidades que impedirían que los niños desarrollaran una enfermedad por deficiencia (como el escorbuto por deficiencia de vitamina C) no son, sin embargo, suficientes si queremos mantener el cerebro de nuestros hijos alimentados de manera óptima. Otros nutrientes que aumentan los niveles de CI más allá de los niveles de CDR incluyen la vitamina B1, B6, B12 y el ácido fólico. Estudios con adolescentes, por ejemplo, han demostrado que 50 mg de vitamina B1 al día mejora la rapidez del pensamiento;[86] sin embargo, ¡la CDR de esta vitamina es de sólo 1,4 mg!

Por lo tanto, ¿cuánto es suficiente? La cuestión de la CDR apunta a la necesidad de saber qué cantidad de vitaminas y minerales importantes necesitan nuestros hijos o hijas para acelerar su pensamiento. Algunos dietistas estrictos todavía creen que los niños pueden obtener todos los nutrientes que necesitan a través de una dieta bien equilibrada. Aunque te aconsejamos vivamente que alimentes a tus hijos o hijas con una dieta bien equilibrada, como dijimos en la primera parte, la evidencia de docenas de estudios a los que nos referimos en este libro nos demuestra que superar los niveles de nutrientes que aconseja la CDR aumenta la inteligencia. Nuestro estudio original en la década de 1980, en el que dábamos a los niños los niveles más altos de vitaminas y minerales, produjo el mayor aumento de puntuación del CI.

La tabla de la página siguiente muestra los niveles de vitaminas y minerales que te recomendamos que des diariamente a tus hijos, teniendo también en cuenta que la dieta que les des ha de ser lo más equilibrada posible.

La manera más sencilla de dar a tus hijos los niveles de vitaminas y minerales que describimos es a través de los complementos multivitamínicos. El problema con la mayoría de estas combinaciones multivitamínicas y multiminerales es que casi todos los comprimidos masticables que encajan con nuestros niveles no tienen buen sabor. Hemos buscado varios tipos de estos complementos y, en el apartado «Bibliografía y recursos», p. 289, hemos anotado los que valen la pena comprar, incluyendo los comprimidos que se disuelven en agua. La mayoría de los complementos masticables deben tomarse a razón de una pastilla por cada dos años de vida; es decir, si el niño tiene 6 años tomará 3 pastillas.

PROGRAMA DE LOS COMPLEMENTOS IDEALES DIARIOS: VITAMINAS Y MINERALES

Edad (años)	Menos de 1	1	2	3-4	5-6	7-8	9-11
Nutriente							
Vitaminas							
A (retinol) (mcg)	500	600	700	800	1.000	1.500	2.000
D (mcg)	1	1,25	1,5	1,75	2,25	2,5	2,5
E (mg)	13	13	17	20	23	30	40
C (mg)	100	100	200	300	400	500	600
B1 (tiamina) (mg)	5	5	6	8	12	16	20
B2 (riboflavina) (mg)	5	5	6	8	12	16	20
B3 (niacina) (mg)	7	10	14	16	18	20	22
B5 (ácido pantoteico)	10	10	15	20	25	30	35
B6 (piridoxina) (mg)	5	5	7	10	12	16	20
B12 (mcg)	5	6	7	8	9	10	10
Ácido fólico (mcg)	100	100	120	140	160	180	200
Biotina (mcg)	30	40	50	60	70	80	90
Minerales							
Calcio (mg)	150	160	170	180	190	200	210
Magnesio (mg)	50	60	70	80	90	100	110
Hierro (mg)	4	5	6	7	8	9	10
Zinc (mg)	4	5	6	7	9	11	15
Manganeso (mcg)	300	300	350	400	500	700	1.000
Yodo (mcg)	50	75	100	125	150	175	200
Cromo (mcg)	15	17	20	23	25	27	30
Selenio (mcg)	10	15	20	25	28	30	35

Ácidos grasos esenciales: el lubricante de la mente

En la década de 1980 los complementos alimentarios eran sólo las vitaminas y los minerales. Actualmente sabemos que el complemento de omega-3 es igual de importante. Los ácidos grasos esenciales no sólo mejoran la inteligencia emocional y la conducta de los niños, como veremos en el capítulo 14, sino que también mantienen las ruedas de la mente bien engrasadas.

Los niveles de ácidos grasos omega-3 en el momento de nacer, especialmente el ácido docosahexaenoico (DHA) —la grasa que construye el cerebro— predicen el desarrollo intelectual posterior de la persona.[87-88] Hay evidencias asombrosas que muestran que los complementos de DHA en niños mejoran la velocidad del pensamiento y otras medidas del rendimiento intelectual en niños de tres,[89] cuatro,[90] seis y ocho[91] años. Así, los efectos de la nutrición óptima en niños durante el embarazo y los primeros años de vida son duraderos. Aún no se ha demostrado, pero es muy probable que la toma de complementos de aceites de pescado ricos en omega-3 durante la infancia maximice el desarrollo intelectual de los niños.

Consumir pescado azul es una manera excelente de incluir más omega-3 en las dietas de tus hijos. La tabla siguiente muestra las cantidades de DHA en cada tipo de pescado. Sin embargo, tal como vimos en el capítulo tercero, es mucho mejor comprar atún fresco (especialmente lomos), ya que el atún enlatado tiene mucho menos omega-3. De la misma manera, el atún tiende a tener niveles altos de mercurio, así que limita su consumo a dos o tres veces al mes. Con relación al salmón, compra preferentemente pescados de criaderos ecológicos o salvajes.

EL MEJOR PESCADO PARA EL CEREBRO

Cantidad de DHA en 100 g de pescado	
Caballa	1.400 mg
Arenque	1.000 mg
Sardinas	1.000 mg
Atún	900 mg
Boquerón	900 mg
Salmón	800 mg
Trucha	500 mg

El consumo ideal diario de DHA para los niños es de unos 300 o 400 mg. Por lo tanto, si comen 100 g de pescado azul (preferiblemente sardina, caballa o arenque) tres veces por semana, su dieta, en este sentido, estará muy bien. La otra alternativa es que tomen complementos de aceites de pescado que contengan DHA. Algunos de los buenos complementos pueden aportar hasta 200 mg de DHA.

La mejor fuente de todas, al menos para los bebés, es la leche materna. Ésta es rica en DHA, especialmente si la madre consume pescado azul o semillas de lino o linaza. Los niños amamantados no sólo tienen un mayor CI a los diez años de edad[92] y mejores resultados en los exámenes, sino que también tienen menos problemas de salud mental.[93]

En los capítulos 15 y 16 describiremos algunos de los resultados asombrosos que se han obtenido con niños con problemas de dislexia, TDAH y otros problemas de aprendizaje. También veremos cómo el ácido eicosapentaenoico (EPA), otro tipo de ácido graso esencial omega-3, parece ayudar más que el DHA a los niños con este tipo de dificultades. Por eso recomendamos dar complementos tanto de EPA como de DHA.

PROGRAMA DIARIO IDEAL DE COMPLEMENTOS: OMEGA-3

Edad (años)	Menos de 1	1	2	3-4	5-6	7-8	9-11
Grasas esenciales							
EPA (mg)	100	150	200	250	300	350	400
DHA (mg)	100	125	150	175	200	225	250

Los aceites de pescado son el mejor complemento de omega-3, pero no son del gusto de todos. Sin embargo, actualmente existen muchos complementos, gelatinas, aceites y cápsulas muy bien aromatizadas que ayudarán a que tus hijos adquieran el hábito importante de tomar complementos alimentarios cada día.

Debido a que el pescado azul puede contener mercurio, tal como ya hemos señalado, los complementos de aceite de pescado deben estar purificados para que estén exentos de mercurio. Todos los complementos que describimos en el apartado «Bibliografía y recursos», p. 289, están libres de mercurio. También hay otros complementos mejores que están analizados a nivel de PCB y otros contaminantes que, tristemente, son endémicos en nuestros mares.

Así pues, los primeros pasos para maximizar el CI de tus hijos o hijas son los siguientes:

- Garantiza un consumo óptimo de vitaminas y minerales, tanto a nivel de dieta como de complementos. Dale a tus hijos un complemento diario de vitaminas y minerales, no sólo basándote en la CDR. Para recomendaciones de complementos específicos, ver el capítulo 26.
- Optimiza el consumo de ácidos grasos esenciales de tus hijos, especialmente dándoles cada día semillas de lino, pescado azul o complementos de aceite de pescado azul.

Éstos son los puntos fundamentales. Pero todavía puedes hacer mucho más para mejorar la inteligencia global de tus hijos; de ello hablaremos en los tres próximos capítulos.

12. Desarrollar una concentración y una memoria agudas

Como madre o padre, habrás visto ocasionalmente a un niño que no puede sentarse recto, que está siempre inquieto y que parece carecer de un intervalo de atención normal. De hecho, el déficit de atención se ha convertido en uno de los principales problemas que afectan a los niños. La capacidad de permanecer atento en una tarea, proyecto o taller es una parte vital de la maximización de las habilidades de un niño o una niña. Como vimos en el capítulo anterior, una nutrición óptima conseguida por medio de la dieta y los complementos alimentarios aumenta el CI y esto se consigue, en parte, porque la capacidad de concentración mejora. Las vitaminas, sin embargo, no son el factor clave de la concentración. Lo que está relacionado con la concentración es el azúcar, o mejor dicho, el equilibrio del azúcar en sangre.

La clave de la concentración: el equilibrio del azúcar en sangre

Tal como vimos en el capítulo 2, mantener el equilibrio del nivel del azúcar en sangre es un aspecto esencial para la inteligencia; ya que es este equilibrio, más que otra cosa, el que afecta a la habilidad de concentración de los niños en intervalos largos de tiempo.

¿Por qué? Se debe al combustible del cerebro, la glucosa (el azúcar que deriva de los carbohidratos que comemos). Si durante un tiempo el niño come demasiados carbohidratos equivocados, como los dulces y los alimentos almidonados, su cerebro y su sangre montarán en una montaña rusa. Cuando su nivel de azúcar en sangre desciende repentinamente, su concentración puede empezar a divagar y cualquier comportamiento agresivo puede empeorar.[94-98]

Ésta es la razón por la cual es necesario que los niños tengan un desayuno saludable y no tomen alimentos o bebidas con azúcar. Un estudio escolar reciente observó que casi dos terceras partes (el 65%) de los escolares comen chucherías, tabletas de chocolate o galletas al menos una vez al día. El 64% toma refrescos que contienen azúcar. Otro 31% toma patatas fritas u otros fritos empaquetados similares. Todos estos productos provocan una subida de azúcar en el cerebro de los niños, lo que va seguido de una caída abrupta de azúcar y una debilitación de la concentración.

La escuela secundaria de Aptos, en San Francisco, California, se tomó en serio este mensaje y eliminó todas las bebidas con azúcar de sus maquinas de *vending*. También prohibieron la venta en la cafetería de todos los refrigerios y alimentos con carbohidratos refinados tales como las patatas fritas. Desde que se aplicaron estos cambios nutricionales, los profesores y los administradores notaron un mejor comportamiento de los niños después de la comida, menos visitas por las tardes a la oficina de orientación, menos basura en la zona de recreo y más estudiantes comiendo sentados. La escuela también comprobó que las puntuaciones en exámenes comunes eran más elevadas. ¿Su lema ahora? ¡No calorías inútiles!

La escuela de Queensbury, en Dunstable, Bedfordshire, quizás haya sido la primera en seguir este ejemplo en Europa. Esta institución recientemente eliminó de las máquinas de *vending* de sus instalaciones los refrescos, las patatas fritas y los dulces, y empezaron a ofrecer agua gratuita. Nigel Hill, el jefe de estudios, dijo: «Tomamos la decisión ética a la que se enfrentan miles de escuelas. ¿Lo primero es la salud de los estudiantes o el dinero que podamos obtener de la venta de chocolatinas y refrescos?». Al cabo de un año la subdirectora, Karen Hayward, quien estaba a cargo del programa, nos dijo que eliminar los refrescos y los dulces de las máquinas expendedoras era la mejor decisión que habían tomado nunca. Hubo una mejora sustancial en el comportamiento de los estudiantes, especialmente en aquellos con problemas de TDAH.

La importancia de tomar el desayuno

Otras escuelas han creado clubes del desayuno para animar a los estudiantes que no toman el desayuno en casa a adquirir el hábito de tomarlo. Si esto te suena extraño —porque tus hijos o hijas siempre salen de casa habiendo comido bien— debes saber que una tercera parte de los niños no toman un desayuno correcto. Sin embargo, según varios estudios, aquellos que toman un buen desayuno demuestran mejor concentración e intervalo de atención.[99]

El desayuno debería ser una obligación de oro en todos los hogares y lo que llega a la mesa necesita seguir unas pautas inteligentes. Por ejemplo, los clubes de desayuno son una gran idea, aunque en algunos de ellos se sirven patatas fritas, donuts y otros alimentos basura, así que es importante que si tus hijos van a alguno de estos clubes te asegures de lo que comen.

El mejor desayuno es el de baja CG (carga glucémica). Tal como vimos en el capítulo 2, los carbohidratos de CG baja son los que mantienen el equilibrio de los niveles de azúcar en sangre. Los cereales son una manera fácil y merecidamente popular de tomar el desayuno, pero también tienen sus riesgos, ya que pocos cereales comerciales son de CG baja. Veamos las opciones en la siguiente tabla.

CARGA GLUCÉMICA DE LOS CEREALES DEL DESYUNO

Alimento	Ración (g)	Presentación	CG por ración
Cereales de carbohidratos bajos (ver *La Nueva Dieta Glucémica*, Robinbook, 2007)	60	1 bol grande	4
Gachas de avena	30	1 bol grande	2
Granola Original de GoodCarb®	50	1 bol mediano	5
Get Up and Go®	30		3
Get Up and Go® con fresas y 30 cl de leche	30	30 cl	8,5

Alimento	Ración (g)	Presentación	CG por ración
All-Bran®	30	1 rac. pequeña	6
Muesli sin gluten	30	1 rac. mediana	7
Muesli (Alpen®)	30	1 ración	10
Muesli natural	30	1 ración	10
Raisin Bran® (Kellogg's)	30	Media ración	12
Weetabix®	25	2 galletas	11
Bran Flakes®	30	Media ración	13
Sultana Bran® (Kellogg's)	30	Media ración	14
Special K® (Kellogg's)	30	Media ración	14
Shredded Wheat®	40	2 galletas	20
Cheerios®	30	Media ración	15
Frosties® (Kellogg's)	30	Media ración	15
Grapenuts®	30	Media ración	15
Golden Wheats® (Kellogg's)	30	Media ración	16
Trigo inflado	30	Media ración	16
Smacks® (Kellogg's)	30	Media ración	16
Corn Flakes, Crunchy Nut® (Kellogg's)	30	Media ración	17
Coco Pops®	30	Media ración	20
Krispies® (Kellogg's)	30	Media ración	21
Corn Flakes® (Kellogg's)	30	Media ración	21

La meta del desayuno es no tener más de 10 puntos de CG, incluyendo las frutas (aunque esta medida variará dependiendo de la edad del niño o la niña). Así que idealmente, la parte del cereal no debe superar los 5 puntos de CG. Como puedes ver, esto descarta a casi todos los cereales de marcas comerciales.

La Asociación de Consumidores de Inglaterra estudió 28 marcas de cereales, y descubrió que el contenido de azúcar en nueve de ellas era igual o superaba al 40% del producto. Entre los peores de estos cereales se encontraban los Quaker Sugar Puffs®, los cuales contenían 49 g de azúcar por 100 g de producto total, y los Frosties®. Un bol de Frosties® contenía el equivalente a cuatro cucharadas pequeñas de azúcar. Con respecto al azúcar añadido, hay que mirar muchos nombres diferentes en las etiquetas de los productos. Éstos incluyen al azúcar, la fructosa, la glucosa, la malta, la miel, el jarabe de glucosa invertida y la dextrosa, por nombrar sólo algunos.

La mejor opción de desayuno con cereales es sin ninguna duda los copos de avena, los cuales pueden tomarse calientes y cocidos, o fríos y crudos y endulzados con fruta fresca. La granola de Goodcarb® Original también es excelente, como también lo es el Get Up and Go de baja CG, unos polvos para desayunar que pueden mezclarse con leche y frutas. Alternativamente también podrías hacerte tu propio muesli con CG baja mezclando avena, semillas y frutos secos y endulzando la ración de tus hijos con frutas frescas.

No obstante, tampoco es necesario que les des cereales. Tienes alternativas con alto contenido proteico y baja CG, como unos deliciosos huevos o unos arenques servidos con tostadas de pan integral. (Ver el capítulo 24 para más desayunos prácticos y deliciosos.)

Mantener la CG baja

Comer alimentos de CG baja, carbohidratos de absorción lenta, y comerlos despacio, sin atiborrarse, es la mejor manera de evitar los bajones de azúcar. Así que es bueno alentar unos refrigerios saludables desde el principio teniendo un buen bol de fruta fresca disponible en todo momento. Las mejores frutas son las manzanas, las peras, los melocotones y cualquier tipo de baya como las fresas o las moras. Si los niños son demasiado pequeños y no pueden masticar bien los frutos secos o las semillas, un puñado de pipas de calabaza o de girasol o unas almendras también son un buen refrigerio. Además, siempre puedes enviar a tus hijos a la escuela acompañados de una manzana o de una bolsita de almendras o semillas.

Otros refrigerios sanos son los pastelitos de avena. Compra pastelitos de avena integral y sin azúcar como los de Nairn, ya que éstos son los que tienen los niveles más bajos de CG. Esta marca también hace galletas de avena, las cuales, aunque tienen azúcar, sólo contienen una pequeña parte de lo que llevan el resto de las marcas, así que son buenas para darse un placer. También es una idea excelente tener algún producto sin azúcar para untar, como la mantequilla de cacahuete u otras mantequillas de frutos secos. Una cucharadita de este tipo de mantequilla en un pastelito de avena hace un refrigerio delicioso, saludable y consistente.

Adiós a las burbujas

Los peores culpables, a nivel de azúcar, son los refrescos con gas y dulces. ¡Una botella de 2 litros de cola contiene más de 40 cucharaditas de azúcar! Lo mejor es evitar la mayor parte de estas bebidas. Lo mejor es el agua: si los niños crecen tomando agua cuando tienen sed, esto es lo que siempre beberán. Entre todos los zumos de fruta, los mejores son los de manzana, pera y naranja; pero asegúrate de comprar zumos 100% de fruta fresca, dilúyelos por la mitad con agua y no los conviertas en la bebida principal. Evita los productos que lleven la leyenda o estén etiquetados como «bebida de zumo de fruta» o «a base de zumo concentrado», ya que éstos contienen, inevitablemente, azúcar añadido.

Potenciadores naturales de la memoria

La concentración es un aspecto importante, pero una vez que el niño ha terminado una tarea, ¿se acuerda de ella? La memoria es vital para la edad escolar y el futuro de los niños. Veamos cuáles son los nutrientes esenciales en este contexto.

Fosfatidilcolina

El principal químico cerebral que está relacionado con la memoria es la acetilcolina. Tal como vimos en el capítulo 4, esta sustancia se deriva de la fosfatidilcolina, un fosfolípido en los alimentos.

Las fuentes dietéticas más ricas en fosfatidilcolina son las yemas de huevo y el pescado, especialmente las sardinas. Los niños necesitan diariamente entre 500 mg y 1.000 mg de fosfatidilcolina para maximizar su rendimiento mental. La mayoría de lecitinas contienen un 20% de fosfatidilcolina, de manera que tus hijos o hijas necesitarán de 2,5 a 5 g de lecitina al día. También puedes comprar lecitina alta en fosfatidilcolina; este tipo de lecitina es el doble de rica en fosfatidilcolina, de manera que los niños sólo necesitarán de 1 a 2,5 g diarios o una cucharadita de café.

Sin embargo, la colina no es la única sustancia que necesitamos para crear la acetilcolina. La vitamina B5 (el ácido pantoténico) es esencial para la formación de acetilcolina en el organismo, como también lo son las vitaminas B1, B12 y C. Así pues, los recuerdos también están hechos de un buen combinado vitamínico.

En el capítulo 4 vimos que estudios recientes han revelado que la ingesta de colina durante el embarazo puede resultar en el desarrollo de un bebé «superinteligente».[100] No obstante, los complementos de colina posteriores al parto ayudan tanto a niños como a adultos. El doctor Ladd y algunos colegas suyos del West Valley College, en Saratoga, California, dieron a 80 estudiantes una sola dosis de 25 g de fosfatidilcolina y, al cabo de 90 minutos, vieron mejoras sustanciales en su memoria, sobre todo debido a las respuestas lentas habituales de aquellos con problemas de aprendizaje.[101] Si combinamos la colina con otros nutrientes «inteligentes» como el piroglutamato (ver página 146), podemos conseguir el mismo aumento de memoria con cantidades inferiores.

Fosfatidilserina

La fosfatidilserina o FS —la cual, igual que la FC, se encuentra en los huevos y en los órganos animales— es otro tipo de fosfolípido esencial para la memoria. Junto a los ácidos grasos esenciales y las proteínas, la FS es uno de los principales materiales de construcción de los «puertos» de las neuronas (las áreas de recepción donde los neurotransmisores se adhieren para entregar sus mensajes). Debido a su función, la FS es muy importante para que la actividad cerebral de tus hijos sea fluida.

DMAE

El dimetilaminoetanol, o DMAE, (de nuevo las sardinas son una fuente muy rica) es un precursor de la colina que pasa con mucha más facilidad de la sangre a las células cerebrales y acelera la producción cerebral de la acetilcolina. Éste reduce la ansiedad, detiene las aceleraciones mentales, mejora la concentración, promueve el aprendizaje y actúa como estimulante suave del cerebro.

Variaciones químicas del DMAE se comercializan bajo el nombre de Deaner o Deanol, las cuales han demostrado ser muy eficaces en pruebas doble ciego para ayudar a niños con problemas de aprendizaje, TDAH, problemas de memoria y de comportamiento. En un estudio realizado por el doctor Bernard Rimland en California, se demostró que el Deaner era casi dos veces más eficaz que el Ritalin en el tratamiento de niños con TDAH y sin efectos secundarios.[102]

La dosis ideal para potenciar la memoria de los niños es de 100 mg para los menores de siete años y hasta 500 mg para los adolescentes, y se toma por las mañanas o al mediodía y no al final de la tarde. (Las dosis muy altas pueden estimular demasiado y no son aconsejables para personas con esquizofrenia, manía o epilepsia.) No esperes resultados inmediatos. El DMAE puede tardar de dos a tres semanas en hacer efecto, pero vale la pena esperar.

Glutamina y piroglutamato: asombroso combustible para el cerebro

Aunque la acetilcolina es el precursor más importante de la memoria, muchos neurotransmisores también desempeñan un papel importante. Algunos estimulan los procesos mentales y otros previenen la sobrecarga de información. Lo mejor es un buen equilibrio entre ellos.

Por ejemplo, el neurotransmisor estimulante GABA, el cual se crea a partir del aminoácido glutamina, ayuda a forjar las conexiones entre los recuerdos y calma un sistema nervioso sobreexcitado. Sin embargo, existe una ligera variante de esta molécula esencial de la memoria que se denomina *glutamato*. Si hay demasiada cantidad «libre» de este último aminoácido en la corriente sanguínea, puede literalmente excitar a las neuronas hasta tal punto que mueran. (Así es como actúa el MSG o glutamato monosódico cuando aumenta los sabores, y puede ser nocivo en grandes cantidades.) Otra forma de este aminoácido se denomina piroglutamato, el cual mejora mucho la capacidad de aprendizaje. El piroglutamato se encuentra en muchos alimentos, entre los cuales están el pescado, los productos lácteos, las frutas y las hortalizas.

Éstas son las tres maneras en las que el piroglutamato ayuda a mejorar la memoria y la alerta mental:

- Aumenta la producción de acetilcolina.
- Aumenta el número de receptores para la acetilcolina.
- Mejora la comunicación entre los hemisferios derecho e izquierdo del cerebro.

Por lo tanto, mejora la capacidad de «hablar y escuchar» del cerebro y la cooperación entre los dos hemisferios. Como resultado, se beneficiarán el aprendizaje, la memoria, la concentración y la velocidad de los reflejos.

La glutamina es el aminoácido más abundante del fluido cerebroespinal que rodea al cerebro. Puede utilizarse directamente como combustible cerebral y se ha demostrado que mejora el estado de ánimo y la actividad mental y disminuye las tendencias adictivas.[103] En estudios realizados para ver si las altas dosis de glutamina pueden ser seguras, investigadores del Women's Hospital de Boston, Massachusetts, dieron diariamente entre 40 y 60 g de este aminoácido a voluntarios en buen estado de salud. No sólo se demostró que esas dosis eran seguras, sino que también se observó que uno de los efectos era la mejora de la capacidad para resolver problemas a lo largo de continuas pruebas. Este estudio sólo duró cinco días y demostró que la glutamina tiene efectos inmediatos, posiblemente mayores con el paso del tiempo.[104]

La glutamina es un nutriente importante para el cerebro y tienes buenas razones para añadir de 500 a 1.000 mg diarios, dependiendo de la edad, al programa de complementos de tus hijos, especialmente si tienen problemas de aprendizaje. Puede comprarse en polvo y algunos complementos contienen glutamina o piroglutamina. Como en todos los otros nutrientes que hemos descrito en este capítulo —DMAE, fosfatidilcolina y fosfatidilserina— es mejor tomar estos complementos por las mañanas, ya que tienen un efecto estimulante en las funciones mentales de los niños.

Así pues, hay varios pasos simples que podemos seguir para mejorar la concentración y la memoria de los niños.

- Ofréceles siempre un desayuno saludable con una CG baja.
- Alienta el consumo de frutas, frutos secos, semillas, pastelitos de avena o, con moderación, galletas de avena.
- Evita las bebidas azucaradas y promueve el consumo de agua y de zumos 100% naturales de fruta diluidos con agua al 50%.

- Añade cada mañana a los cereales una cucharadita de lecitina de alto contenido en fosfatidilcolina, o una cucharada sopera de lecitina corriente.
- Alternativamente, considera la opción de darles complementos alimentarios que contengan los nutrientes cerebrales que hemos mencionado anteriormente: fosfatidilcolina, fosfatidilserina, DMAE, piroglutamato.

13. Acelerar la escritura y la lectura

 A la edad de cinco años algunos niños leen sólo las letras y otros ya leen a Hans Christian Andersen, y también pueden verse enormes diferencias en su manejo del lápiz y el papel. Todo esto es muy natural. A nivel de lectura y de escritura cada niño avanza a su ritmo: cada uno tarda un tiempo determinado y tiene una aptitud natural diferente para estas habilidades esenciales. También puede haber diferencias de género, ya que los niños suelen desarrollar más tarde estas habilidades.

Dicho esto, si tus hijos o hijas tienen dificultades para leer y escribir y van retrasados en la escuela, puedes ayudarlos mejorando su nutrición.

Reece es un ejemplo de este tipo. Como iba retrasado en la escuela, decidió que no le gustaba leer. Tampoco podía estar sentado quieto durante mucho tiempo. Su madre lo llevó a un psicólogo, pero no sirvió de mucho. Como parte de una prueba de TV en el programa londinense *This Morning*, animamos a Reece y a su madre a hacer un «experimento» de una semana. Reece debía tomar semillas con sus cereales, más pescado (para los ácidos grasos esenciales), menos carne, eliminar los alimentos y los dulces con aditivos químicos y tomar una bebida especial llamada Optio, la cual equivale a un zumo de vitaminas y minerales.

En la página siguiente puedes ver un ejemplo de la escritura de Reece antes de los cambios de su dieta y, en la otra página, lo que pasó una semana más tarde. En la segunda ocasión no sólo escribió una página y media en la misma duración de tiempo que utilizó para escribir las cuatros líneas de la primera ocasión, sino que también mejoró mucho su escritura. Su madre, que era escéptica a esta prueba, dijo: «Pensé que nada podía calmar a este niño. Era muy inquieto, costaba mucho meterlo en la cama, era hiperactivo, se movía constantemente y le daban arrebatos. Ahora es un niño completamente distinto. Ahora está mucho más calmado y quiere hacer más cosas en la escuela. En dos semanas, su nivel de lectura ha avanzado un nivel. No se sobresalta tanto y es mucho más fácil estar con él. Definitivamente, vamos a adherirnos a esta dieta».

Al final del primer mes de dieta, ¡el nivel de lectura de Reece había avanzado un año! Ahora ama la lectura y su escritura progresa a pasos agigantados.

Los problemas de lectura y escritura muchas veces se deben a dificultades de percepción. Una de las primeras cosas que debemos comprobar es si los niños tienen problemas de visión. Muchas veces, la causa de que los niños tengan dificultades para leer y escribir se debe simplemente a problemas de la vista. Mejorar su visión con métodos naturales, como el método Bate (ver «Bibliografía y recursos», p. 289) puede aportar mejorías sustanciales. Alternativamente, también puedes hacerle una prueba para que lleve gafas. No obstante el problema a menudo no radica en la habilidad de los ojos para enfocar sino en la habilidad del cerebro para procesar la información correctamente.

Un ejemplo extremo de esto es la dislexia, de la cual hablaremos en el capítulo 15. Si te preocupa que tus hijos o hijas puedan tener dislexia, y conoces casos en tu familia con problemas de alfabetización, completa la evaluación de dislexia que presentaremos a continuación. Para responder a algunas de las preguntas necesitarás ver a tus hijos o hijas sentados en clase o deberás preguntarle a su profesor o profesora.

La escritura de Reece antes.

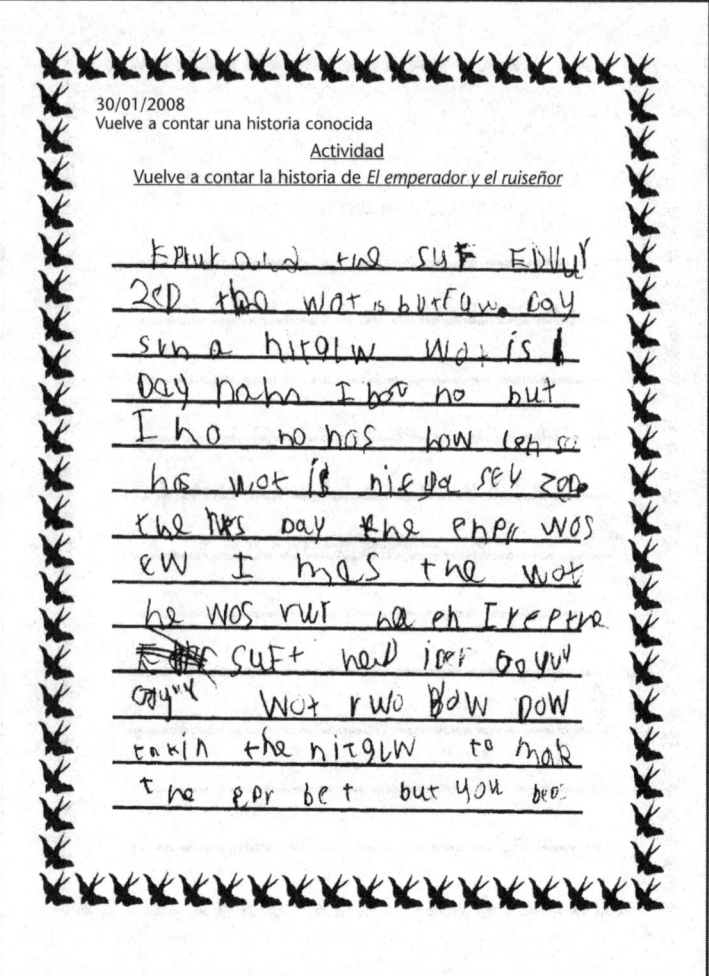

La escritura de Reece tras una semana de nutrición óptima.

Evaluación de la dislexia

¿Tu hijo o hija...
- ...tiene un habla relativamente retardada comparada con la de los niños y niñas de su edad?
- ...es bueno en actividades que tienen un elemento visual fuerte, pero inexplicablemente tiene dificultades con otras tareas?
- ...muestra alguna evidencia de confusión de lateralidad? (Analiza esto preguntándole con qué mano escribe, con qué pie chuta los penaltis, con qué ojo mira a través de un rollo de papel, etc. Pásale tu reloj, ¿con qué ojo lo mira? ¿Todo lo hace con el mismo lado o algunas cosas las hace con el lado izquierdo y otras con el derecho?)
- ...todo está bien cuando sigue algunas instrucciones en secuencia? Por ejemplo, si le dices «Ve al comedor, coge mis zapatillas y tráemelas».
- ...escribe letras o números al revés?
- ...tiene algún problema de alfabetización? ¿O en algún área de alfabetización, como la ortografía o la lectura?
- ...tiene inconsistencias evidentes cuando lee? ¿Reconoce una palabra si la ve posteriormente en el mismo día, o en otra página o en otro libro?
- ...reconoce una palabra escrita correctamente cuando se le presenta la misma palabra escrita de diferentes maneras?
- ...frecuentemente escribe la misma palabra de diferentes maneras a lo largo de una misma página? Y si le preguntamos el porqué de esa diferencia al escribir esa palabra ¿puede darnos alguna explicación?
- ...cuando hace tareas de lengua, le cuesta mucho más hacer este tipo de actividades que dibujar o hacer otras actividades prácticas?
- ...es capaz de responder verbalmente a una pregunta o leer en voz alta una historia, pero no hacer mucho cuando se trata de escribirlas?

❏ ...los demás lo consideran patoso o patosa?
❏ ... se siente cómoda o cómodo añadiendo una palabra o un sonido que rime a una secuencia de palabras y sonidos que rimen?
❏ ...utiliza libros más sencillos que los de sus compañeros?
❏ ...está en un grupo de aprendizaje inferior al resto de la mayoría de sus compañeros?
❏ ...muestra una diferencia clara con respecto a sus compañeros cuando se hacen dictados o se toman notas?
❏ ...muestra claras diferencias en su rendimiento cuando se le ayuda a planear su trabajo?
❏ ...hace más trabajo, y generalmente parece más feliz en la escuela si se le explican estrategias para desarrollar habilidades en serie?
❏ ...se empieza a resistir a la escritura porque no se le da bien?
❏ ...mira más a la pizarra que el resto de los niños durante una actividad de tomar notas y copiar (lo que sugeriría un problema de corta memoria visual)?
❏ ...responde a los programas de desarrollo de escritura?
❏ ...ha ido perdiendo progresivamente la confianza en el entorno educacional?
❏ ...se queja de que las palabras se mueven en la hoja cuando trata de leer?

Marca las casillas cuya respuesta sea afirmativa. Si obtienes muchas casillas marcadas es mejor que lleves a tu hijo a un psicólogo para que pueda examinar si tiene dislexia.

Los ojos tienen: omega-3 y vitamina-A

Ya que la agudeza visual y la habilidad del cerebro para procesar la información de los ojos son vitales para la lectura y la escritura, asegurarte de que el cerebro y los ojos estén bien nutridos es muy importante, más aún si tus hijos tienen problemas con estas habilidades. En este contexto, el pescado azul y las zanahorias forman un dúo dinámico.

Aunque ya hemos visto que el cerebro es rico en ácidos grasos omega-3, de los cuales algunos peces tienen un alto contenido, los ojos también tienen una alta concentración de estos ácidos grasos y de vitamina A. De hecho, la vitamina A es tan vital para la vista que su nombre, retinol, es una referencia directa al papel que juega en el mantenimiento correcto de la función de la retina. El retinol es la forma animal de la vitamina A que se encuentra en el pescado, la carne y los huevos. El beta-caroteno, la forma vegetal de la vitamina A, se convierte en retinol en el organismo de los seres vivos.

Algunos complementos de aceite de pescado —especialmente el aceite de hígado de bacalao— contienen vitamina A bajo la forma de retinol y ácidos grasos omega-3. Por lo tanto, si sospechas que tus hijos pueden tener problemas de escritura o de lectura causados por un problema de visión, puedes ayudarles dándoles este tipo de complementos durante un mes y ver qué pasa.

La cantidad ideal de omega-3, y más especialmente de DHA y EPA, se especifican en la página 63. Con la vitamina A, es importante conocer los límites de dosificación, ya que ésta es una de las vitaminas que se almacenan en el cuerpo y puede causar problemas si se toma en grandes cantidades.

Durante el embarazo, por ejemplo, una mujer que tome más de 5.000 mcg diarios de vitamina A puede tener un mayor riesgo de que sus hijos nazcan con defectos. Para los niños, la cantidad ideal es muy diferente —entre 500 mcg y 2.000 mcg, dependiendo de la edad del niño (ver página 281)—. La tabla siguiente muestra lo que tus hijos o hijas necesitarán comer para lograr los 500 mcg diarios.

La vitamina A en los alimentos

Tipo de alimento	Cantidad que aporta 500 mcg de vitamina A (como retinol)
Hígado	4 g
Leche entera	160 g
Queso fresco	160 g
Queso parmesano	240 g
Queso de crema	110 g
Huevo	6 unidades
Mantequilla	11 cucharadas soperas
Caballa	900 g
Riñón	130 g
Pollo	1,6 kg

Evidentemente, nadie va a comer esta cantidad de pollo, caballa, mantequilla o huevo diariamente. Sin embargo, es importante saber la cantidad de vitamina A que contienen los alimentos que consumen tus hijos para poder equilibrar todas las fuentes de vitamina A. La mayoría de combinados vitamínicos contienen algo de retinol, normalmente unos 500 mcg. El aceite de hígado de bacalao varía considerablemente, de manera que habrá que mirar bien la etiqueta —la mayor parte de este tipo de complementos de aceite proporcionan entre 500 y 1.000 mcg por cápsula.

Deberás asegurarte de que la combinación de alimentos, complementos y cápsulas de aceite de pescado no doblen la cantidad óptima diaria de vitamina A de acuerdo con la edad del niño o la niña, tal como se muestra en la página 281. No obstante, asegúrate de que tus hijos toman tanto vitamina A como omega-3.

Pesticidas: malas noticias para los ojos

Cuando los ojos procesan la información visual, la vitamina A se convierte en rodopsina, un pigmento sensible a la luz. Cuando la luz alcanza la rodopsina reacciona con ella, y a partir de ahí el pigmento tiene unos ciclos de cambios que, eficazmente, se recicla y se convierte de nuevo en rodopsina. Este ciclo es particularmente importante para la visión en blanco y negro, la cual es mayoritariamente la que utilizamos por la noche —de ahí que muchas abuelas digan que las zanahorias nos ayudan en la oscuridad.

Los pesticidas y los herbicidas de organofosfatos, actualmente erradicados en la mayoría de los países desarrollados pero todavía muy utilizados en los países del tercer mundo, bloquean esta conversión. Aunque éste no es un factor que probablemente tenga algo que ver con el problema de visión de algunos niños, nos muestra la importancia de mantener a nuestros hijos lejos de este tipo de productos químicos, así que compra alimentos biológicos siempre que puedas (ver el capítulo 8).

Existen algunos pasos sencillos que podemos seguir para apoyar la lectura y la escritura de los niños.

- Asegúrate de que tus hijos tienen un consumo óptimo de alimentos, complementos y cápsulas de aceite de pescado que aporten la cantidad necesaria de vitamina A.
- Optimiza el consumo de tus hijos de ácidos grasos esenciales, especialmente de omega-3, dándoles diariamente semillas de lino, pescado azul o complementos de aceite de pescado.
- Mantén a tus hijos «sin aditivos químicos» comprando alimentos biológicos siempre que sea posible.

14. Mejorar el estado de ánimo y la conducta

Se supone que la infancia es una etapa alegre de la vida, pero corremos el peligro de sucumbir a este estereotipo. Sencillamente no siempre resulta ser así. Desde el punto de vista de los niños, a veces el día a día se aleja bastante de este ideal. Muchos no son ajenos a la tristeza, al aburrimiento, al malestar, a la irritabilidad y al enfado.

Según un estudio realizado por la Universidad de Londres y la Universidad de Warwick, la incidencia de la depresión entre la gente joven se ha doblado en estos últimos doce años. En Inglaterra el número de niños tratados con antidepresivos aumentó hasta los 40.000 en los últimos diez años, hasta que en 2004 se prohibió dar antidepresivos a los menores, viendo la ineficacia de estos fármacos y el aumento del riesgo de suicidio asociado a ellas, entre otros efectos secundarios.

Tenemos al alcance mejores soluciones que éstas. Por lo tanto, si tus hijos o hijas lloran o están tristes frecuentemente, no participan en las actividades ni disfrutan de ellas, siempre están aburridos y tienen una autoestima baja, están irritables, enfadados, son hostiles con los demás o son autodestructivos, puedes ayudarlos. Existen dos vías por donde puedes explorar: la psicológica y la bioquímica. Pero como veremos, estas dos están íntimamente relacionadas.

Yendo al origen de la infelicidad

Convencionalmente, el enfado no es una emoción que se nos permita expresar, y mucho menos a los niños. Algunos niños, enfadados por algo que ha ocurrido en la escuela con algunos amigos o en casa, caen en la depresión. Aunque tú, como padre o madre, puedes ayudar muchísimo, muchos niños también se benefician expresándose abiertamente con un adulto empático y que pueda ayudarles y guiarles a encontrar solución a sus problemas. La organización benéfica inglesa Childline, por ejemplo, recibe unas 2.000 llamadas cada año de niños al límite de su aguante.

Una de las verdades más grandes no reconocidas es el papel que desempeña la nutrición en la salud mental de nuestros hijos. Garantizando que tus hijos estén bien alimentados no sólo mejorará su humor, sino que también les aportará vitalidad y motivación para enfrentarse a los inevitables altibajos de la vida. Algunos psicoterapeutas infantiles y pediatras reconocen que los resultados son mucho mejores si se ayuda a los niños a afinar la bioquímica de sus cerebros.

Existen varios desequilibrios comunes conectados con la nutrición que pueden empeorar el estado de ánimo y la motivación de los niños, algunos de los cuales ya te sonarán:

- Los desequilibrios del azúcar en sangre (a menudo relacionados con una ingesta abusiva de azúcar y cafeína).
- Deficiencias de nutrientes (vitamina B3, B6, folato, B12, C, zinc, magnesio, ácidos grasos esenciales).
- Deficiencias de triptófano y tirosina (precursores de los neurotransmisores).
- Alergias y sensibilidades alimentarias.

Un control débil de los niveles de glucosa en sangre es un factor muy importante en los estados bajos de ánimo, aunque éste es un aspecto relativamente sencillo de solucionar en la rutina diaria de tus hijos. Tal como vimos en el capítulo 2, puedes ayudar a tus hijos o hijas haciendo que siempre tomen el desayuno, comidas y cenas regulares y meriendas compuestas de alimentos naturales no procesados. Pero ¿qué ocurre con los nutrientes esenciales?

Golpear a la tristeza con la nutrición

Entre los nutrientes, los que garantizan más una mejora del estado de ánimo son las vitaminas B3, B12 y el ácido fólico, seguidos de la vitamina B6, el zinc, el magnesio y los ácidos grasos esenciales (especialmente los omega-3, de los cuales ya hablamos en el capítulo 3). La mayoría de estos nutrientes están relacionados con el proceso bioquímico del cerebro conocido con el nombre de *metilación*; este proceso es esencial para equilibrar los neurotransmisores y mantener a los niños motivados y felices. Una mejora de la metilación también está relacionada con mejores notas escolares.

La conexión B

El ácido fólico se encuentra en hortalizas de hoja verde, frutos secos, semillas y legumbres. Demasiados niños no ingieren suficientes cantidades de estos alimentos, aunque su efecto es asombroso, tal como se ha demostrado en un estudio de Bernard Gesch.

Gesch se preguntaba qué efectos causaría la ingesta de vitamina B y ácidos grasos esenciales en los peores delincuentes juveniles de Inglaterra. Convenció al Ministerio del Interior para que le permitiera la primera prueba doble ciego en Inglaterra con jóvenes delincuentes en una cárcel de máxima seguridad, en Aylesbury. La prueba consistió en darles un combinado de vitaminas, minerales y ácidos grasos esenciales o un placebo. Los resultados, publicados en el *British Journal of Psychiatry*, mostraron una disminución asombrosa del 35% en actos agresivos de los presos que habían tomado los complementos nutricionales durante dos semanas.[105]

Aunque las dietas de las prisiones ya son mejores que las que la mayoría de estos jóvenes tomaba en sus casas, esto muestra la importancia de una nutrición óptima para reducir las conductas violentas. Cuando se acabó la prueba y se detuvo el consumo de complementos, los actos delictivos en prisión aumentaron en un 40%.

Magnesio: relajar la mente y los músculos

Durante esta prueba, Gesch también dio zinc y magnesio a los delincuentes. Estos dos minerales son dos de los más importantes para la salud mental (ya hemos visto cómo el zinc, por ejemplo, ayuda a quienes tienen problemas de confusión, depresión y actividad mental lenta). El magnesio tiene un efecto relajante tanto en la mente como en los músculos, y las deficiencias de este mineral son muy comunes y se manifiestan con dolores musculares, rampas, espasmos, ansiedad, irritabilidad, hiperactividad e insomnio. Los niños frecuentemente tienen niveles bajos de magnesio, lo cual puede mejorarse con los complementos.

Los niños y las niñas necesitan entre 250 y 500 mg de magnesio al día. Las semillas y los frutos secos son ricos en magnesio, como también lo son las frutas y las hortalizas, especialmente las de hoja verde como las espinacas o las coles rizadas. Recomendamos que los niños tomen alimentos ricos en magnesio cada día y además tomen de 50 a 100 mg de complementos de magnesio al día.

Grasas para luchar contra la depresión

Ya hemos hablado en varios contextos de los aceites de pescado ricos en ácidos grasos omega-3. Como es normal, éstos son una parte muy importante de la ecuación de la felicidad. En los niños, cuanto mejores sean los niveles en sangre de omega-3, seguramente mejores serán sus niveles de serotonina (el neurotransmisor de la felicidad). La razón de esto es que los ácidos grasos esenciales omega-3 ayudan a construir las áreas de recepción del cerebro para la serotonina, al mismo tiempo que ayudan a mejorar la recepción de la misma. Según el doctor Joseph Hibbeln, quien descubrió que los consumidores de pescado tienen menor tendencia a la depresión, el resultado del consumo de omega-3 es como si se construyeran más fábricas de serotonina en lugar de aumentar la eficiencia de la serotonina que uno ya posee.[106]

Actualmente se han publicado muchos estudios que demuestran que los ácidos grasos omega-3 son eficaces para tratar la depresión.[107] El EPA es el omega-3 que trabaja mejor en este contexto.

Un ejemplo de esto es un estudio a pequeña escala hecho por el doctor Basant Puri, del Hospital Hammersmith de Londres. El doctor Puri decidió probar el ethyl-EPA en uno de sus pacientes, un estudiante de veintiún años que había sido tratado con varios antidepresivos sin obtener mejoría. El joven tenía una autoestima muy baja, trastornos de sueño, poco apetito, dificultades para socializar y pensamientos recurrentes de suicidio. Después de un mes tomando complementos de omega-3, dejó de tener pensamientos de suicidio y después de nueve meses no había rastro de la depresión.[108] Actualmente se están realizando pruebas similares con niños y parece ser que los resultados también son positivos.

Acto de equilibrio: los neurotransmisores y el estado de ánimo

Sentirse hundido tiene dos aspectos: sentirse miserable y sentirse apático y sin ningún tipo de motivación. La teoría prevaleciente sitúa la causa de este tipo de desequilibrios en un desequilibrio cerebral en dos familias de neurotransmisores, las moléculas de las emociones.

Éstas son:

- La serotonina, que influye en nuestro estado de ánimo.
- La adrenalina y la noradrenalina, creadas a partir de la dopamina, las cuales influyen en nuestra motivación.

No obstante, este desequilibrio no está únicamente relacionado con la nutrición. Veamos otros factores de la vida de un niño que podrían causar la infelicidad y la apatía.

El estrés y las presiones: cómo se asientan los desequilibrios

La carrera loca por las metas del estilo de vida del siglo XXI puede estresar mucho a los niños. Demasiados niños sienten la presión del lema «ten éxitos y logros». Quizás muchos de ellos hacen realidad las frustraciones de sus padres y van de la escuela a las clases de piano y de ahí a las clases particulares, sin quedarles tiempo para soñar, jugar o simplemente no hacer nada.

Todo esto tiene un efecto inevitable en el cerebro, que produce cada vez más adrenalina y serotonina como respuesta a los altibajos de la vida y las muchas presiones y tensiones. Es similar a la creciente producción de insulina del organismo para equilibrar las frecuentes fluctuaciones de los niveles de azúcar en sangre. Esto aumenta la necesidad de los niños para construir más ladrillos, los aminoácidos, a partir de los cuales hacemos los neurotransmisores que mejoran el estado de ánimo. La combinación de todas estas presiones psicológicas y la dieta pobre de una gran mayoría resulta en demasiados niños yendo más allá de sus límites, lo cual se manifiesta en los bajones de sus estados de ánimo y en sus conductas problemáticas.

En los últimos años, lo que hemos aprendido tanto de la serotonina, el neurotransmisor de la felicidad, y de la adrenalina y la noradrenalina, las motivadoras, es que existen cuatro razones principales que causan sus deficiencias en niños, además de la falta de aminoácidos. Éstas son:

- No reciben la suficiente luz.
- No hacen el ejercicio físico suficiente.
- Demasiado estrés.
- Escasez de vitaminas B, zinc y magnesio.

Así pues, si tus hijos están tristes o deprimidos, se comportan mal, están cansados, tienden a consolarse comiendo y experimentan trastornos del sueño, hay muchas probabilidades de que una serie de factores estén provocando un nivel bajo de serotonina, adrenalina y noradrenalina.

¿Cómo ocurre esto? La luz es muy importante como estimulante del cerebro, pero con nuestras vidas cada vez más recluidas muchos de nosotros no tenemos la luz suficiente. La diferencia de recibir luz en el interior y en el exterior es asombrosa. La mayoría de nosotros pasamos 23 horas al día de puertas adentro expuestos a una media de 100 lux (unidades de luz). Compara esto con los 20.000 lux de un día soleado y los 7.000 lux de un día nublado. Por lo tanto, la mayoría de nosotros no nos exponemos lo suficiente a la luz del sol para maximizar la producción de serotonina. Y, evidentemente, es peor en invierno, cuando los días son más cortos.

El estrés —pongamos que causado por los exámenes o el acoso escolar— también reduce rápidamente los niveles de serotonina y eleva los niveles de adrenalina, lo que lleva a quemarse. Un hábito de teleadicto puede empeorar las cosas, ya que el ejercicio físico ayuda a mejorar la respuesta contra el estrés y reduce la disminución de serotonina y el aumento de adrenalina causados por el estrés. El ejercicio físico mejora increíblemente el estado de ánimo.

El mensaje aquí es que debes hacer que tus hijos tengan el tiempo suficiente para jugar en el exterior durante un período de tiempo razonable cada día y también que hagan ejercicio físico diariamente.

Los complementos para equilibrar los neurotransmisores

Quizás veas que tus hijos necesitan ayuda para recuperarse de las dificultades que tienen con sus estados de ánimo. En este caso busca complementos alimentarios, existen varias posibilidades.

Escoger los aminoácidos correctos

La serotonina se crea a partir de un constituyente de la proteína, el aminoácido triptófano. El doctor Philip Cowen, del departamento de psiquiatría de la Universidad de Oxford, ha demostrado que si privamos a los adultos de triptófano, la mayoría de ellos experimenta un empeoramiento del estado de ánimo y empieza a mostrar signos de depresión al cabo de siete horas.[109] El triptófano abunda especialmente en el pescado, el pavo, el pollo, el queso, las alubias, el tofu, la avena y los huevos. La dieta de un niño, dependiendo de la edad, necesita contener entre 500 y 1.000 mg de triptófano al día, cantidades que se pueden alcanzar si se toman una o dos de las siguientes comidas al día (cada una de las cuales aporta unos 500 mg de triptófano):

- Gachas de avena, leche de soja y dos huevos revueltos.
- Patatas al horno con queso fresco y ensalada de atún.
- Pechuga de pollo, patatas gratinadas y judías verdes.
- Espaguetis integrales con salsa de carne, alubias o tofu.
- Filete de salmón, quinoa y lentejas al pilaf con una ensalada verde condimentada con yogur.

La adrenalina y la noradrenalina están hechas de los aminoácidos de los alimentos llamados *fenilalanina* y *tirosina*. También se encuentran en los alimentos ricos en proteínas (los mismos que son ricos en triptófano). Así pues, asegurar una buena ingesta de estas sustancias, tal como vimos en el capítulo 5, ayuda a mantener la motivación y el estado de ánimo positivos.

En estudios con adultos tomando complementos de 5-hidroxi-triptófano (5-HTP), el aminoácido a partir del cual el organismo fabrica la serotonina, y de tirosina, el aminoácido a partir del cual el organismo fabrica la adrenalina y la noradrenalina, se ha demostrado que estos aminoácidos son muy eficaces para corregir problemas del estado de ánimo.

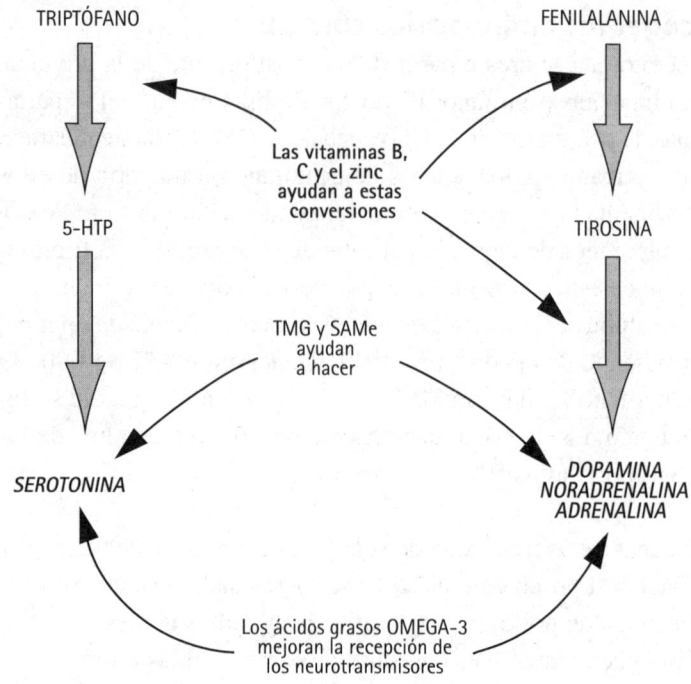

Cómo los nutrientes afectan a los neurotransmisores potenciadores del estado de ánimo.

Hasta el día de hoy se han realizado 27 estudios con adultos en los cuales se tomaban entre 100 y 900 mg al día de 5-HTP. Todos ellos han obtenido resultados muy eficaces para restaurar el equilibrio de los estados de ánimo sin efectos secundarios significativos. Lo peor que parece ocurrir es que, en dosis muy elevadas, algunas personas tienen nauseas. Para los niños, dependiendo de la edad, son buenos los complementos de entre 20 y 50 mg de 5-HTP. Este aminoácido esencial no sólo es bueno porque ha demostrado ser mucho más eficaz que los antidepresivos, sino que tampoco causa efectos secundarios significativos.[110]

Prueba el TMG: el señor afinador

En la página anterior habrás leído dos nutrientes que suenan extraños: la TMG o trimetilglicina, y la SAMe o s-adenosilmetionina. Ambos nutrientes son aminoácidos que ayudan a mantener el cerebro y el sistema nervioso bien afinados mediante la entrega de los llamados *grupos metilos*. Éstos son importantes para la transformación de los neurotransmisores. Por ejemplo, la noradrenalina se convierte en adrenalina añadiéndosele un grupo metilo. Este proceso de añadir grupos metilos, y a veces apartándolos, es crucial para mantener el equilibrio del cerebro.

SAMe es uno de los antidepresivos que se han estudiado más extensamente. Unas cien pruebas doble ciego controladas con placebo han demostrado que este nutriente es igual o mejor que los antidepresivos, y que trabaja más rápido que ellos —lo más frecuente es un efecto al cabo de unos días, mientras que muchos antidepresivos pueden tardar entre tres y seis semanas— y con pocos efectos secundarios.[110-113]

Mientras la SAMe se clasifica como una medicina, la TMG, el aminoácido a partir de la cual se hace la SAMe, es un componente alimentario y abunda especialmente en raíces y germinados. Así pues, las comidas con zanahorias, chirivías, remolachas, nabos, nabos suecos, patatas y alubias germinadas aportarán TMG a tus vástagos. Aunque no se ha clasificado como un nutriente esencial, recomendamos que los niños tomen al menos 100 mg al día, lo cual equivale a una ración de tubérculos o germinados.

Para ayudar a los niños con problemas de conducta o con un estado anímico bajo, podemos darles complementos con todos estos aminoácidos: 5-HTP, fenilalanina o tirosina y TMG, acompañados de vitaminas B que les ayuden a transformarlos en neurotransmisores (B3, B6, B12 y ácido fólico). Algunos complementos para niños ya contienen estos nutrientes, los cuales literalmente ayudan al cerebro a conectarse correctamente.

En el Brain Bio Centre, hacemos análisis a los niños para comprobar sus niveles en sangre de ácidos grasos esenciales, serotonina, adrenalina y noradrenalina, como también de homocisteína, la cual nos dice si el niño o la niña necesita más vitamina B y TMG. Con el resultado de estos análisis podemos organizar un programa de nutrición perfecto, tanto a nivel de alimentos como de complementos alimentarios, y así ayudar a los niños a alcanzar su máximo potencial.

Liam, un niño de catorce años, había sido expulsado de la escuela por su mala conducta. Su nivel de homocisteína era de 24, ¡una media propia de una persona de noventa años! Un mes tomando vitaminas B, magnesio, TMG y, más tarde, omega-3, junto a una dieta baja en azúcar, bajó sus niveles de homocisteína a 9. Él dijo:

«Después de diez días tomando la dieta y las vitaminas noté que estaba menos cansado por las mañanas. Ahora ya no me siento cansado cuando me levanto. Tengo mucha más energía, me aburro menos, me concentro mejor y me siento mucho más feliz. Me porto mejor en la escuela y en las clases estoy más concentrado. También hago más deporte y actividades físicas. Me siento mejor al haber bajado mis niveles de homocisteína. Me siento más positivo con relación a mi futuro. Desde que empecé la dieta estoy mucho más calmado que antes y ya no me meto en problemas. Voy a mantener esta dieta toda la vida y seguiré tomando las vitaminas. ¡Esto es genial!».

Para mantener positivamente el humor, la motivación y la conducta de tus hijos, haz lo siguiente:

- Dales una dieta rica en proteínas (pescado, carne, huevos, legumbres) y rica en TMG (tubérculos y germinados).
- Optimiza la ingesta de ácidos grasos esenciales de tus hijos o hijas, especialmente de ácidos grasos omega-3.

Dales semillas de lino, pescado azul o complementos de aceite de pescado diariamente.
- Garantiza una nutrición óptima con un buen combinado de vitaminas que aporte todas las vitaminas B, más magnesio y zinc.
- Si tus hijos o hijas tienen unos niveles bajos de energía, de estado de ánimo o de motivación, o están pasando un momento de estrés, bajo rendimiento o dan mucha guerra, dales complementos que contengan TMG, 5-HTP, tirosina o fenilalanina.

3.ª parte

Solucionando problemas

¿Los niños de hoy en día tienen crisis existenciales? Los problemas de salud mental están aumentando mucho entre los niños (desde el autismo a las dificultades de aprendizaje, la hiperactividad y la agresividad). Una de las causas principales de este aumento es frecuentemente una nutrición incorrecta. En esta parte del libro te daremos soluciones nutricionales para éstos y otros problemas que te ayudarán a maximizar el potencial de tus hijos para alcanzar la salud y la felicidad mental y emocional.

15. Dislexia y dispraxia: qué pasa

 Actualmente, cualquier niño con problemas de comportamiento o aprendizaje tiende a ser calificado de varias maneras. ¿Son disléxicos, tienen problemas con las palabras o la escritura? ¿Son dispráxicos, tienen problemas de coordinación? ¿Tienen trastorno por déficit de atención e hiperactividad (TDAH), el término oficial que se emplea para lo que solía denominarse *hiperactividad*, pero que tiene el añadido de un intervalo de atención débil, un comportamiento hiperactivo y una concentración pobre?

La mayoría de los niños con problemas de aprendizaje o comportamiento tienen puntos en común con estas categorías. Aunque existe una minoría de niños que son exclusivamente disléxicos, la gran mayoría de los niños con este problema también mostrará signos de dos, tres o muchas de las otras dolencias con diferentes grados de afectación. Casi la mitad de la población disléxica también es probable que sea dispráxica, y viceversa. Los elementos en común del TDAH y la dislexia/dispraxia, también oscilan en el 50%.[114] No obstante, por desgracia, es difícil encontrar diagnósticos o tratamientos que tengan en cuenta estas complejidades. El TDAH, por ejemplo, permanece firmemente en el ámbito de la psiquiatría y normalmente se trata con medicación estimulante (ver capítulo 16).

Las evidencias actuales sugieren que un 20% de la población total puede estar afectada, en algún grado, por estas dolencias. Las dificultades asociadas con estos problemas normalmente persisten en la edad adulta, causando graves problemas no sólo para aquellos que están afectados directamente, sino también a toda la sociedad.

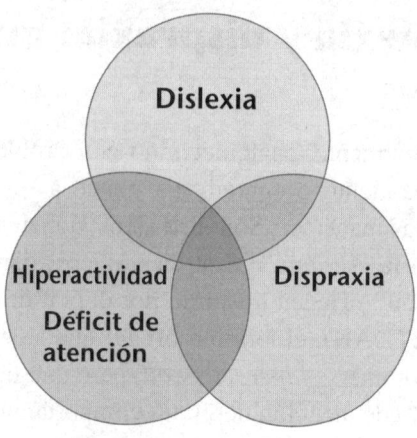

La dislexia, la dispraxia y el trastorno por déficit de atención e hiperactividad tienen elementos en común.

¿Tus hijos están afectados?

Los niños con dislexia experimentan problemas específicos cuando aprenden a leer y a escribir, a veces debidos a variaciones sutiles de la percepción visual. Las dificultades en aritmética y en leer notas musicales también son muy comunes, como también lo son una memoria débil, problemas para comprender las palabras y un sentido escaso de la orientación.

Alrededor de un 5% de la población tiene problemas graves de dislexia, aunque existen muchos más que están afectados por formas más suaves de esta dolencia. Si sospechas que alguno de tus hijos es disléxico, responde primero al cuestionario de dislexia del capítulo 13, página 153. Muchas escuelas tienen profesores para necesidades especiales que pueden evaluar muy bien a los niños. Si la escuela de tus hijos no tienen este servicio, consulta a la Asociación de Disléxicos (ver «Bibliografía y recursos», p. 289), ellos podrán orientarte para que encuentres a un psicólogo que pueda hacer esta evaluación.

Hacer una evaluación de tus hijos es muy útil por varias razones: les ayuda a ser conscientes de que pueden tener algún problema, les permite trabajar con un profesor para necesidades especiales que les ayudará a minimizar el problema y les dará más ventajas escolares (más tiempo para hacer los exámenes o poder utilizar más el ordenador).

Investigaciones recientes apuntan que aquellos que son exclusivamente disléxicos —es decir, aquellos con retrasos sustanciales en el aprendizaje de la lectura y la escritura pero sin ningún otro problema— pueden tener alguna diferencia sutil en el cerebro que hace que perciban de otra manera los «sonidos pequeños» o las construcciones fonéticas de las palabras. Esto es lo que causaría su dificultad para leer y comprender el sentido de las palabras, ya que carecen de una buena comprensión básica. Existen técnicas especiales de enseñanza que compensan esta diferencia y pueden mejorar asombrosamente la capacidad de escribir y leer de los niños. La Asociación de Disléxicos puede ayudarte a encontrar un profesor especializado.

Aunque es menos conocida, aunque no menos importante, la dispraxia comprende una coordinación débil y una dificultad para realizar acciones en secuencia. Los niños y las niñas con esta dolencia tienen dificultades para coger una pelota, atarse los cordones de los zapatos o abrocharse los botones de las camisas. No obstante, lo más serio es que su escritura es extremadamente difícil de comprender y estos niños pueden experimentar dificultades reales con la organización, la atención y la concentración.

Comer para la visión y la coordinación

Además de la evaluación y una enseñanza especialmente adaptada, los niños con problemas de dislexia o dispraxia pueden beneficiarse mucho de una nutrición correcta. Una vez más, los nutrientes serán los que ayudarán a los ojos y al cerebro.

Los ácidos grasos esenciales: ver es creer

En el capítulo 4 ya hablamos de la importancia de los ácidos grasos esenciales para el funcionamiento correcto del cerebro. Los niños con dislexia, dispraxia y problemas de aprendizaje muy a menudo tienen deficiencias de ácidos grasos esenciales o de los nutrientes que necesarios para utilizar correctamente esos ácidos grasos esenciales. Los beneficios de aumentar el consumo de estas grasas se ha documentado muy bien en muchos estudios.[115-116] Antes de que puedan realizar los movimientos rápidos asociados con la visión, los ojos requieren concentrar una cantidad elevada de ácidos grasos esenciales.

Un estudio con 97 niños disléxicos realizado por el doctor Alex Richardson y sus colegas del Hospital Hammersmith de Londres, reveló que la deficiencia de ácido graso esencial contribuye claramente al empeoramiento de los problemas de dislexia. Los niños con los niveles de ácidos grasos más bajos mostraron una lectura significativamente más pobre y una habilidad general inferior con respecto a los niños sin deficiencias.[117]

¿Cómo sabes si tus hijos tienen deficiencias en ácidos grasos esenciales? Primero podrías responder al cuestionario del capítulo 3 (ver página 53). Un indicador clave es la piel seca o los eccemas. Un estudio realizado con 60 niños por la doctora Christine Absolon y sus colegas del Royal Hospital de Londres, encontró el doble de problemas psicológicos en los niños que tenían eccemas.[118]

Si tu hijo tiene alguno de los signos externos de deficiencias de ácidos grasos esenciales —ronchas rojizas en la piel, labios cortados, cabello seco o sin brillo, uñas blandas o quebradizas y sed excesiva— podríamos decir que éste es un factor subyacente a los problemas de aprendizaje que pueda tener, tales como problemas de concentración o enfoque visual, cambios de humor, trastornos del sueño y, en algunos casos, problemas de conducta. Esto ocurre porque la dislexia, la dispraxia, los problemas de aprendizaje y el TDAH comprenden una comunicación cerebral pobre entre las células nerviosas, y los ácidos grasos son cruciales para mantener la comunicación entre las neuronas.[119]

Para analizar el valor de los complementos de ácidos grasos esenciales en la dispraxia, la doctora Jacqueline Stordy, de la Universidad de Surrey, en Inglaterra, dio complementos de ácidos grasos esenciales, que contenían DHA, EPA, AA y DGLA, a 15 niños cuyo rendimiento estándar a nivel de habilidades motrices y de coordinación les situaba en el 1% de la población más desfavorecida. Después de 12 semanas tomando complementos, mostraron mejoras significativas en sus habilidades manuales, en los juegos de pelota y en su equilibrio. También hubo una valoración parental más positiva.[120]

La doctora Stordy también evaluó los beneficios de los complementos de ácidos grasos esenciales en niños con problemas de dislexia. Observó que sólo 4 semanas después de tomar complementos de EPA y DHA, la visión nocturna y la adaptabilidad a la oscuridad (la cual es muy escasa en los disléxicos) de estos niños se había normalizado completamente.[121]

Por supuesto, para los niños y las niñas con dislexia y dispraxia es tan importante evitar las frituras y las grasas hidrogenadas como aumentar al máximo la ingesta de ácidos grasos esenciales.

La conexión entre el cobre y el zinc

Aunque la mayoría de las investigaciones actuales para encontrar soluciones nutricionales para la dislexia y la dispraxia se centran en los ácidos grasos esenciales, algunos científicos apuntan hacia el cobre —un elemento potencialmente tóxico que se encuentra en cantidades muy altas en los niños con dislexia—.[122] Como el zinc y la vitamina C son antagonistas del cobre, ésta es otra explicación posible de los beneficios de estos últimos nutrientes.

Si tus hijos tienen dislexia o dispraxia te sugerimos, junto a las recomendaciones del capítulo 13, que sigas los pasos siguientes:

- Asegúrate de que tengan un consumo óptimo de nutrientes en sus dietas y que tomen complementos de vitaminas y minerales de buena calidad y con suficiente zinc.
- Minimiza su ingesta de azúcares y alimentos refinados o procesados (los alimentos que aportan muchas calorías pero pocos nutrientes). Anímalos a que coman más alimentos ricos en nutrientes.
- Asegúrate de que tengan un consumo óptimo de ácidos grasos esenciales provenientes de semillas, aceites de semillas de extracción en frío y pescado azul. Asegúrate también de que tomen suficientes antioxidantes, especialmente vitamina E, para protegerlos del daño de los radicales libres.
- Minimiza su consumo de frituras, alimentos procesados y grasas saturadas de carne y productos lácteos.

16. Soluciones sin fármacos para el TDAH

Parece increíble, pero 1 de cada 10 niños padece el trastorno por déficit de atención e hiperactividad o TDAH. Los niños con esta dolencia no pueden permanecer quietos, tienen un intervalo de atención muy pobre, estados de ánimo muy volátiles y se pelean y causan problemas en las clases. Lo pasan mal tanto en la escuela como en casa, tienen un mal rendimiento, se meten en problemas y frecuentemente van pasando de una escuela a otra. Si no se tratan, los niños hiperactivos de seis años pueden llegar a ser delincuentes juveniles y acabar siendo adictos a las drogas y el alcohol.

A simple vista, el TDAH puede parecer algo achacable a una mala educación de los padres o de la escuela. Pero si se mira en profundidad, aparecen muchos factores potenciales que pueden causar este problema: herencia, tabaquismo, alcohol o drogas que consumiera la madre durante el embarazo, privación de oxígeno en el momento de nacer, trauma prenatal y contaminación medioambiental.

La buena noticia es que, muy a menudo, los niños y las niñas con TDAH tienen uno o varios desequilibrios nutricionales. Identificar y corregir estos desequilibrios puede mejorar asombrosamente la energía, la atención, la concentración y el comportamiento de estos niños y niñas.

Robert, un niño de ocho años, es un caso así. Se le diagnosticó TDAH, estaba «fuera de control» y sus padres estaban desesperados. Robert también había sufrido estreñimiento toda su vida. A través de un análisis bioquímico en el Brain Bio Centre descubrimos que era alérgico a los huevos y a los productos lácteos y que tenía mucha deficiencia de magnesio. Los análisis dietéticos revelaron que tomaba demasiado azúcar cada día. Recomendamos que disminuyera la ingesta de azúcares significativamente, que eliminase los huevos y los productos lácteos de su dieta y que tomara complementos de magnesio y ácidos grasos omega-3. Después de tres meses, sus padres nos informaron de que Robert era otro niño. Se había calmado mucho y era mucho más fácil de llevar tanto en la escuela como en casa. Su estreñimiento también desapareció por completo.

Puede resultar difícil delimitar la frontera entre el comportamiento de un niño con mucha energía dentro de los parámetros normales y una conducta activa anormal. Utiliza el cuestionario siguiente para evaluar a tus hijos o hijas. Responde con un 2 si el síntoma es severo, con un 1 si es moderado o con un 0 si es inexistente. Una puntuación total inferior a 12 es normal. Si es superior, más adelante descubrirás estrategias nutricionales que puedes aplicar.

Evaluación de la hiperactividad

¿Tus hijos o hijas...
- ...son demasiado activos?
- ...son inquietos?
- ...son incapaces de sentarse a comer sin moverse?
- ...son muy habladores?
- ...son patosos?
- ...son imprevisibles?
- ...son incapaces de responder a la disciplina?
- ...manifiestan problemas de habla?
- ...son incapaces de escuchar una historia hasta el final?
- ...son proclives a dejar los proyectos inacabados?
- ...tienden a romper los juguetes, los muebles, etc.?
- ...muestran poco interés por quedarse jugando?

- ❏ ...son incapaces de seguir instrucciones?
- ❏ ...se pelean con otros niños?
- ❏ ...son bromistas?
- ❏ ...son entrometidos?
- ❏ ...tienen arrebatos?
- ❏ ...es difícil conseguir que se duerman?
- ❏ ...son imprudentes?
- ❏ ...son impacientes?
- ❏ ...son proclives a tener accidentes?
- ❏ ...son destructivos?
- ❏ ...son desafiantes?
- ❏ ...son irritables?
- ❏ ...se ganan la antipatía de sus compañeros?
- ❏ ...mienten?
- ❏ ...mojan la cama?

Comer para calmarse

Si alguno de tus hijos sufre de TDAH y come poco, lo que debes hacer está claro: deberás mirar detalladamente qué cantidad de carbohidratos refinados come y qué tipo de grasas nocivas trans y otros alimentos malsanos consume. Observa qué es lo que falta en su dieta y crea un menú diario para calmarlo.

Señálale la puerta al azúcar

En el capítulo 2 vimos la importancia vital que tenían para la salud mental los niveles equilibrados de azúcar en sangre, y defendimos una dieta baja o exenta de azúcar. Una dieta alta en carbohidratos refinados no es buena para nadie, pero en algunos niños el consumo elevado de azúcar parece incluso provocar la hiperactividad y la agresividad.

Esencialmente, si alimentas a tus hijos con combustible de cohete (es decir, con azúcar y cafeína), no te sorprendas si su conducta está fuera de control. Incluso los niños llamados «normales» pueden descontrolarse después de un festín de azúcar. Hay estudios alimentarios que revelan consistentemente que los niños hiperactivos toman más azúcar que el resto de los niños,[123] y reducir la ingesta de azúcar ha demostrado reducir los actos conflictivos de jóvenes delincuentes.[124]

Otras investigaciones han confirmado que el problema no es el azúcar en sí, sino las formas en que se toma, la ausencia de una dieta global bien equilibrada y un metabolismo anormal de la glucosa. Un estudio con 265 niños hiperactivos observó que más de tres cuartas partes de ellos manifestaban una tolerancia anormal a la glucosa;[125] es decir, sus organismos tenían menos capacidad de manejar la ingesta de azúcar y mantener el equilibrio de los niveles de azúcar en sangre.

En cualquier caso, cuando los niños meriendan regularmente carbohidratos refinados, dulces, chocolates, refrescos, zumos y poco o nada de fibra para ralentizar la absorción de la glucosa, los niveles de glucosa en sangre oscilarán continuamente y provocarán fluctuaciones en sus niveles de actividad, concentración, atención y comportamiento. Evidentemente, éstos son los síntomas del TDAH. La calma inicial que a veces sienten los niños después de comer carbohidratos refinados puede deberse perfectamente a una normalización breve de los niveles de azúcar en sangre de un estado hipoglucémico (bajo nivel de azúcar en sangre) durante el cual el cerebro —incluyendo las partes de éste que controlan el comportamiento— estaba escaso de combustible.

Debido a que los niños con hiperactividad y TDAH parecen ser particularmente sensibles al azúcar, te recomendamos que elimines todas las formas de azúcar refinado, y todos los alimentos que los contengan, de la dieta de tus hijos o hijas. Entre estos alimentos están los zumos de fruta procesados y las bebidas con zumo, ya que éstas dan un buen chute de azúcar rápidamente. Reemplaza estos alimentos y bebidas por alimentos integrales y carbohidratos complejos, como el arroz integral y otros cereales integrales, la avena, las lentejas, las alubias, la quinoa y las hortalizas, todos ellos alimentos que deben comerse a lo largo del día. Tres comidas sustanciales al día y algunos refrigerios mantendrán los niveles de azúcar goteando de forma equilibrada y lenta.

Para ralentizar más el progreso de la glucosa en la corriente sanguínea, debes asegurarte de que la ingesta de carbohidratos de tus hijos esté equilibrada con proteínas, de manera que ingieran en cada comida y refrigerio la mitad de proteínas y la mitad de carbohidratos. Por ejemplo, dales un puñado de semillas y frutos secos con una pieza de fruta, o haz pollo o pescado con arroz para cenar.

Aumenta el consumo de ácidos grasos esenciales

Tal como vimos en el capítulo 12, los ácidos grasos esenciales son cruciales para la concentración. Particularmente, los omega-3 tienen un efecto calmante en muchos niños con hiperactividad y TDAH. Y muchos niños con TDAH, como los niños con dislexia, tienen síntomas visibles de deficiencia de ácidos grasos esenciales, tales como la sed excesiva, la piel seca, los eccemas y el asma.

También es interesante ver que los chicos, que requieren más ácidos grasos esenciales que las chicas, también son más proclives a sufrir el TDAH: cuatro de cada cinco personas con esta dolencia son del género masculino. Algunos investigadores tienen la teoría de que las deficiencias de ácidos grasos esenciales en niños con TDAH no sólo pueden estar relacionadas con la ingesta insuficiente de semillas o frutos secos (aunque es bastante común), sino también con que estos niños puedan tener una necesidad mayor, una absorción pobre, o sus organismos sean incapaces de convertir estas grasas esenciales en EPA y DHA, y de DHA a prostaglandinas, las cuales también son importantes para las funciones del cerebro.[126]

Así pues, es interesante ver que la conversión de ácidos grasos esenciales puede verse inhibida por muchos alimentos que provocan síntomas en niños con TDAH, tales como el trigo, los productos lácteos y los alimentos que contienen salicilatos (hablaremos de los salicilatos más adelante). Esta conversión también puede verse obstaculizada por las deficiencias de varias vitaminas y minerales —la vitamina B3 (niacina), B6, C, la biotina (B8), el zinc y el magnesio— que ayudan a las enzimas a realizar estas conversiones. Las deficiencias en zinc y magnesio son comunes en niños con TDAH.

Una investigación llevada a cabo en la Universidad de Purdue, Estados Unidos, confirmó que los niños con TDAH tienen un consumo inadecuado de los nutrientes requeridos para la conversión de los ácidos grasos esenciales en prostaglandinas, y tienen niveles más bajos de EPA, DHA y AA que los niños sin TDAH.[127] Los complementos que contenían todos estos ácidos grasos omega-3, preconvertidos, y ácidos grasos esenciales omega-6 del tipo GLA, redujeron los síntomas de TDAH como la ansiedad, las dificultades de atención y los problemas de comportamiento general.[128-130]

Investigaciones de la Universidad de Oxford han demostrado el valor de estos ácidos grasos esenciales en pruebas doble ciego. El estudio se realizó entre 42 niños de edades comprendidas entre los ocho y los doce años que sufrían los síntomas del TDAH y tenían problemas específicos de aprendizaje. Los niños que recibían ácidos grasos esenciales adicionales, mediante los complementos, se comportaban y aprendían mejor al cabo de doce semanas de tomarlos.[131] El caso siguiente, cortesía del Hyperactive Children's Support Group (Grupo de Apoyo a los Niños Hiperactivos) es revelador en este contexto.

Stephen, un niño de seis años, tenía hiperactividad con trastornos severos de sueño y conducta conflictiva tanto en casa como en la escuela. Le advirtieron de que lo expulsarían de la escuela debido a su comportamiento difícil. Los profesores dieron a sus padres dos semanas para solucionar el problema. Ellos contactaron con el Grupo de Apoyo a los Niños Hiperactivos, que les recomendó que le dieran aceite de prímula. Debido a que Stephen era demasiado joven para tomar cápsulas y no tomaría el aceite directamente con la cuchara, le hacían friegas cada mañana y cada tarde con una dosis de 1,5 g de este aceite. La escuela no tenía conocimiento de esto, pero después de cinco días recibiendo el masaje, la profesora de Stephen llamó a sus padres para decirles que en treinta años de profesión nunca había visto un cambio de comportamiento tan asombroso en un niño.

Después de tres semanas dejaron de darle masajes con aceite de prímula, y una semana después de esto la escuela volvió a quejarse a sus padres. Volvieron a aplicarle el aceite y de nuevo hubo cambios en el comportamiento del niño. Vale la pena destacar que las friegas de aceite en la piel no son tan eficaces como tomar las cápsulas directamente, ya que sólo pasa al organismo una pequeña parte de sus propiedades. Así pues, la historia de Stephen es del todo remarcable.

Muchos niños no consumen alimentos ricos en ácidos grasos esenciales omega-3, a pesar de que obtendrían muchos beneficios si tomaran más pescado azul (salmón salvaje o biológico, sardinas, caballa, atún fresco) y semillas de lino, cáñamo, girasol, calabaza o sus aceites respectivos extraídos en frío. También es importante sustituir los alimentos que pueden obstaculizar la conversión de los ácidos grasos esenciales en prostaglandinas —como las frituras— y tomar complementos que contengan los nutrientes necesarios para dicha conversión, tales como las vitaminas B y el zinc.

Identifica las alergias

De todos los caminos que hemos visto, la conexión entre la hiperactividad y la sensibilidad alimentaria es la vía que más vale la pena explorar en los niños que muestran signos de TDAH.

Un estudio realizado por el doctor Joseph Bellanti de la Universidad de Georgetown, en Washington D.C., observó que los niños hiperactivos son siete veces más proclives a tener alergias alimentarias que el resto de niños. Según sus investigaciones, el 56% de los niños hiperactivos de edades entre los siete y los diez años tenían resultados positivos en los test de alergias, mientras que sólo el 7% de los niños «normales» tenían resultados positivos. Otra investigación diferente, llevada a cabo por el Grupo de Apoyo a los Niños Hiperactivos, encontró que el 89% de los niños con TDAH tenían reacciones a los colorantes alimentarios, el 72% a los edulcorantes, el 60% al MSG (glutamato monosódico), el 45% a todos los aditivos sintéticos, el 50% a la leche de vaca, el 60% al chocolate y el 40% a las naranjas.[132] Para saber más de los aditivos alimentarios, dirígete al capítulo 8.

Otras sustancias que han demostrado producir cambios de comportamiento son el trigo, el maíz, la levadura, la soja, los cacahuetes y los huevos.[133] Los síntomas estrechamente relacionados con las alergias incluyen los problemas nasales y la mucosidad excesiva, las infecciones de oído, los sudores faciales, la decoloración alrededor de los ojos, la tonsilitis, los problemas digestivos, la mala respiración y el asma, los eccemas, los dolores de cabeza y la enuresis nocturna. (Dirígete al capítulo 9 para los detalles de identificación de alergias alimentarias en niños.)

Un 90% de los niños hiperactivos obtienen beneficios al eliminar de sus dietas los colorantes, los edulcorantes y los conservantes, los alimentos procesados o refinados y los alimentos identificados como problemáticos mediante un análisis de sangre u otro tipo de prueba.[134] Algunos padres también han constatado la efectividad de la dieta Feingold, la cual no sólo elimina los aditivos artificiales, sino también los alimentos que contienen, de forma natural, sustancias denominadas *salicilatos*.

Investigadores de la Universidad de Sydney, en Australia, observaron que el 75% de 86 niños con TDAH reaccionaban negativamente a los alimentos que contenían salicilatos.[135] Entre estos alimentos se encuentran las ciruelas pasas, las pasas, las frambuesas, las almendras, los albaricoques, las cerezas en almíbar, las grosellas negras, las naranjas, las fresas, las uvas, la salsa de tomate, las ciruelas, los pepinos y las manzanas ácidas. Como la lista de alimentos que contienen salicilatos es muy larga y contiene muchos alimentos que también son muy nutritivos, eliminarlos todos de la dieta debe considerarse sólo como segunda alternativa y debe planearse cuidadosamente y tener el seguimiento de un profesional nutricionista.

Cuando comprendemos en qué medida ayuda a los niños hiperactivos una dieta baja en salicilatos, vemos que esta alternativa tampoco es muy útil para el tipo de cambio drástico de alimentación que conlleva. Los salicilatos inhiben la conversión y la utilización de los ácidos grasos esenciales, los cuales ya hemos visto que suelen encontrarse en niveles bajos en niños hiperactivos. Así pues, en lugar de eliminar los salicilatos, el simple aumento de la ingesta de ácidos grasos esenciales puede ayudar, y, como hemos visto, esto también funciona.

Soluciona las deficiencias

Muchos estudios han demostrado que cuando los niños toman complementos nutricionales su rendimiento escolar aumenta y su conducta conflictiva disminuye. Aunque es poco probable, según las investigaciones realizadas hasta el momento, que el TDAH sea exclusivamente una dolencia causada por deficiencias nutricionales, muchos niños con este problema presentan deficiencias de ciertos nutrientes esenciales y tienen una respuesta muy positiva con los complementos alimentarios.

El zinc y el magnesio son los nutrientes más deficientes en personas con TDAH. De hecho, los síntomas de deficiencia de estos minerales son muy similares a los síntomas del TDAH. Por ejemplo, los niveles bajos de magnesio pueden provocar movimientos excesivos, inquietud ansiosa, insomnio, problemas de coordinación y problemas de aprendizaje (si se acompañan con un CI normal).

Investigadores polacos que analizaron a 116 niños con TDAH para ver sus niveles de magnesio, vieron que el 95% de ellos tenía deficiencias de magnesio, un porcentaje mucho más elevado que en los niños en condiciones saludables. El equipo de investigación también observó una correlación entre los niveles de magnesio y el grado de severidad de los síntomas. La toma de 200 mg diarios de complementos de magnesio durante seis meses redujo significativamente la hiperactividad de los niños con TDAH, mientras que el comportamiento de los niños del estudio que no habían recibido magnesio empeoró.[136]

El doctor Neil Ward, de la Universidad de Surrey, ha presentado unas conclusiones que podrían explicar la relación entre el TDAH y estas deficiencias. En un estudio con 530 niños hiperactivos, el doctor Ward observó que, comparados con los niños sin TDAH, había un porcentaje muy alto de niños que había tomado muchos tratamientos de antibióticos en sus primeros años de vida.[137] Otras investigaciones posteriores revelaron que los niños que habían recibido más de tres tratamientos de antibióticos antes de los tres años de vida presentaban niveles bajos significativos de zinc, calcio, cromo y selenio.[138] Esto se debe probablemente a que los antibióticos tienen efectos nocivos en la flora beneficiosa de los intestinos y, en consecuencia, en toda la salud digestiva (tal como dijimos en el capítulo 9).

Incluso si organizamos una dieta infantil que incluya altos niveles de todos los nutrientes esenciales, sin añadir complementos alimentarios, podemos cambiar significativamente el comportamiento de los niños. El doctor Stephen Schoenthaler del departamento de justicia social y criminal de la Universidad del Estado de California, la Stanislaus, ha llevado a cabo investigaciones extensivas sobre la relación entre la dieta pobre, el estado de nutrición y el comportamiento conflictivo.

En sus muchos estudios controlados con placebos realizados a lo largo de 18 meses en Alabama, Florida y Virginia, sobre 1.000 delincuentes juveniles reincidentes, el doctor Schoenthaler descubrió que mejorando las dietas de estas personas también mejoraba su comportamiento entre un 40% y un 60%. Los análisis de sangre para ver los niveles de vitaminas y minerales de estos individuos mostraron, antes del estudio, que alrededor de una tercera parte de los implicados tenían niveles bajos de uno o varios minerales y vitaminas. Al final del estudio, entre el 70% y el 90% de las personas cuyos niveles nutricionales habían aumentado, mostraron una mejora sustancial de su comportamiento.[139]

Expulsa las horribles toxinas

Si miramos más allá de los niveles bajos de nutrientes esenciales, veremos que los antinutrientes también pueden inducir los síntomas del TDAH. Un ejemplo de éstos es el cobre, el cual se encuentra en niveles muy altos en niños con TDAH. Existen estudios que también han revelado una conexión entre los niveles altos de aluminio y la hiperactividad. Existen muchos elementos que pueden provocar una disminución en el organismo de nutrientes esenciales como el zinc, y pueden contribuir a que se produzcan deficiencias nutricionales. Un análisis del cabello para comprobar si existe algún tipo de intoxicación con metales pesados es, por lo tanto, un elemento importante que forma parte del acercamiento nutricional global. (El capítulo 7 explica detalladamente cómo eliminar los metales pesados del organismo de los niños.)

El aumento del Ritalin

Es triste que a muchos niños y niñas hiperactivos no los examinen a nivel químico, nutricional o alérgico, o que no sean tratados en un contexto nutricional. En lugar de eso, cuando muchos médicos se encuentran con un niño o una niña que sufre TDAH, les prescriben una anfetamina como el Ritalin o la Concerta, las cuales pueden crear adicción y tienen propiedades muy similares a las de la cocaína. Mediante técnicas de imagen del cerebro la doctora Nora Volkow, del Brookhaven National Laboratory de Upton, Nueva York, ha demostrado que el Ritalin es, de hecho, más potente que la cocaína. Entonces, ¿por qué habiéndose recetado tanto no crea adicciones en los niños? La respuesta de la doctora Volkow es que el comprimido de Ritalin tarda una hora en afectar al cerebro, mientras que la cocaína inyectada o fumada tarda segundos.[140]

A pesar de estas revelaciones, el flujo de prescripciones de Ritalin parece no disminuir. El Ritalin se da actualmente al 20% de los niños de algunas escuelas americanas, aunque los investigadores de este fármaco han demostrado que su consumo puede empeorar la conducta de muchos niños en lugar de ayudarlos.

En el año 2004, las prescripciones de Ritalin y otros fármacos de metilfenidato ascendieron a 360.000; un coste de unos 16,74 millones de euros. Esta cantidad duplica el número de prescripciones del año 1999. Y éste es sólo uno de los fármacos que se prescriben a los niños.[141] En Estados Unidos, actualmente hay más de ocho millones de niños consumiendo fármacos, lo que supone la asombrosa cantidad del 10% de los niños entre seis y catorce años. Otras drogas que se utilizan son ligeras variantes del Ritalin —por ejemplo, versiones de absorción sostenida—. Una droga más reciente, la Strattera (atomoxetina), también se receta a los niños con TDAH. Este fármaco funciona previniendo la reabsorción del neurotransmisor noradrenalina, lo que hace que esta última sustancia permanezca más en circulación dentro del organismo.

Se cree que los efectos calmantes de fármacos como el Ritalin o el Strattera en niños hiperactivos se debe a que no hay suficientes neurotransmisores de noradrenalina en la parte del cerebro que se supone que tiene la función de filtrar los estímulos sin importancia. La doctora Joan Baizar de la Universidad de Buffalo, Nueva York, ha demostrado que, aunque antes se suponía que los efectos del Ritalin duraban poco, en realidad sus efectos inician cambios efectivos en el cerebro que se mantienen incluso después de que los efectos terapéuticos hayan desaparecido.[142]

El doctor Peter Breggin, un psiquiatra del International Centre for the Study of Psychiatry and Psychology (Centro Internacional para el Estudio de la Psiquiatría y la Psicología), en Estados Unidos, es un crítico directo del Ritalin. Dice que este fármaco, lejos de ayudar a los niños con problemas de TDAH, es realmente nocivo para el desarrollo del cerebro de los niños, porque disminuye el riego sanguíneo en ellos. Dice así: «El Ritalin no corrige los desequilibrios bioquímicos, sino que los causa». También añade que las investigaciones de este fármaco con resultados negativos están siendo suprimidas para proteger los enormes beneficios económicos que producen sus ventas.

Estas no son buenas noticias cuando leemos que la DEA (el organismo regulador de las drogas en Estados Unidos) menciona los efectos secundarios de este fármaco. Además de aumentar la presión sanguínea, la frecuencia cardíaca, la respiración y la temperatura, las personas que toman Ritalin también pueden experimentar supresión del apetito, dolores de estómago, pérdida de peso, retraso del crecimiento, tics faciales, calambres musculares, euforia, nerviosismo, irritabilidad, agitación, insomnio, episodios psicóticos, comportamiento agresivo, ilusiones paranoides, alucinaciones, comportamientos extraños, arritmias cardíacas y palpitaciones, dependencia psicológica e incluso la muerte.[143]

El Ritalin tampoco funciona con el paso del tiempo. Los Institutos Nacionales de Salud de Estados Unidos concluyeron que el Ritalin no demostraba mejorías a largo plazo en la actividad escolar de los niños.[144] Lo que es más, los niños que toman Ritalin u otros fármacos estimulantes, en el futuro son más proclives a convertirse en adictos al tabaco y a abusar de otras sustancias estimulantes como la cocaína. En resumidas cuentas: hazlo por tus hijos y no aceptes una prescripción de este tipo de fármacos.[145]

Viendo la posibilidad de que el Ritalin puede causar deficiencias de noradrenalina en el cerebro, es importante mencionar que el magnesio tiene un papel esencial en la producción de noradrenalina. Con seguridad, la mayoría de los niños son fácilmente capaces de dejar de tomar Ritalin después de tres semanas tomando complementos de 500 mg diarios de magnesio. Aunque la toma de 200 mg de magnesio al día es perfectamente segura, no te recomendamos cantidades superiores a menos que estés bajo la supervisión de un profesional nutricionista o un médico. Otros nutrientes relacionados con la producción de noradrenalina son el manganeso, el hierro, el cobre, el zinc, la vitamina C y la vitamina B6.[146] Muchos de estos nutrientes también están relacionados con la metabolización correcta de los ácidos grasos esenciales (ver más abajo).

A pesar de los asombrosos resultados descritos por los enfoques nutricionales con respecto al TDAH, el Ritalin se prescribe mucho más que los complementos alimentarios. El doctor Bernard Rimland evaluó la eficacia relativa de las diferentes estrategias nutricionales comparándolas con los fármacos como el Ritalin. ¡Sus resultados demostraron que la toma de complementos de vitamina B6 y magnesio era diez veces más eficaz que el Ritalin!

> ### Las vitaminas frente a las fármacos: ¿qué funciona mejor?
>
> Después de que el doctor Bernard Rimland viera los buenos resultados del enfoque nutricional con el TDAH en un estudio rea-

lizado con 191 niños, el fallecido Humphry Osmond, un doctor establecido en Saskatchewan, Canadá, decidió comparar estos resultados con los resultados obtenidos con niños tratados con fármacos. El doctor Osmond hizo un informe del número total de niños y los fármacos que tomaban, el número que recibió ayudas, el número que empeoró y el ratio de eficacia relativa (es decir, el número que sintió mejorías dividido por el número que empeoró). De esta manera, si los que se sienten mejor doblan en número a los que se sienten peor el ratio es 2. Si hay el mismo número de personas que sienten mejorías que el número de personas que se sienten peor, el ratio es 1.

El resultado de la prueba fue que el número de pacientes que se sienten mejor iguala al número de pacientes que empeora. Estos resultados contrastan asombrosamente con los obtenidos por el enfoque nutricional: el número de pacientes que se siente mejor con el enfoque nutricional es 18 veces mayor que el número que pueda sentirse peor, con un 66% del total respondiendo positivamente.

Tratamientos de TDAH: resultados comparados

Medicación	Total	N.º de mejorados	N.º de empeorados	Ratio de eficacia relativa
Dexadrina	172	44	80	0,55
Ritalin	66	22	27	0,81
Mysoline	10	4	4	1,00
Valium	106	31	31	1,00
Dilantin	204	57	43	1,33
Benadril	151	34	25	1,36
Stelazine	120	40	28	1,43
Deanol	73	17	10	1,70
Mellaril	277	101	55	1,84
Todos los fármacos	1.591	440	425	1,04
Vitaminas	191	127	7	18,14

Como puedes ver en la tabla anterior, el mejor fármaco para el TDAH es el Mellaril, no el Retalin. Aun así, ninguno de estos fármacos fue tan eficaz como los complementos de vitamina B6 y magnesio o el nutriente cerebral DMAE, prescrito como Deanol en EE.UU. y que dobla en eficacia al Retalin (ver página siguiente).

Aunque tú, como padre o madre, puedes hacer mucho, el TDAH es una dolencia compleja. Como tal, realmente requiere la supervisión y el tratamiento de un médico especialista, ya que será él quien pueda diseñar una estrategia nutricional correcta para los niños. Los complementos alimentarios del niño o la niña deben valorarse individualmente. Los niños también deberán seguir una dieta lo más saludable posible. Puede que pasen un mínimo de tres a seis meses antes de que empieces a percibir cambios sustanciales. No obstante, puede que veas rápidamente una ralentización general de su hiperactividad y una mejora de su concentración. Cuando tus hijos o hijas empiezan a sentirse y a comportarse mejor, la respuesta positiva que reciban de sus padres y maestros puede que los anime a adherirse al programa nutricional durante largo tiempo, lo cual es lo que realmente producirá los mejores resultados.

Síndrome de déficit de recompensa

Algunos niños con TDAH también sufren el «síndrome de déficit de recompensa»,[147] debido al cual tienen una necesidad constante de estímulos. Se cree que esto ocurre porque el organismo no produce la suficiente cantidad de neurotransmisores de la motivación llamados dopamina (a partir de los cuales se hacen la adrenalina y la noradrenalina), o no tiene una respuesta suficiente ante su propia dopamina.

Las drogas como la cocaína y el Ritalin aumentan tanto la producción de dopamina como la sensibilidad hacia ella, al menos a corto plazo. Para estos niños, el Ritalin puede parecer una cura milagrosa. Pero, a largo plazo, esta sustancia causará una «regulación baja», por lo que el niño necesitará incluso más estimulación. Quizás ésta sea la causa de que los niños que toman Ritalin sean más proclives a abusar de otras drogas que estimulan la dopamina y tengan más probabilidades de convertirse, en un futuro, en drogodependientes.[148]

Para estos niños, el estimulante y nutriente cerebral DMAE (vendido en Estados Unidos como Deanol) es muy eficaz. El doctor Charles Grant, psiquiatra e investigador, descubrió que aparte de aumentar la acetilcolina (el neurotransmisor de la memoria), el DMAE, en altas dosis, puede bloquear literalmente los receptores de acetilcolina. Esto permite que se libere más dopamina y, por lo tanto, que se estimule el cerebro. Esta actividad podría explicar el éxito que el DMAE tiene en el tratamiento del síndrome de déficit de recompensa y del TDAH.

A diferencia del Ritalin, el DMAE no aumenta la necesidad de estímulos externos y no tiene los mismos efectos secundarios perjudiciales.

Así pues, recomendamos los pasos siguientes para todos los niños que sufran de TDAH o hiperactividad.

- Sigue los consejos de la primera parte del libro relacionados con los nutrientes, el azúcar, los ácidos grasos esenciales y los metales pesados.
- Elimina los aditivos químicos alimentarios y analiza otros posibles alérgenos como el trigo, los lácteos, el chocolate, las naranjas y los huevos.
- Considera la posibilidad de tomar DMAE bajo la guía y supervisión de un médico o un especialista en nutrición.

17. El espectro autístico

 Pocas enfermedades nos parecen tan misteriosas como el autismo. El espectro autístico va desde personas que no hablan o tratan con los demás a formas de funcionamiento elevado como es el caso del síndrome de Asperger. La amplitud de este abanico puede ser asombrosa. Por ejemplo, algunos creen que dos de las personas que han moldeado profundamente nuestra comprensión de la naturaleza —Einstein y Newton— habían sufrido el síndrome de Asperger.

Los puntos en común que tienen las dolencias de las que hemos hablado en los dos últimos capítulos —la dislexia, la dispraxia y el TDAH— también suelen estar presentes en el autismo. Por esta razón, algunos empiezan a pensar que este trío de dolencias pertenece realmente al espectro autístico, como sus formas de funcionamiento más elevado. No obstante, el autismo es una dolencia diferente que tiene síntomas específicos. Éstos incluyen dificultades del habla, anormalidad en la postura o en la gestualidad, problemas para comprender los problemas de los demás, percepciones erróneas tanto sensitivas como visuales, miedos y ansiedades, anormalidades conductuales compulsivas u obsesivas y movimientos ritualistas. Los ataques de arrebato también son comunes en aquellos que sufren problemas severos de autismo (ver la página 213 para la descripción de esta dolencia y las maneras de combatirla).

El Departamento de Estado de Servicios para el Desarrollo de EE.UU. observó que la incidencia de afectados por autismo se ha más que triplicado entre los años 1987 y 1999.[149] En el caso del Reino Unido, los gráficos muestran que en la última década ha habido de 3 a 10 veces más casos de autismo. Aunque el autismo solía ser «de nacimiento», o al menos se detectaba durante los seis primeros meses de vida, tanto en Estados Unidos como

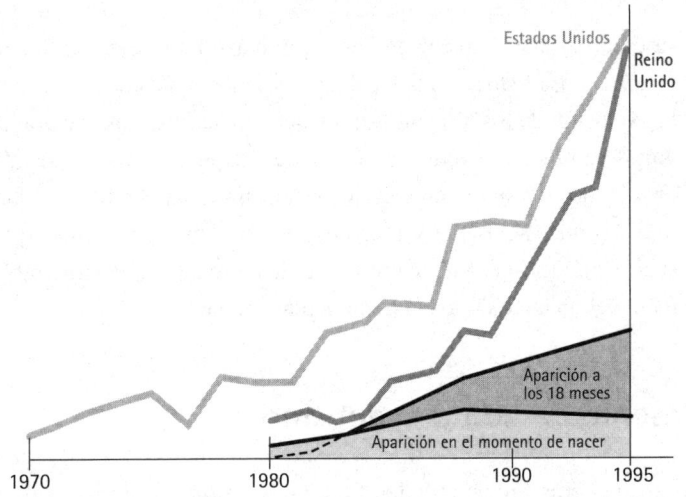

Este gráfico nos muestra que el autismo va en aumento en Estados Unidos y en el Reino Unido. La esquina de la derecha ilustra el cambio con respecto a la aparición del autismo.

en Inglaterra, durante estos últimos diez años, ha habido un aumento dramático «de aparición tardía» del autismo, normalmente detectado a los dos años de vida. Según la National Autistic Society de Inglaterra, la incidencia de esta enfermedad actualmente afecta a más del 1% de los niños.

Estos datos nos sugieren fuertemente que algo nuevo está provocando una epidemia. Los posibles causantes pueden estar en la dieta, en las vacunas y en los problemas gastrointestinales, los cuales también están aumentando mucho entre los niños.

Andrew, un niño de seis años, es un ejemplo claro. Le habían diagnosticado autismo a la edad de dos años y medio. Tenía infecciones de oídos frecuentes y era muy delicado para comer, a veces restringía su dieta a dos alimentos diarios: los *nuggets* de pollo y las patatas fritas. Los análisis revelaron que tenía algunas alergias alimentarias y sus niveles de magnesio eran bajos. Una evaluación de su dieta también mostró que estaba tomando enormes cantidades de azúcar. La reducción del azúcar, los suplementos de magnesio y la exclusión de los alimentos a los que era alérgico provocaron algunos cambios positivos en él. Al cabo de unas semanas, sus padres notaron, y otros también lo comentaron, que Andrew brillaba más, era más sonriente y afectuoso y tenía un mejor contacto visual. Dejó de tener infecciones de oídos y se amplió considerablemente el abanico de los alimentos que comía.

Desenmarañando el autismo

Como en otras enfermedades parecidas, surge la pregunta de si esta dolencia es heredada o si su causa está en algo de la dieta o del medio ambiente. El autismo afecta cuatro veces más a los chicos que a las chicas. Los padres y los hermanos de niños autistas son más proclives a tener problemas de alergia al gluten o a la leche, problemas digestivos como el síndrome de colon irritable, colesterol alto, ceguera nocturna, sensibilidad a la luz, problemas de tiroides o cáncer. Los niños que no han sido amamantados también tienen más riesgos de sufrir esta dolencia.

A primera vista, puede parecer que los niños autistas heredan ciertos desequilibrios. No obstante, una explicación alternativa puede ser que otros miembros de su familia tengan los mismos desequilibrios bioquímicos, coman los mismos alimentos y carezcan de los mismos nutrientes.

Dado que hay puntos en común con la dislexia, la dispraxia y el TDAH, todos los factores que hemos discutido en los dos capítulos anteriores también son relevantes para tratar el autismo. Por lo tanto, si tienes algún hijo autista, deberás ayudarle a equilibrar sus niveles de azúcar, hacerle pruebas para ver si su organismo contiene metales pesados que puedan contaminar su cerebro, eliminar de su dieta los aditivos alimentarios, identificar sus posibles alergias, corregir sus problemas digestivos y sus posibles deficiencias nutricionales y asegurarte de que tenga un consumo óptimo de ácidos grasos esenciales. Existen evidencias crecientes de que estas medidas pueden inducir grandes cambios en los niños con autismo. Ésta es ciertamente nuestra experiencia en el Brain Bio Centre.

Deficiencias nutricionales

Gracias a las investigaciones del doctor Bernard Rimland del Institute for Child Behaviour Research (Instituto para la Investigación del Comportamiento de los Niños) en San Diego, California, desde la década de 1970 sabemos que el enfoque nutricional puede ayudar a los niños con autismo. En sus estudios demostró que los complementos de vitaminas B6 y C y de magnesio mejoraban significativamente los síntomas de los niños autistas. En uno de sus primeros estudios, en 1978, 12 de 16 niños autistas mejoraron con los complementos y luego volvieron a empeorar cuando estos complementos se reemplazaron por placebos.[150] En las décadas siguientes a los estudios del doctor Rimland, muchos otros investigadores también han confirmado cambios positivos por medio de este enfoque.[151]

Sin embargo, todavía hay algunos investigadores que no han conseguido resultados positivos con ciertos nutrientes. Por ejemplo, un estudio francés con 60 niños autistas demostró que éstos mejoraban significativamente con una combinación de vitamina B6 y magnesio, pero no cuando uno de los dos nutrientes se administraba solo.[152] Este estudio muestra la importancia de encontrar el equilibrio correcto entre nutrientes, lo que parece ser diferente para cada niño.

La vitamina B6 puede ayudar especialmente, en parte porque muchos niños con autismo o con dificultades de aprendizaje tienen pyroluria (una enfermedad en la cual, por razones genéticas, se excretan por la orina altos niveles de compuestos conocidos como *kryptopyrroles*, lo que causa una deficiencia de zinc y vitamina B6). Todos los niños del espectro autístico deberían ser analizados para la pyroluria, lo cual se hace mediante un análisis de orina simple. Los complementos de niveles apropiados de vitaminas B6 y zinc han demostrado mejorías remarcables en estos enfermos.

Una carencia de las grasas correctas

Las deficiencias de ácidos grasos esenciales son comunes entre los autistas.[153] Investigaciones llevadas a cabo por el doctor Gordon Bell, de la Universidad Stirling, han demostrado que algunos niños autistas tienen un defecto enzimático que provoca la eliminación de ácidos grasos esenciales de las membranas celulares del cerebro más rápido de lo que debería ser. Esto significa que un niño autista tiene posibilidades de necesitar más ácidos grasos esenciales que los niños «normales». Se ha demostrado que la toma de EPA, el cual puede disminuir la actividad del enzima defectuoso, ha mejorado clínicamente el comportamiento, el humor, la imaginación, el habla espontánea, los hábitos de sueño y la focalización de los niños autistas.[154-155]

La conexión con la vitamina A

La pediatra Mary Megson de Richmond, Virginia, cree que muchos niños autistas tienen carencias de vitamina A. También conocida como retinol, la vitamina A es esencial para la vista, como ya hemos visto anteriormente. También es vital para construir células sanas en los intestinos y el cerebro. No hay ninguna duda de que algo ocurre en el tracto digestivo de los niños autistas. Así pues, ¿cómo encaja la vitamina A en este puzzle?

Las mejores fuentes de vitamina A son la leche materna, los órganos animales, la grasa de leche, el pescado y el aceite de hígado de bacalao (ninguna de ellas con fuerte presencia en nuestras dietas). En lugar de éstas tenemos leche formulada, alimentos fortalecidos y multivitaminas, muchas de las cuales contienen formas alteradas de retinol como el retinil palmitato, el cual no funciona tan bien como el retinol derivado del pescado o la carne. La doctora Megson empezó a preguntarse qué pasaría si estos niños no estuvieran tomando la suficiente vitamina A.[156]

Se dio cuenta de que esto no sólo afectaría a la integridad de su tracto digestivo, sino que también haría aumentar las posibilidades de tener alergias. También afectaría al desarrollo de sus cerebros y perjudicaría su vista. De hecho, se han detectado tanto las diferencias en los cerebros de los niños autistas como sus deficiencias de la vista. La doctora Megson dedujo que los defectos de la visión eran una pista importante, ya que la carencia de vitamina A significaba una visión pobre en blanco y negro; un síntoma que se encuentra frecuentemente en los familiares de niños autistas.

Si no podemos ver en blanco y negro, no podemos ver las sombras y esto hace que perdamos la capacidad de percibir en tres dimensiones. Esto, a su vez, también haría que no percibiéramos bien las expresiones de la gente, lo que podría explicar por qué algunos niños autistas tienden a no mirar directamente a las personas: miran de lado. Esta actitud, concebida durante mucho tiempo como un signo de poca sociabilidad, podría ser, para ellos, la mejor manera de ver las expresiones de la gente, ¡ya que en las extremidades de los ojos hay más receptores de luz en blanco y negro que en el centro!

Por supuesto, las pruebas se están cociendo. La doctora Megson ha informado de las mejoras rápidas y asombrosas que se han evidenciado por medio de la simple administración de aceite de hígado de bacalao con contenidos de vitamina A (natural y sin adulteraciones). Ha visto resultados en pacientes que llevaban una semana tomando el aceite.[157] Aquí tenemos algunos de los comentarios que algunos de sus pacientes hicieron después de empezar a tomar los complementos de aceite de hígado de bacalao: «Ahora sé dónde están mis dedos», «Ahora puedo ver mis brazos al mismo tiempo que veo los dedos de las manos», «Mi tele se está haciendo más grande. Ahora veo las emociones en las caras de las personas que aparecen en televisión».

Nosotros recomendamos complementos de aceite de hígado de bacalao a un niño de siete años que sufría de Asperger. Tal como dijo su madre: «A las dos semanas de seguir vuestro consejo hubo una mejoría considerable en su contacto visual». Aunque debemos ser cautelosos con las cantidades diarias de esta vitamina de grasa soluble (ver página 156), la vitamina A es una opción que merece la pena adoptar.

Alergias: indeseables a bordo

Además de las probables deficiencias nutricionales, el factor contributivo más significativo en el autismo parece ser las alergias alimentarias y químicas, las cuales frecuentemente llegan al cerebro debido a una digestión o a una absorción deficiente. Gran parte del ímpetu por reconocer la importancia de la intervención nutricional proviene de los padres que han notado mejorías asombrosas en sus hijos cuando han cambiado sus dietas. Como ya dijimos en otra parte del libro, algunos alimentos y sustancias parecen afectar negativamente a muchos niños. Entre estas sustancias y alimentos se encuentran:

- El trigo y otros cereales que contienen gluten.
- La leche y los productos lácteos que contienen caseína.
- Los cítricos.
- El chocolate.
- Los colorantes artificiales.
- El paracetamol.
- Los salicilatos (ver página 187).

La evidencia directa más sólida de alimentos relacionados con el autismo apunta hacia el trigo y los productos lácteos, y las proteínas específicas que contienen estos alimentos (llamados *gluten* y *caseína*). Estas proteínas son difíciles de digerir y, especialmente si se introducen muy temprano en la vida, pueden provocar alergias. Fragmentos de estas proteínas, llamadas *péptidos*, pueden tener impactos muy importantes en el cerebro. Pueden actuar directamente en el cerebro imitando a los opioides naturales del organismo (como las enkefalinas o las endorfinas) y, por lo tanto, a veces se denominan *exorfinas*. También pueden deshabilitar a las enzimas encargadas de fragmentar estos compuestos naturales del organismo.

En cualquiera de los casos, la consecuencia es un aumento de la actividad opioide, lo que lleva a muchos síntomas que describimos como *autismo*. Investigadores de la Unidad de Investigación del Autismo de la Universidad de Sunderland han encontrado altos niveles de péptidos en la sangre y en la orina de niños autistas.[158]

Los intestinos

Para comprender cómo ciertos alimentos pueden ser perjudiciales para individuos sensibles, primero debemos echar una ojeada a cómo éstos entran en el organismo por vía intestinal.

Como ya hemos visto, los péptidos exorfinas derivan de las proteínas que no han sido completamente digeridas, particularmente de los alimentos que contienen gluten y caseína. Uno de estos péptidos, llamado IAG y que deriva del gluten del trigo, se ha detectado en el 80% de los pacientes autistas.[159] Así pues, el primer problema es la mala digestión de las proteínas. Una carencia de vitamina B6 y zinc podría contribuir a este problema, ya que ambos nutrientes son esenciales para la correcta producción de ácido del estómago y la proteína de la digestión. Sin embargo, sus niveles suelen ser deficientes, como ya hemos dicho, en niños autistas con pyroluria.

No obstante, sea lo que sea, los fragmentos de proteína parcialmente digerida no deberían entrar en el torrente sanguíneo.

Pero ¿cómo entran? La deficiencia de vitamina A es una de las principales culpables, pero quizás no sea la única.

Muchos padres de niños autistas informaron de que sus hijos habían recibido tratamientos repetidos o prolongados de antibióticos para problemas de oído u otras infecciones respiratorias durante su primer año de vida, antes de que les diagnosticaran autismo. En el capítulo 9, vimos cómo los antibióticos de amplio espectro matan tanto las bacterias buenas como las malas del intestino, lo que debilita las membranas intestinales. Esto puede llevar a lo que se conoce como *síndrome del intestino permeable*: hay grandes cantidades de moléculas que pasan al organismo, cuando no deberían, a través de la membrana intestinal.[160] Una de estas moléculas podrían ser los péptidos exorfinas.

Cuando el doctor Andrew Wakefield, del Royal's Free Hospital de Londres, estudió a 60 niños autistas con problemas gastrointestinales, observó que estos niños tenían muchas más lesiones en los intestinos que los niños normales que también presentaban problemas gastrointestinales. De hecho, un 90% de los niños autistas tenían intestinos crónicamente inflamados como resultado de la infección.[161]

Así pues, si tienes algún hijo que sufra de autismo, es vital restaurar su salud a nivel intestinal. Puedes empezar simplemente dando complementos de enzimas digestivos y alimentos probióticos que restauren el equilibrio bactericida de los intestinos. Estas medidas, que han tenido resultados clínicos positivos en niños autistas,[162] ayudan a curar el tracto digestivo y a promover una absorción normal. Los alimentos probióticos también pueden ayudar a que los niños digieran las exorfinas antes de que éstas se absorban en el organismo.[163]

El aminoácido L-glutamina ayuda a restaurar la integridad del tracto digestivo. Una toma de 500 mg disueltos en agua antes de dormir ayudará al niño a acelerar la curación del intestino y a reducir su sensibilidad alérgica. No obstante, algunos niños autistas tienen problemas para procesar los aminoácidos como la glutamina, los cuales pueden resultar en la producción de amoníaco. Por lo tanto, te recomendamos que primero busques los consejos de un profesional de la nutrición.

Eliminando el trigo y los productos lácteos

Añadir complementos a la dieta de los niños es importante, pero igual de importante es suprimir de la dieta los alimentos sospechosos. Algunos padres de niños autistas nos han relatado historias de mejoras asombrosas en sus hijos una vez habían suprimido de su dieta la caseína (la proteína de leche) y el gluten (la proteína del trigo, la cebada, el centeno y la avena).[164] No obstante, como los péptidos tóxicos tardan un tiempo en abandonar la sangre y el cerebro, los resultados pueden ser lentos.

El doctor Robert Cade, profesor de medicina y psicología de la Universidad de Florida, ha observado que cuando disminuyen los niveles de péptidos en la sangre también decrecen los síntomas del autismo. Dice así: «Si [los niveles de péptidos] pueden situarse a niveles normales, vemos siempre mejoras sustanciales» (ver el gráfico de la página siguiente). No obstante, para conseguir esto debes hacer que tus hijos o hijas se adhieran a una dieta estricta exenta de caseína y gluten.[165]

Si decides tomar este camino con tus hijos, deberás esperar un proceso lento. La Autism Research Unit (Unidad de Investigación del Autismo) de la Universidad de Sunderland, recomienda una supresión gradual de alimentos, esperar tres semanas después de la supresión de los productos lácteos (caseína) para suprimir de la dieta el trigo, la avena, la cebada y el centeno (gluten). Esto puede ayudar a identificar cuál de los sospechosos habituales es el causante de la sensibilidad alimentaria (los cítricos, el chocolate, los colorantes artificiales, los salicilatos, los huevos, los tomates, los aguacates, las berenjenas, los pimientos rojos, la soja y el maíz).[166] Pero recuerda, la mayoría de los alimentos de esta lista también contienen nutrientes valiosos, por lo que deberás asegurarte de que éstos sean sustituidos en lugar de suprimidos. También deberás saber bien qué alimentos contienen gluten o caseína (ver cuadro inferior), y este proceso se hace mejor bajo la guía de un nutricionista.

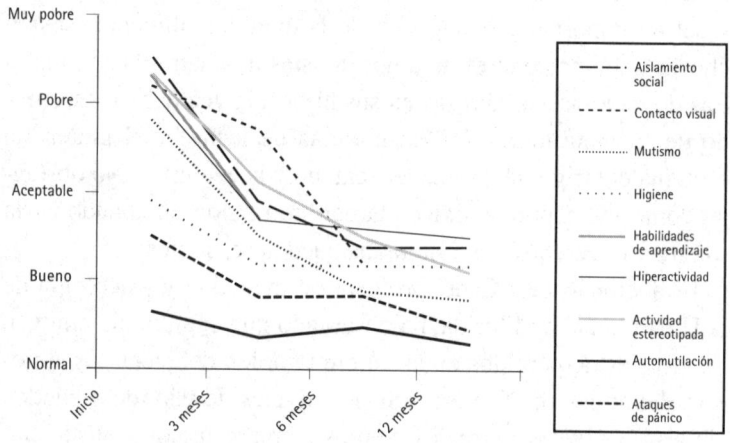

Mejoría de los síntomas observada en 70 niños autistas al seguir una dieta exenta de gluten y caseína durante doce meses.

Localizando el gluten y la caseína

Entre los cereales que contienen gluten se encuentran el trigo (y sus especies e híbridos como la espelta, el triticale y el kamut), la avena, la cebada y el centeno. Esto significa que deberás suprimir la mayoría de los panes, las galletas, los pasteles, las pastas, los cereales del desayuno, el *bulgur*, el cuscús, la pizza, los panes de *pitta*, los panes tipo tortita mejicana y *chapatti* indios, los fideos, bollería, las *baguettes*, las salsas, los pasteles, las comidas preparadas y los alimentos procesados. Mira la etiqueta de los ingredientes cuidadosamente y evita los productos que contengan harina, copos malteados, galleta, almidón modificado o almidón de trigo. La mayor parte de las alternativas se basan en el arroz y el maíz, los panes, las pastas, los cereales, las galletas saladas o dulces, los pastelitos y las tabletas exentos de gluten que hoy en día están disponibles en las tiendas de nutrición y en algunos supermercados.

La caseína se encuentra en todos los productos lácteos, incluyendo la leche de vaca, la mantequilla, el queso, el yogur, algunos helados y el chocolate con leche. A veces, se toleran mejor los lácteos derivados de la leche de oveja o de cabra, pero también deberás suprimir este tipo de lácteos de la dieta de tu hijo. Utiliza las múltiples alternativas de soja que tenemos actualmente, entre las que está la leche, el queso, el yogurt y los helados de soja. No obstante, también hay personas que son sensibles a la soja. Si éste es el caso, utiliza las alternativas a base de arroz y otros cereales exentos de gluten, las podrás encontrar en tiendas de nutrición.

A por la desintoxicación

Los péptidos también pueden dañar a los niños autistas a través del hígado. La función de este órgano es la de un limpiador sofisticado, desintoxica los químicos nocivos y descompone las hormonas y los neurotransmisores.

Mediante un proceso llamado *sulfatación*, el hígado desactiva las cantidades excesivas en el cerebro de muchos neurotransmisores que modulan el comportamiento y el estado de ánimo, de esta manera mantiene el equilibrio del cerebro. Sin embargo, el 95% de los niños autistas tienen niveles bajos de sulfatos, lo que es inadecuado para mantener el control de los niveles de neurotransmisores. Pero eso no es todo: la sulfatación reducida también afecta a las proteínas de mucina que revisten el tubo gastrointestinal, lo que provoca que los intestinos sean permeables y se acreciente el problema de la inflamación de los intestinos. Esto, a su vez, permite la entrada de péptidos en el organismo. Cuando los péptidos han entrado en el organismo vía intestinal proceden a disminuir la producción de sulfato: es un círculo vicioso.

La enzima sulfato oxidasa también desempeña un papel importante en la producción de sulfato, y los niveles de esta enzima suelen ser bajos en niños autistas. La sulfato oxidasa depende, en niveles adecuados, del mineral molibdeno, de manera que dar complementos de este mineral puede ser beneficioso (un 20% de los niños autistas tienen una respuesta positiva).[167] También es de gran ayuda, en este contexto, una forma muy utilizable de sulfuro llamada MSM (metilsulfonilmetano). Para la posología te recomendamos que consultes a un experto nutricionista.

La desintoxicación de los intestinos también puede ser beneficiosa. Los niños autistas suelen tener disbiosis —la presencia de microorganismos indeseables en el intestino, ya sean bacterias, hongos o parásitos—. Los tratamientos con medicamentos antimicóticos como el Nystatin pueden tener resultados remarcables, pero ten presente que antes de que los niños se pongan bien pasarán por un proceso de empeoramiento: los hongos como la candida producen todo tipo de toxinas cuando mueren. Otros agentes antimicóticos menos agresivos incluyen el ácido caprílico del coco, el carbón y la levadura *Saccharomyces boulardii*. Estos últimos también pueden ser igual de efectivos sin provocar reacciones tan severas.

Te recomendamos vivamente que en lugar de hacerlo por tu cuenta visites a un experto nutricionista que pueda aconsejarte un plan adaptado de desintoxicación.

El gran debate: la vacuna MMR y el autismo

¿La vacuna MMR provoca autismo? Este asunto se ha debatido mucho en los medios de información y entre muchos padres preocupados. La información oficial es que no existen evidencias suficientes para establecer una conexión entre la vacuna MMR (sarampión, paperas, rubeola) y el autismo. Evidentemente, lo último que quieren los profesionales de la salud es tener a un montón de niños sin vacunar, ya que esto aumentaría el riesgo de epidemias. No obstante, es verdad que las investigaciones del doctor Andrew Wakefield, del Royal Free Hospital de Londres,[168] aunque importantes, son sólo la primera insinuación de un problema del cual todavía no podemos sacar conclusiones.

Sin embargo, es útil leer lo que el doctor Wakefield dijo al respecto:

> Aunque la MMR no puede, en absoluto, ser descrita como una posible causa de autismo, un niño con predisposición al asma, a los eccemas, a la intolerancia o a la alergia alimentarias, con un posible trastorno de la flora intestinal o con un crecimiento fúngico excesivo en los intestinos y con deficiencias de vitaminas, minerales y ácidos grasos, puede tener riesgos con la MMR. Para un niño o una niña así la MMR puede ser la gota que colma el vaso, ya que puede hacer que un desarrollo normal infantil entre en un estado de retroceso.[169]

Para la mayoría de los niños, la vacuna MMR no es ningún problema, pero habiendo dicho esto nadie conoce todas las consecuencias de dar a los niños tres inmunizaciones simultáneas de enfermedades tales como el sarampión, la rubeola y las paperas. Las tres enfermedades a la vez es algo que no ocurre en la naturaleza, de manera que existe un argumento lógico si los padres deciden dar vacunas de una sola enfermedad, especialmente a los niños con un sistema inmune débil. Para los niños con deficiencias nutricionales, con una carencia de ácidos grasos esenciales y susceptibles de tener alergias alimentarias, infecciones o problemas intestinales, esta vacuna puede que realmente se convierta en la gota que colma el vaso.

Pero ¿hay evidencias sólidas contra la MMR? Primero, existen estudios que han demostrado que hay una incidencia elevada en niños autistas cuyas madres habían recibido vacunas virales (particularmente la de la MMR o la de la rubeola) inmediatamente antes de la concepción o inmediatamente después de haber nacido.[170] Segundo, hay dos clasificaciones del autismo: una en la que los rasgos característicos del autismo se evidencian desde el momento de nacer, y otra en la que los síntomas se hacen evidentes a los 18 meses de vida. La aparición del autismo a los 18 meses de vida era inédita hasta mediados de la década de 1980, cuando la vacuna MMR empezó a utilizarse ampliamente. Después de ese momento, la incidencia se disparó.[171]

Según el doctor Bernard Rimland del Institute for Child Behaviour Research de San Diego, el problema puede que no sea la vacuna en sí, sino un conservante que se utilizó hasta hace muy poco en viales multidosis de muchas vacunas infantiles. El timerosal, un conservante que contiene altos niveles de mercurio, se utilizó en muchas vacunas hasta el año 2001. Antes de esto, cada inyección de vacuna exponía a los niños a niveles de mercurio tóxico excesivos según las propias recomendaciones de seguridad del gobierno federal de Estados Unidos. Esto significa que los niños que se habían vacunado podían haber recibido un total de 187,5 mcg de mercurio, lo suficiente para un envenenamiento por metales pesados.[172]

El mercurio se conoce por su capacidad inhibidora del enzima que digiere el gluten y la caseína, lo que posiblemente aumenta la sensibilidad del niño al trigo y a la leche. Así pues, este metal pesado en las vacunas puede haber contribuido a las alergias alimentarias que tan a menudo vemos en los niños autistas.

Hay otro dato que conecta la MMR con el autismo. Se han encontrado anticuerpos de sarampión en los intestinos de muchos niños autistas. Esto es parecido a tener una infección crónica, lo que parece indicar que la triple vacuna hace que el sarampión persista. Uno de los aliados más importantes que el organismo tiene para luchar contra este virus es la vitamina A, y las investigaciones del doctor Megson (ver página 200) indican que muchos niños autistas tienen deficiencias de este nutriente esencial.

Así pues, aunque todavía es muy pronto para decir sí o no de forma conclusiva, es muy posible que la aparición tardía del autismo haya sido provocada por múltiples vacunaciones, alergias, sobrecargas tóxicas o deficiencias nutricionales. La combinación de cualquiera de estos casos aflige especialmente a los intestinos y al cerebro.

Naturalidad con el autismo

Puede ser un trabajo duro, pero el enfoque de la nutrición óptima para ayudar a los niños autistas es mucho más efectivo que los fármacos disponibles, y no tiene efectos secundarios negativos. Este enfoque natural comprende la curación del tracto digestivo, evitar las fuentes de caseína y gluten y otros alérgenos identificados, comer alimentos saludables y dar complementos nutricionales que apoyen a la digestión, a la absorción, a la desintoxicación del hígado, al sistema inmunitario y al cerebro.

Las drogas como el Ritalin no suelen ser recomendadas para los casos de autismo «clásico», excepto cuando van acompañados del TDAH o hiperactividad. En un sondeo realizado a 8.700 padres, en el que se les pedía que puntuaran la efectividad de algunos fármacos e intervenciones, se observó que el Ritalin era el más recetado. Sin embargo, sólo el 26% de las personas encuestadas dijo haber notado alguna mejoría en su hijo o hija con el

Ritalin, mientras que un 46% había percibido empeoramientos con este fármaco. La droga más eficaz de este sondeo resultó ser el antimicótico Nistatina, aunque sólo parecía ayudar al 49% de los niños que lo tomaban.[173]

Como la historia siguiente de Habbo muestra claramente, la vía de la nutrición óptima puede, por el contrario, tener resultados asombrosos y sostenibles. Este caso nos lo facilitó Emar Vogelaar, del European Laboratory of Nutrients en Holanda (ver «Bibliografía y recursos», pág. 289, para más detalles).

> Habbo fue diagnosticado como autista a la edad de cuatro años. Tenía problemas de habla y de lenguaje, su desarrollo social y emocional iba muy retrasado y acudía a un grupo especial de ayuda a los niños con desarrollo retrasado. Antes de que visitara la clínica adherida al European Laboratoy of Nutrients había mostrado algunas mejorías tomando complementos vitamínicos, minerales y DMG (dimetilglicina, un «alimento cerebral»).
>
> Una vez en la clínica, le hicieron análisis bioquímicos que analizaron sus posibles deficiencias y desequilibrios. Los resultados mostraron deficiencias de cinco vitaminas (A, beta-caroteno, B3, B5 y biotina) y de tres minerales (magnesio, zinc y selenio). También carecía de ácidos grasos omega-3 y omega-6 GLA y de los aminoácidos taurina y carnitina. Su digestión era débil y tenía una flora intestinal anormal con indicios de infección fúngica. Los análisis de alergia alimentaria demostraron una clara sensibilidad a los productos lácteos y a otros alimentos.
>
> Se le dio una dieta especial sin leche ni caseína, un programa de complementos personalizado y después el fármaco antimicótico Nistatina. También empezó un programa con un terapeuta de análisis conductual aplicado (conocido por sus siglas inglesas, A.B.A.).
>
> Mejoró firmemente y fue capaz de integrarse en la escuela primaria a la edad de seis años.

Según la lista de evaluación del Autism Research Institute sus mejoras fueron:

– Habla/lenguaje   del 36 al 89%
– Sociabilidad   del 13 al 68%
– Atención sensorial/cognitiva   del 22 al 97%
– Comportamiento físico/saludable   del 64 al 96%

El 100% significa comportamiento no autista.

En su quinto cumpleaños Habbo no mostraba ningún interés por los regalos o los visitantes. Unos años después de la evaluación, justo antes de su octavo cumpleaños, hizo una lista de ocho regalos que le gustaría tener, entre los cuales incluyó un ordenador. La noche antes de su cumpleaños sus padres le dijeron que los despertara a las 7,30 de la mañana y eso es exactamente lo que Habbo hizo. El día de su cumpleaños estaba impaciente por celebrarlo y esperaba ansioso que llegaran sus amigos.

Ataques, convulsiones y epilepsia

Los niños profundamente autistas pueden tener la tendencia a sufrir epilepsia. Aunque no es tan común, las personas con un espectro más amplio del autismo —incluyendo el TDAH, la dislexia y la dispraxia— también pueden tener ataques y convulsiones. Se cree que las convulsiones, que pueden durar segundos o minutos, son el resultado de un trastorno temporal de la química del cerebro, lo que causa que las neuronas se disparen más rápido de lo habitual y estallen.

Los problemas neurológicos como las lesiones cerebrales, las apoplejías, las infecciones y, menos frecuentemente, los tumores pueden provocar convulsiones. Los niveles altos de estrés y de pánico también pueden provocarlas, de la misma manera que pueden hacerlo las enfermedades cardiovasculares (especialmente la frecuencia cardíaca irregular) y los problemas de azúcar en sangre. Cualquiera que sea la causa, las convulsiones indican que el cerebro se ha desequilibrado. Así pues, una buena manera de empezar es garantizando una ingesta óptima de los mejores amigos del cerebro: los nutrientes.

Muchos investigadores han señalado que las personas que sufren convulsiones o epilepsia también suelen tener deficiencias de ciertos nutrientes (normalmente de ácido fólico, de los minerales manganeso y magnesio y de ácidos grasos esenciales).

Los nutrientes que contrarrestan a las convulsiones

Las vitaminas B. El ácido fólico se agota a causa de las convulsiones, lo que sugiere que éste está asociado con ellas de alguna manera.[174] Así pues, parece irónico que los fármacos anticonvulsivos como la fenitoína, la primidona y el fenobarbital también agoten el ácido fólico.

La combinación de una droga como la fenitoína con ácido fólico trabaja mejor que la droga sola. En un estudio se suministró este fármaco con complementos de ácido fólico o con placebo a epilépticos. Al cabo de un año, únicamente aquellos que habían recibido el ácido fólico mostraron una disminución sustancial de los ataques.[175] Sin embargo, el ácido fólico puede ser un arma de doble filo. Algunos estudios sin grupos de control sugieren que los complementos de este nutriente pueden causar realmente ataques epilépticos en una minoría de personas. Sin embargo, muchos estudios controlados, no han podido confirmar esta observación y han sugerido que su incidencia debe de ser muy poco frecuente.[176] Con la guía de tu médico, merece la pena probar los complementos de ácido fólico, aunque no esperes resultados inmediatos.

Un complemento que también merece la pena es la vitamina B6, que en altas dosis puede producir resultados casi inmediatos.

La primera investigación que se hizo para identificar el papel de la vitamina B6 en el tratamiento de la epilepsia en niños se hizo en Japón en la década de 1980. Más de la mitad de los niños con «espasmos infantiles» respondieron muy bien a los complementos de esta vitamina, aunque las dosis que se utilizaron fueron muy altas y tuvieron efectos secundarios en algunos participantes.[177]

En un estudio más reciente de la Universidad de Heidelberg, en Alemania, suministraron altas dosis de vitamina B6 (300 mg/kg/día) a 17 niños. Cinco de los 17 niños tuvieron un alivio inmediato al cabo de dos semanas y al cabo de cuatro semanas todos los pacientes ya no tenían ningún ataque. En este estudio, no se notaron reacciones adversas. Los efectos secundarios fueron principalmente síntomas gastrointestinales, los cuales desaparecieron cuando se disminuyeron las dosis.[178]

Magnesio, manganeso, zinc. El mineral manganeso es esencial para el correcto funcionamiento del cerebro y, hasta la fecha, ha habido cuatro estudios que han demostrado la correlación entre los niveles bajos de este mineral y la epilepsia, lo que sugiere que al menos uno de cada tres niños con epilepsia tienen niveles bajos de manganeso.[179-181]

En un estudio publicado en el *Journal of the American Medical Association*, se encontró que un niño que tenía la mitad de los niveles normales de manganeso en sangre no respondía a los medicamentos, pero con los complementos de manganeso tenía menos ataques y su habla y capacidad de aprendizaje mejoraban.[182] El fallecido doctor Carl Pfeiffer, uno de los pioneros de la medicina nutricional, fue el primero en obtener resultados exitosos con el manganeso en el tratamiento de la epilepsia.[183] En el Brain Bio Centre hemos observado muchas veces que los pacientes con convulsiones o ataques tienen deficiencias de manganeso y no tienen ataques, o tienen pocos, una vez empiezan a tomar los complementos de este mineral. El manganeso se encuentra principalmente en las semillas, los frutos secos, los cereales y las frutas tropicales como los plátanos o las piñas. El té también es muy rico en este mineral, pero no te recomendamos que los niños tomen té, ya que es un estimulante.

El magnesio es otro mineral que vale la pena tener en cuenta si tus hijos o hijas tienen convulsiones o ataques. El magnesio es vital para el funcionamiento correcto del cerebro y del sistema nervioso y, de nuevo, algunos investigadores han encontrado niveles bajos de este mineral en pacientes con epilepsia. Los complementos de este mineral han resultado en menos ataques.[184-185] En los animales, las inyecciones de magnesio también han demostrado suprimir las convulsiones.[186]

Según un estudio rumano, un 75% de los niños con bajos niveles de magnesio en sangre respondieron positivamente con menos ataques.[187] Los complementos de este mineral son especialmente buenos para aquellos con epilepsia del lóbulo temporal, donde la persona tiene alucinaciones acústicas y olfativas antes de que se manifieste el ataque. Éstas son noticias esperanzadoras para los niños con este tipo de epilepsia, ya que éstos raramente responden a los fármacos convencionales anticonvulsivos.[188]

Finalmente, también vale la pena intentar con el zinc, ya que los niños con epilepsia pueden tener deficiencias de este mineral[189] y las drogas anticonvulsivas pueden agotarlo todavía más. También hay información que sugiere que tener niveles altos de cobre y carencias de zinc puede aumentar las posibilidades de tener ataques epilépticos.[190]

Idealmente, necesitamos ingerir 10 veces más zinc que cobre. El zinc también es un aliado valioso de la vitamina B6, ya que éste ayuda a convertir la B6 (piridoxina) en la forma activa de la vitamina llamada piridoxal-5-fosfato. Es muy probable que los pocos niños que han tenido reacciones adversas a las altas dosis de vitamina B6 no las hubiesen tenido si hubieran combinado la toma de B6 con zinc.

De hecho, la mayoría de reacciones adversas a las vitaminas o los minerales surgen cuando estos nutrientes se tratan como si fueran fármacos y se dan en dosis muy altas y sin acompañarlas de otros nutrientes, ignorando por lo tanto completamente el principio de sinergia, según el cual los nutrientes trabajando juntos amplifican los efectos de cada uno. Por esta razón, si tus hijos sufren ataques, convulsiones o epilepsia, te recomendamos fuertemente que visites a un nutricionista profesional para que empiece la terapia nutricional.

De hecho, una buena dieta completa acompañada de suplementos nutricionales es especialmente importante. Otros nutrientes también han demostrado tener efectos positivos en la salud mental en las personas con epilepsia. Éstos incluyen la vitamina B1,[191] el selenio[192] y la vitamina E.[193] Algunos medicamentos antiepilépticos agotan la vitamina D, y algunas investigaciones sugieren que los niveles bajos de esta vitamina también contribuyen a tener ataques epilépticos. Si tus hijos toman medicamentos antiepilépticos, hazles también un análisis de sangre para comprobar sus niveles de vitamina D.

Los ácidos grasos esenciales. Una de las áreas de investigación más candentes con relación a la epilepsia es el estudio de las carencias de ácidos grasos omega-3. De hecho, muchas personas tienen deficiencias de omega-3, entre las cuales es muy probable que haya una cantidad significativa de personas epilépticas. Existe una evidencia intrigante que demuestra que los complementos nutricionales pueden reducir la incidencia de las convulsiones.

En un estudio, se dieron ácidos grasos esenciales omega-3 y omega-6 a ratas epilépticas, en una relación de 1:4. Después de tres semanas, los ataques de las ratas disminuyeron en un 84%, y los ataques que surgían tendían a ser más breves (hubo una reducción de tiempo del 97%). El equipo de investigadores piensa que estos resultados se deben al efecto positivo de los ácidos grasos esenciales para estabilizar señales entre las células del cerebro.[194]

El ácido graso omega-3 también funciona en humanos. Investigadores del Kalant Institute for the Retarded Child, en Israel, dieron a niños con epilepsia 3 g de omega-3 diariamente durante seis meses. Los resultados demostraron una reducción asombrosa tanto en el número como en el grado de severidad de los ataques epilépticos.[195]

Un consejo preventivo: cuando le des ácidos grasos omega-3 a un niño epiléptico te recomendamos que no añadas complementos de omega-6, ya que existen algunas evidencias de que este nutriente puede aumentar los ataques en niños epilépticos.

Aminoácidos, fosfolípidos y hierbas. Muchos de los nutrientes del cerebro de los que hemos hablado en la primera parte, entre los cuales se incluyen la fosfatidilcolina y los ácidos grasos esenciales, también pueden ser beneficiosos para los niños con tendencia a tener crisis. Los «maestros afinadores» del cerebro —los aminoácidos SAMe y la tri-metil glicina (TMG)— también son ayudas potenciales (ver capítulo 14). Un pariente próximo de estos últimos nutrientes, la di-metil glicina (DMG), produjo resultados remarcables en un joven de veintidós años con incapacidad de aprendizaje desde hacía mucho tiempo y que, a pesar de tomar anticonvulsivos, tenía unos 17 ataques por semana. Después de una semana tomando 90 mg de DMG dos veces al día, sus ataques se redujeron a tres por semana. Cuando el DMG se retiró en dos ocasiones, sus ataques aumentaron dramáticamente en ambas ocasiones.[196]

El aminoácido taurina, que ayuda a calmar el sistema nervioso, también puede ser beneficioso. En estudios con animales, se han encontrado concentraciones bajas de taurina en las partes del cerebro donde la actividad convulsiva es mayor. En este caso, los complementos de taurina demostraron tener un efecto anticonvulsivo potente, selectivo y duradero.[197]

Pero la auténtica estrella de estos aminoácidos ha demostrado ser el GABA, el pacificador del cerebro, ya que éste actúa directamente como neurotransmisor. Un posible mecanismo que explica el funcionamiento de estos fármacos anticonvulsivos es que éstos bloquean la actividad del neurotransmisor excitativo, el ácido glutámico y, por lo tanto, promueven al neurotransmisor inhibidor, el GABA.

No obstante, debemos ser cautelosos cuando administremos complementos de GABA y posibles grandes cantidades de taurina, excepto bajo supervisión médica. Decimos esto especialmente porque estudios con animales han demostrado que las ratas con epilepsia de ausencia (llamadas así porque quien las sufre parece ausente y en blanco) a veces tienen demasiados aminoácidos de este tipo.[198] Otro nutriente amigo del cerebro, el DMAE, aunque es potencialmente benéfico también debe administrarse con cautela. El DMAE es muy beneficioso para muchos niños con TDAH, pero para un pequeño tanto por ciento es un sobreestimulante. Así pues, este nutriente también debe administrarse con cautela, idealmente bajo la guía y supervisión de un experto nutricionista y en niños con tendencias maníacas o precedentes de epilepsia.

Según una investigación llevada a cabo en Rusia,[199] el vinpocetine, un extracto vegetal derivado de la planta vincapervinca (*Vinca minor*), también puede ser de ayuda contra los ataques. Este extracto actúa de diferentes maneras útiles en el cerebro, ya que mejora la producción de energía celular en las neuronas, amplía los vasos sanguíneos de manera que la glucosa y el oxígeno lleguen al cerebro más fácilmente y su utilización sea más eficaz. Lo que explicaría por qué funciona el vinpocetine es la teoría que cree que los ataques epilépticos están causados por las fluctuaciones en el suministro de glucosa y oxígeno en el cerebro.

Así pues, el mensaje aquí es que si alguno de tus hijos o hijas tiene tendencia a sufrir ataques epilépticos, convulsiones o epilepsia y no ha sido analizado o analizada por un nutricionista profesional, todavía hay mucho lugar para la esperanza.

> Si alguno de tus hijos sufre de autismo, sigue la estrategia nutricional que hemos descrito a continuación junto con las recomendaciones al final de los capítulos 15 y 16.
>
> - Elimina completamente el gluten y los lácteos de la dieta del niño o de la niña y sustituye estos nutrientes con las alternativas que existen actualmente. También bajo la guía de un nutricionista experto analiza la posibilidad de que sea sensible a otros alimentos.
> - Dale a tu hijo diariamente aceite de hígado de bacalao, vitamina B6, magnesio, zinc, vitamina C, molibdeno, levadura *Saccharomyces boulardii* y probióticos de alta intensidad (mínimo 4 millones de microorganismos).
> - Pídele a tu médico que analice a tu hijo para ver si tiene pyroluria y, si la tiene, asegúrate de que toma el zinc y la vitamina B6 que hemos mencionado anteriormente.
> - Cuando consideres la vacuna MMR, si tu hijo o hija tiene un sistema inmunitario débil o sospechas que pueda tener alguna deficiencia alimentaria, niveles bajos de ácidos grasos esenciales, sensibilidad a las alergias alimentarias, infecciones y/o trastornos intestinales, intenta darle las vacunas de cada enfermedad por separado. Alternativamente, preséntale estas cuestiones a un nutricionista experto antes de que tu hijo o hija reciba la triple vacunación.
>
> Si tu hijo o hija tiene ataques, convulsiones o epilepsia, asegúrate de dar los siguientes pasos. Ten en cuenta que como las cantidades de complementos que se describen a continuación dependen de la edad de los niños, es mejor que visites a un profesional de la nutrición para que pueda programar la estrategia nutricional ideal para tu hijo o hija.

- Equilibra los niveles de azúcar en sangre de tu hijo y analiza si tiene alguna alergia alimentaria.
- Analiza sus niveles de vitaminas y minerales. Si tiene niveles bajos de ácido fólico, vitamina B6, magnesio, manganeso o zinc, los complementos pueden ser una buena ayuda.
- Asegúrate de que tu hijo o hija toma los suficientes ácidos grasos esenciales por medio de las semillas, el pescado azul y sus aceites correspondientes.
- Otros nutrientes y hierbas amigos del cerebro, entre los cuales se encuentran los aminoácidos, la fosfatidilcolina, el DMAE, la taurina y el vinpocetine también pueden ser una buena ayuda. No obstante, es mejor tomarlos bajo supervisión médica.

18. Respuestas para la agresión

 ¿Tu hijo o hija se ha abalanzado, alguna vez, descontroladamente y con violencia sobre ti o sobre otra persona? Es un *shock* enorme y, además, parece un misterio total. Ten por seguro que si te ha pasado no eres el único o la única. En el Brain Bio Centre, vemos muchos casos de niños, algunos muy jóvenes, que se descontrolan, son violentos y no muestran remordimientos aparentemente por sus acciones. Actualmente, la agresión infantil los está por las nubes. Tristemente, el problema crece entre los niños y las niñas y, de la misma manera que son difíciles cuando son pequeños, al acercarse a la edad adulta su futuro puede presentarse poco prometedor.

No obstante, este escenario no es totalmente inevitable. Ya has visto muchas veces a lo largo de este libro cómo una dieta desequilibrada y poco saludable puede afectar al cerebro. Como era de esperar, vemos que los mayores contribuidores de la conducta agresiva son los sospechosos habituales: demasiado azúcar, deficiencias de ácidos grasos esenciales, alergias alimentarias y contaminación cerebral.

> Charles, un niño de ocho años, es un ejemplo. Sus padres lo trajeron al Brain Bio Centre preocupados por su conducta agresiva y violenta. Los análisis revelaron alergias alimentarias, una homocisteína de 14 y una elevada cantidad de aluminio en sus cabellos. Le recomendamos un programa específico de complementos para reducir la homocisteína y a ayudar a su organismo a desintoxicarse del aluminio. También le recomendamos evitar los alimentos a los que era alérgico. Después de 10 semanas siguiendo nuestros consejos, sus padres nos dijeron que Charles estaba mucho más centrado, calmado y racional y que ya no arremetía contra nadie. También dejó de orinarse encima, un problema que antes de los complementos también tenía.

Como hemos visto, todos los pensamientos y, en consecuencia, todas las acciones se procesan a través del cerebro y del sistema nervioso. Como el resto del cuerpo, tanto el cerebro como el sistema nervioso dependen completamente de la nutrición para seguir funcionando correctamente. Es sorprendente, pero aproximadamente la mitad de la glucosa en la sangre va directamente a potenciar el cerebro, el cual también depende de un suministro, segundo tras segundo, de micronutrientes (vitaminas, minerales y ácidos grasos esenciales). De la misma manera, cualquier antinutriente en el organismo de los niños, como el cadmio o el plomo, afectará fundamentalmente a las funciones del cerebro.

Hasta la fecha, ha habido muy pocas investigaciones con relación al cambio de dieta en niños pequeños con problemas de agresividad. No obstante, se han hecho estudios excelentes con adolescentes. Con la simple toma de pequeñas cantidades de nutrientes esenciales, los jóvenes han demostrado cambios asombrosos al verse reducida su conducta violenta en un corto espacio de tiempo.

En un estudio llevado a cabo con los internos de una institución de delincuentes juveniles, se les dieron complementos que contenían vitaminas, minerales y ácidos grasos esenciales o, en su lugar, placebos. Los resultados de estas pruebas doble ciego, publicadas en el *British Journal of Psychiatry*, demostraron una disminución sorprendente del 35% en los actos agresivos sólo al cabo de dos semanas de tomar los complementos.[200] El sentido común nos dice que estos nutrientes funcionarían incluso mejor en niños pequeños, antes de que estos comportamientos agresivos se conviertan en su estilo de vida.

Defensa frente a la conducta agresiva

Creemos que puedes hacer mucho para ayudar a tus hijos, a nivel nutricional, si muy a menudo se sienten abrumados por sentimientos de enfado o tienen una conducta agresiva. Echemos un vistazo a las opciones que tenemos.

Identificar la furia ocasionada por el combustible azúcar

Hay una íntima relación entre las fluctuaciones de azúcar en sangre y el comportamiento. Un bajón de azúcar, también conocido como hipoglucemia, puede ocurrir cuando un niño consume azúcar, carbohidratos refinados o estimulantes. Al aumento rápido de los niveles de azúcar en sangre puede seguirle un colapso, lo que resulta en un cansancio extremo, irritabilidad, depresión y agresividad. Y si un niño se siente así, lo más probable es que empiece a comportarse mal: el agotamiento lleva a un control débil de los impulsos.

Si el comportamiento de tus hijos o hijas es volátil y está fuera de control, es vital que analices bien sus problemas de azúcar en sangre. Para más información sobre cómo afecta el azúcar al comportamiento de los niños, y qué hacer para equilibrar este problema, lee los capítulos 2 y 17.

Omegas: cómo calmar la hostilidad

Las carencias de ácidos grasos esenciales cada vez se relacionan más con las conductas anormales. Los cambios en las dietas modernas han reducido la ingesta de ácidos grasos esenciales. Como vimos, si la madre tiene deficiencias de ácidos grasos esenciales durante el embarazo, esto puede repercutir en el desarrollo mental y conductual del niño.

Una investigación reciente realizada por el doctor Tomohito Hamazaki de la Universidad de Toyama, en Japón, sugiere que los ácidos grasos omega-3 ayudan a controlar el enfado y las conductas hostiles. Su razonamiento es que en condiciones de estrés un cierto nivel de agresividad puede tener un valor de supervivencia pero, desde el punto de vista evolutivo, el exceso de agresividad tendría el efecto contrario.

Así pues, decidió ver qué les ocurriría a los estudiantes bajo situaciones de estrés en el período de exámenes, si tomaran ácidos grasos omega-3. Les dio 1,5 g de DHA o, en su lugar, un placebo. Al inicio del estudio midió el nivel de hostilidad de cada participante utilizando un test psicológico, el cual volvió a repetir al cabo de tres meses, justo antes de los exámenes siguientes. El segundo test mostró un aumento del 59% de hostilidad en aquellos que habían estado tomando el placebo, pero no se observó absolutamente ningún cambio entre los que habían estado tomando los ácidos grasos omega-3.[201] Así pues, parece que los ácidos grasos esenciales omega-3 ayudan a mantener la cabeza en su sitio.

La respuesta a las deficiencias nutricionales

Los ácidos grasos esenciales parece que no son el único factor para calmar el comportamiento. Las deficiencias de calcio, magnesio, zinc y selenio han mostrado tener una relación con el aumento de conductas agresivas.

Según el estudio que ya vimos del doctor Stephen Schoenthaler, del Department of Social and Criminal Justice de la Universidad del Estado de California, la simple toma de la CDR de vitaminas y minerales demostró efectos extremadamente positivos en la conducta de los reclusos de las prisiones de Estados Unidos.

En un estudio reciente, el doctor Schoenthaler comparó el comportamiento de jóvenes delincuentes tres meses antes de que empezaran a tomar complementos nutricionales y durante la toma de complementos o, en su lugar, de placebos. Hubo una reducción total de actos delictivos registrados del 40%. Con respecto a los que tomaban los placebos, los individuos que tomaban los complementos redujeron sus ataques a los funcionarios de prisiones un 22% y sus actos violentos o antisociales se redujeron en un 21%.

Antes del estudio, los análisis de sangre mostraron que un tercio de los reclusos tenía niveles bajos de uno o varios minerales o vitaminas esenciales. Aquellos cuyos niveles se habían normalizado al final del estudio mostraron una mejora del comportamiento entre el 70 y el 90%.[202] Así pues, no es difícil deducir que si los niveles correctos de nutrientes pueden tener estos efectos asombrosos en adolescentes, también pueden ayudar a los niños con conductas agresivas.

Alimentos antisociales

Las reacciones alérgicas pueden producir cambios dramáticos en la conducta de los niños, tal como se ha demostrado en niños hiperactivos con intolerancias químicas o alimentarias[203] y también en jóvenes delincuentes.[204] Para más información sobre las alergias cerebrales y cómo éstas pueden modificar los estados de ánimo, lee el capítulo 9.

Niños bipolares

Algunos niños con problemas de agresividad tienen un trastorno bipolar: la dolencia anteriormente conocida como *depresión maníaca*. Las personas que sufren esta enfermedad pueden oscilar entre estados de manía e hiperactividad a crisis de llanto y depresión. Sin embargo, el problema es que el trastorno bipolar no se diagnostica en niños, de hecho, solía pensarse que esta dolencia no se manifestaba antes de los veinte años. No obstante, esto es un mito.

El trastorno bipolar puede ocurrir en la infancia, pero la mayoría de estos niños se clasifican erróneamente en el TDAH. Los Doctores Janet Wozniak y Joseph Biederman, del Harvard Medical School, observaron que el 94% de los niños con manía también reunían los criterios para ser diagnosticados como afectados por el TDAH. Éstas son malas noticias, porque lo último que necesita un niño con trastorno bipolar son drogas estimulantes como el Ritalin.

El doctor Demitri Papalos, profesor adjunto de psiquiatría del Albert Einstein College of Medicine, en la ciudad de Nueva York, estudió el efecto de los fármacos estimulantes en 73 niños diagnosticados como bipolares. Alarmantemente, se encontró con que 47 de estos niños entraban en estados de manía o psicosis debido a la medicación estimulante.[205] Su excelente libro, *The Bipolar Child*, escrito junto a su mujer, Janice Papalos, ayuda a diferenciar entre el niño que sufre un trastorno bipolar y un niño con TDAH.

Éstas son las características y diferencias que ellos han observado:

- Los niños con trastorno bipolar tienen esencialmente un trastorno del humor y van desde sus extremos altos, con manía, a los arrebatos y estados de enfado de sus extremos bajos. Algunos pueden pasar por cuatro ciclos al año y otros pueden tener ciclos en una semana. Estos cambios rápidos de ciclo no suelen verse en adultos.
- Los niños bipolares también tienen diferentes tipos de arrebatos de enfado. Mientras los niños normales se calman después de 20 o 30 minutos, los niños bipolares pueden estar enfurecidos durante horas, a menudo con una agresividad destructiva e incluso sádica. También pueden expresar un pensamiento, un lenguaje y una postura corporal desorganizada durante los arrebatos.
- Los niños bipolares tienen ataques de depresión, lo cual no es habitual en los niños con TDAH. Muchos de ellos muestran un talento natural, quizás a nivel artístico o verbal, a muy temprana edad. Su mal comportamiento suele ser más intencional, mientras que los niños con TDAH clásico suelen comportarse

mal debido a su falta de atención. Por ejemplo, un niño bipolar puede ser el «matón» del patio de recreo.

El enfoque nutricional descrito a continuación puede ser de ayuda. El Ritalin, y otros fármacos estimulantes, pueden ser un desastre absoluto.

> En resumen, recomendamos ciertos pasos a seguir para las personas cuyos hijos o hijas tengan cambios de humor violentos o agresivos.
>
> - Elimina el azúcar y los conservantes de sus dietas.
> - Analiza si tienen alguna alergia alimentaria.
> - Visita a un nutricionista profesional que pueda analizar sus posibles carencias nutricionales y otros desequilibrios bioquímicos que también puedan afectarles.
> - La agresividad es un problema tanto psicológico como nutricional, y puede ser que descubras que debes seguir un enfoque con complementos nutricionales. Junto a los métodos que sugerimos aquí, considera el hecho de visitar a un psicoterapeuta y exponerle cualquier problema psicológico o familiar.

19. Vencer los trastornos alimenticios

 La anorexia y la bulimia son enfermedades complejas y muy graves, y cada vez van más en aumento. Pero lo bueno es que pueden superarse.

Si tienes algún hijo o hija que ha adelgazado mucho últimamente, ¿cómo puedes saber si simplemente está comiendo menos y perdiendo peso, o ha desarrollado algún trastorno alimenticio? Antes que nada, la anorexia es muy extraña en niños menores de doce años, como también ocurre con la bulimia —una enfermedad que comprende una alimentación compulsiva seguida de unos vómitos provocados por el mismo enfermo, donde también puede haber una ingesta exagerada de laxantes—. Si tus hijos tienen menos de doce años, su adelgazamiento podría deberse a algún tipo de alergia, lo que haría de los alimentos alérgenos el factor principal que deberías observar. También podría ser que haya desarrollado algún tipo de manía hacia ciertos alimentos, quizás incitada por sus amigos. (Para consejos sobre manías alimentarias ver el capítulo 22.)

Pero si tu hijo o hija tiene doce años o más, puede ser que empiece a mostrar tendencias anoréxicas. Quizás se hayan reído de su peso en la escuela o, modelando su cuerpo, esté intentando inconscientemente detener los cambios físicos de la adolescencia y el progreso inevitable hacia la edad adulta.

Es importante que sepas cómo se manifiestan los trastornos alimenticios para que puedas actuar correctamente cuando sea necesario. Lee la descripción siguiente para conocer los signos que se manifiestan en estas afecciones.

¿QUÉ ES UN TRASTORNO ALIMENTICIO?

Signos físicos	Signos conductuales	Signos psicológicos
Anorexia nerviosa	**Anorexia nerviosa**	**Anorexia nerviosa**
Pérdida severa de peso	Necesidad de estar solo	Miedo intenso a ganar peso
Trastorno de la menstruación (amenorrea)	Vestir con ropas anchas	Depresión
Cambios hormonales en hombres y chicos	Ejercicio físico excesivo	Sensibilidad emocional
Dificultad para dormir	Tumbarse después de comer	Obsesión por hacer dieta
Mareos	Negación del problema	Cambios de humor
Dolores de estómago	Dificultad para concentrarse	Percepción errónea del propio peso y del tamaño corporal
Estreñimiento	Querer tener el control	
Circulación sanguínea débil y sensación de frío		
Bulimia	**Bulimia**	**Bulimia**
Inflamación de garganta	Comer grandes cantidades de comida	Sentir vergüenza, depresión y culpabilidad
Glándulas inflamadas	Enfermarse después de comer	Sentirse fuera de control
Dolores de estómago	Ser callado o callada	Cambios de humor
Infecciones bucales		
Menstruación irregular		
Piel seca o débil		
Dificultad para dormir		
Dientes dañados o sensibles		
Alimentación compulsiva	**Alimentación compulsiva**	**Alimentación compulsiva**
Ganancia de peso	Comer grandes cantidades de comida	Sentirse deprimido y fuera de control
	Comer alimentos inapropiados	Cambios de humor
	Ser callado	Sensibilidad emocional

Reproducido con el permiso de la Eating Disorders Association (Asociación de Trastornos Alimenticios). Para más detalles puedes visitar la web www.edauk.com.

No captar la idea

El doctor William Gull fue el primero en identificar la anorexia en 1874. Los que la sufren comen normalmente cantidades muy pequeñas de alimentos en un intento de suprimir las sensaciones descontroladas. También puede que hagan ejercicio físico de forma obsesiva. Ésta fue la recomendación de Gull como tratamiento: «Los pacientes deben ser alimentados en intervalos regulares de tiempo, y deben estar rodeados de personas que ejerzan un control moral sobre ellos; los familiares y los amigos son generalmente los menos indicados».

En la actualidad, el tratamiento no es muy diferente por desgracia. En un artículo del *The Guardian* se resumió como «drógalos, aliméntalos y déjales que sigan con su vida», lo que describía el tratamiento que se llevaba a cabo en hospitales de vanguardia. Este enfoque incluye la «terapia conductual», la cual utiliza recompensas, privilegios y fármacos que induzcan la buena disposición. Los fármacos comprenden drogas psicotrópicas como el chlorpromazine, los sedantes y los antidepresivos. La dieta es muy alta en carbohidratos, a veces llegando a contener 5.000 Kcal y con poca atención a la calidad.

La bulimia es, probablemente, la dolencia más común en nuestros días. Algunos anoréxicos también son bulímicos, pero no todos los bulímicos son anoréxicos.

La bulimia comprende:

- Episodios recurrentes de alimentación compulsiva (ingesta rápida de gran cantidad de alimentos en un espacio de tiempo relativamente corto) al menos dos veces por semana.
- Una sensación de falta de control durante los atracones.
- Vómitos autoprovocados, utilización de laxantes y diuréticos, una dieta estricta, ayunos o ejercicio físico desmesurado para evitar ganar peso.

Las razones que subyacen al desarrollo de este trastorno severo, e incluso vitalmente peligroso, pueden ser muchas y estar enredadas. Muchas personas con bulimia o anorexia tienen un secreto, un trauma o un problema que necesita ser resuelto, y puede serlo con la ayuda de un psicoterapeuta.

No obstante, también puede haber otras causas posibles para estas dolencias difíciles y enmarañadas. Echemos un vistazo a las últimas investigaciones que se han llevado a cabo a nivel nutricional, las cuales nos llevan a soluciones simples y pragmáticas que pueden trabajar de la mano de una terapia efectiva.

La conexión con el zinc

La idea de que la nutrición o la malnutrición pueden tener un papel en el desarrollo y el tratamiento de la anorexia no surgió realmente hasta los años 70 y 80, cuando los científicos empezaron a darse cuenta de lo similares que eran los síntomas y los riesgos de la anorexia y la deficiencia del mineral zinc. Ya en 1973, el investigador Michael Hambidge concluyó que «cuando hay pérdida del apetito en niños, debe sospecharse una carencia de zinc».[206] En 1979, Rita Bakan, una investigadora canadiense en el campo de la salud, observó que los síntomas de la anorexia y de la deficiencia de zinc eran similares en varios aspectos, y propuso que se realizasen pruebas clínicas para evaluar la efectividad de este mineral en el tratamiento de esta enfermedad.[207]

De hecho, muchos factores de riesgo de ambas dolencias son idénticos, ambos afectan a mujeres más jóvenes de 25 años, y están relacionadas con el estrés y la pubertad. Además, existen otros síntomas en común entre los cuales están los siguientes:

- Pérdida de peso.
- Pérdida de apetito.

- Amenorrea (detención de la menstruación).
- Impotencia masculina.
- Nauseas.
- Lesiones dermatológicas.
- Mala absorción de los nutrientes.
- Falta de agudeza mental.
- Depresión.
- Ansiedad.

Mientras tanto, David Horrobin, muy conocido por sus investigaciones con el aceite de prímula, propuso que la «anorexia nerviosa se debe a una deficiencia combinada de zinc y ácidos grasos esenciales».[208] Recientemente, han aparecido fuertes evidencias que muestran que aquellos con anorexia y bulimia pueden ser más proclives a tener deficiencias de triptófano. El triptófano es el ladrillo de construcción de la serotonina, el neurotransmisor cerebral de la felicidad, el cual también ayuda a controlar el apetito.

Confirmando la conexión
En 1980, la primera investigación que estudió la conexión entre el zinc y la anorexia empezó en la Universidad de Kentucky, en Estados Unidos. Los investigadores descubrieron que 10 de los 13 pacientes admitidos con anorexia y 8 de los 14 pacientes admitidos con bulimia tenían deficiencias de zinc al inicio del estudio. Sin embargo, después de una buena alimentación, incluso tuvieron más deficiencias de zinc. Debido a que el zinc se usa para la digestión y la utilización de las proteínas a partir de las cuales se hace el tejido corporal, los investigadores recomendaron mayores dosis de zinc, por encima de las cantidades que corregirían las deficiencias, y que éstas se dieran una vez los pacientes empezaran a comer y a ganar peso.[209]

En 1984, se cayó en la cuenta con dos importantes descubrimientos que surgieron a raíz de unas investigaciones. El primer estudio, desde entonces confirmado, demostró que los animales con deficiencias de zinc desarrollan rápidamente un comportamiento anoréxico y una pérdida de apetito, y que si estos animales eran forzados a comer una dieta deficiente en zinc enfermaban gravemente.[210] El segundo estudio demostró que las deficiencias de zinc dañan las paredes intestinales, lo que dificulta la absorción de nutrientes (entre los cuales se encuentran el mismo zinc), y lo que lleva a una círculo vicioso de deficiencias.[211] Ese mismo año, el profesor Derek Bryce-Smith, ahora patrocinador del Institute for Optimum Nutrition, informó del primer caso de anorexia en humanos tratado con zinc. La paciente era una niña de trece años de llanto fácil y deprimida que pesaba sólo 37 kg. Fue remitida a una consulta psiquiátrica pero, a pesar de la terapia, al cabo de tres meses pesaba 31,5 kg. Posteriormente, empezó un tratamiento de complementos de zinc de 45 mg diarios. A los meses pesaba 44,5 kg y estaba de nuevo alegre y sus niveles de zinc eran normales.[212]

Al mismo tiempo, a mediados de la década de 1980, en la Universidad de California se realizó la primera prueba doble ciego con 15 pacientes anoréxicos. En 1987 los investigadores dijeron: «Los complementos de zinc fueron seguidos de una disminución de la depresión y la ansiedad. Nuestros datos sugieren que los individuos con anorexia nerviosa pueden tener riesgo de sufrir deficiencias de zinc y pueden responder positivamente después de tomar complementos de este mineral».[213] En 1990, muchos investigadores encontraron que la mitad de los pacientes con anorexia mostraban claras evidencias bioquímicas de deficiencias de zinc.[214]

Los complementos de zinc no podían ser más fáciles pero, por desgracia, muchos centros de tratamiento de esta enfermedad todavía no los ofrecen.

¿Pollo o huevo?

Actualmente, las pruebas que relacionan las deficiencias de zinc con la anorexia ya están fuera de toda duda. De hecho, una investigación reciente que revisa todas las investigaciones en este ámbito hasta la fecha, concluye: «Existen evidencias que sugieren que la deficiencia de zinc puede estar íntimamente relacionada con la anorexia en humanos: si no es como causa inicial, es como factor acelerador o agravante que puede empeorar la patología de la anorexia».[215]

No obstante, el hecho de que los complementos de zinc ayuden a tratar la anorexia no quiere decir que la causa de la anorexia sea la deficiencia de zinc. Normalmente, son los problemas psicológicos los que provocan los cambios en los hábitos alimenticios de las personas susceptibles.

Tal como mencionamos anteriormente, la anorexia puede ser una manera de evitar la edad adulta y lo que se percibe como miedos y responsabilidades que abruman. Al evitar comer, una chica joven puede reprimir los signos del crecimiento. La menstruación se detiene, el tamaño de los pechos disminuye y el cuerpo permanece pequeño. El hambre también puede inducir a un estado «elevado», ya que estimula cambios importantes en químicos cerebrales que pueden ayudar a bloquear sentimientos y problemas difíciles de afrontar.

Así pues, ¿dónde está el zinc? Muchos anoréxicos escogen ser vegetarianos y muchas dietas vegetarianas son pobres en zinc, ácidos grasos esenciales y proteínas. Esto es lo que dice un estudio realizado en el Health Sciences Department del British Columbia Institute of Technology, en Burnaby, Canadá, en el cual se analizaron las dietas de vegetarianos anoréxicos y se compararon con las de los pacientes anoréxicos no vegetarianos.[216]

Ya sean vegetarianos o no, una vez se obtiene el hábito de no comer y éste se asienta, la deficiencia de zinc es casi inevitable, debido tanto a la ingesta pobre de alimentos como a la absorción pobre de los mismos. Con esto llega a una mayor pérdida del apetito, e incluso más depresión y percepción errónea, lo que lleva, a su vez, a una incapacidad del paciente para enfrentarse a las situaciones difíciles que encuentran muchos adolescentes en el siglo XXI.

El enfoque de la nutrición óptima para ayudar a alguien con anorexia o bulimia se adopta mejor a lo largo de sesiones con un psicoterapeuta con aptitudes. El enfoque nutricional enfatiza la calidad de los alimentos más que la cantidad, e incluye complementos que garanticen una ingesta suficiente de vitaminas y minerales, incluyendo 45 mg de zinc elemental al día, y la mitad de esta cantidad una vez se consigue recuperar y se mantiene el peso ideal.

El triptófano y el apetito

Una pérdida de peso y de tejido muscular indica una deficiencia proteica. Obviamente, con anorexia o bulimia, el enfermo no obtiene las cantidades suficientes de proteína, o puede que tenga problemas para digerirlas, absorberlas o metabolizarlas. Se han encontrado niveles bajos de los aminoácidos valina, isoleucina y triptófano en pacientes con anorexia. Los complementos de valina e isoleucina ayudan a construir el músculo, mientras que el triptófano es el ladrillo con el que se construye la serotonina, la cual controla tanto el apetito como el estado de ánimo.

Investigaciones recientes han encontrado diferencias destacables entre los niveles de triptófano en sangre de las personas con anorexia.[217] Tanto la inanición como el ejercicio físico excesivo parecen ser factores relacionados con estos niveles.[218] Hasta la fecha, las evidencias apuntan a los problemas y las maneras de responder de los anoréxicos y los bulímicos con niveles bajos de triptófano. Como la conversión del triptófano en serotonina depende tanto del zinc como de la vitamina B6, los tres nutrientes son necesarios para un control correcto del apetito y para mantener un estado de ánimo feliz y equilibrado.

La interacción entre el cuerpo y la mente, o los nutrientes y el comportamiento, ha sido muy bien ilustrada por un estudio reciente realizado por el doctor Philip Crowen y sus colegas del departamento de psiquiatría de la Universidad de Oxford. El doctor Crowen y su equipo encontraron, sin sorprenderse, que los niveles de triptófano y serotonina eran inferiores en las mujeres que se alimentaban con dietas restringidas calóricamente. También observaron que si las personas recuperadas de bulimia tenían una dieta exenta de triptófano se deprimían mucho más rápido, se preocupaban exageradamente por su peso y figura y también tenían más miedo de perder el control al comer.[219]

Visto globalmente, todo este estudio nos sugiere que las personas proclives a sufrir de anorexia o bulimia tienen una necesidad especial por el triptófano y probablemente por la vitamina B6 y el zinc, y que cuando no obtienen estos nutrientes tienen más probabilidades de desarrollar respuestas malsanas ante el estrés, tales como la pérdida de control del apetito.

La manera más directa de tratar estos desequilibrios en personas con trastornos alimenticios es dándoles complementos de triptófano, o 5-hidroxitriptófano (5-HTP), más zinc y B6. No obstante, a largo término, la meta ha resultado ser un cambio de dieta. Frecuentemente, especialmente en anoréxicos, los complementos nutricionales como los aceites concentrados de pescado son más fáciles de sobrellevar al inicio porque virtualmente no contienen calorías. Al mejorar el estado nutritivo de la persona, sus ansiedades y sus tendencias compulsivas/obsesivas se calmarán, y casi siempre verán lógicos los cambios positivos de la dieta.

La dieta ideal debe contener alimentos fáciles de comer y digerir y que sean muy nutritivos. Las proteínas de buena calidad de la quinoa, el pescado, la soja y la espirulina son importantes, como también lo son las semillas, las lentejas, las alubias, las frutas y las hortalizas.

Las semillas y el pescado son especialmente importantes porque contienen ácidos grasos esenciales. Debido a que muchas personas con trastornos alimenticios se salen de su camino porque intentan evitar las grasas, sus dietas suelen tener carencias de estos nutrientes esenciales, los cuales, como hemos visto, son realmente esenciales para la salud mental. Al mismo tiempo, los ácidos grasos esenciales también son vitales tanto para crear serotonina como para recibir las señales de la serotonina que pasan de una neurona a otra y cuyo efecto es esparcir la felicidad.

Atracones bajo control

Los alimentos con los que se alimentan compulsivamente las personas con bulimia son muy reveladores, ya sea por sensibilidades alimentarias o por problemas de azúcar en sangre. Los alimentos comunes con los que se atiborran suelen ser los dulces, los alimentos a base de trigo o los productos lácteos. Tanto el trigo como los lácteos contienen exorfinas, químicos que simulan (y por lo tanto pueden bloquear) las endorfinas del cerebro encargadas de dar placer, lo que posiblemente puede influir en el comportamiento. Cuando los niveles de azúcar en sangre son muy bajos —como podrían serlo después de un ayuno o unos vómitos— estas personas ansiarán inevitablemente el consumo de dulces para restablecer rápidamente los niveles de azúcar.

Los efectos de todos estos alimentos pueden contribuir al comportamiento confuso y errático, o compulsivo, de las personas que sufren bulimia, a las que siempre les pedimos que se atiborren de todo lo que quieran durante dos semanas excepto de este tipo de alimentos. Muchos de ellos nos informan de que su deseo por atiborrarse se reduce enseguida y asombrosamente.

Sin embargo, no pienses que si tu hijo o hija es más proclive a reaccionar fuertemente a la carencia de nutrientes como el zinc o el triptófano, eso es todo. Como ya dijimos, la bioquímica no excluye los problemas psicológicos como parte de la causa que haya producido el trastorno alimentario que ha desarrollado el individuo. Busca la ayuda constructiva de un terapeuta sensible y de confianza.

Tenemos algunas recomendaciones para todos aquellos que se enfrenten a un trastorno alimentario.

- Visita a un nutricionista profesional que pueda localizar las posibles deficiencias de tu hijos o hijas y puedan aconsejarte en concordancia.
- Sus consejos probablemente incluirán el zinc, la vitamina B6, el 5-HTP y los ácidos grasos esenciales ya sean en cápsulas o en semillas y pescados.
- Lleva a tu hijo o hija a un psicoterapeuta que tenga experiencia en ayudar a niños, con trastornos alimenticios, a recuperarse plenamente.

20. Curar los problemas de sueño

¿No puede dormir? Los trastornos de sueño en niños son algunos de los problemas más comunes con los que se encuentran muchos padres. El resultado no es sólo niños cansados que sufren para aprender, concentrarse y comportarse bien, sino también padres en un estado de permanente cansancio. Una investigación demostró, hace muchos años, que la clave para el buen crecimiento y desarrollo de los niños es que duerman bien por las noches, y esto incluye el crecimiento y el desarrollo del cerebro.

Así pues, un sueño pobre tiene dos contratiempos: primero, un impacto a corto plazo en el rendimiento, la energía y el estado de ánimo del niño o la niña. Segundo, una curva insidiosa en el desarrollo de los niños que les impide alcanzar su pleno potencial en la adolescencia o en la edad adulta.

James, un niño de siete años, es un caso así. Su madre lo trajo al Brain Bio Centre porque, sin importar lo cansado que estuviera, no lograba dormir. Como consecuencia, tenía una concentración y una memoria terribles en la escuela. Le hicimos unas pruebas para ver sus posibles desequilibrios bioquímicos y analizamos su dieta. Vimos que James tenía alergias alimentarias, niveles bajos de calcio y magnesio y demasiado azúcar en su dieta. Al suprimir los alimentos a los que James cra alérgico, reducir su ingesta de azúcar y darle complementos de adicionales de calcio y magnesio, el sueño de James mejoró sustancialmente en cuestión de unas semanas.

¿Tu hijo o hija tiene necesidad de dormir?

Sin dormir, incluso por una noche, el cuerpo muestra signos claros de estrés: el estado de ánimo y la concentración se alteran, las defensas bajan, los niveles de zinc y magnesio disminuyen y la vitamina C se utiliza a niveles alarmantes. El sueño rejuvenece tanto el cuerpo como la mente. De hecho, durante las tres primeras horas de sueño, el organismo funciona en modo rápido de reparación.

Los especialistas del sueño de la Universidad de Loughborough, en Inglaterra, han llevado a cabo una serie de pruebas para ver cómo funciona el cerebro cuando éste no duerme. Los resultados son muy claros: las personas somnolientas tienen dificultades para encontrar las palabras correctas, tener nuevas ideas y enfrentarse a situaciones que cambian rápidamente.[220] La falta de sueño nos hace irritables y malhumorados y, a largo término, puede incluso deprimirnos. Los científicos han medido la habilidad del organismo para luchar contra las infecciones cuando uno está cansado, y los resultados han demostrado que los individuos con necesidad de dormir tienen menos linfocitos asesinos, un tipo de célula inmunitaria que se necesita para luchar contra los organismos invasores.[221]

Los niños en edad escolar necesitan entre 9 y 12 horas de sueño cada noche. Y será fácil decir que duermen lo suficiente si: cuando se van a la cama se duermen con facilidad, se levantan con facilidad por las mañanas y no están cansados durante el día.

Existen dos problemas principales de sueño: dificultades para dormir y dificultades para mantenerse despierto. Si tu hijo o hija se resiste a ir a dormir y arma un jaleo cada noche a la hora de acostarse, podría ser que él o ella esté viendo el panorama de que se quedarán tumbados, despiertos, aburridos y frustrados durante horas antes de dormirse. Investigaciones han demostrado que la televisión, las videoconsolas y el ordenador en la habitación no son una solución, sino que pueden agravar el problema.

Judith Owens de la Brown University School of Medicine, en Rhode Island, estudió a 495 niños de preescolar y primaria para determinar el efecto que puede tener ver la televisión en los hábitos de sueño de los niños. Observó que ver la televisión a la hora de dormir, especialmente cuando el aparato está en la habitación de los niños, era el peor augurio para una mala noche de sueño, ya que los niños tardaban más en dormirse y eran más proclives a despertarse durante la noche.[222]

Encontrar el factor ssshhh

Cualquiera que sea el tipo de trastorno de sueño que afecte a tu hijo, los factores que deben considerarse son siempre los mismos: junto a ver la tele a última hora de la noche también deben considerarse las deficiencias de los minerales calmantes magnesio y calcio, el exceso de azúcar o estimulantes, las alergias alimentarias y la falta de actividad física durante el día.

Los minerales calmantes
Si tu hijo no ingiere el magnesio y el calcio suficientes, esto puede provocar o agravar los problemas de sueño, ya que estos minerales trabajan juntos para calmar al cuerpo y ayudan a relajar los nervios y los músculos. Tal como vimos, las deficiencias de magnesio son cada vez más comunes entre los niños.

De hecho, la dieta de tu hijo o hija es probable que sea más pobre en magnesio que en calcio, así que asegúrate de que coma alimentos ricos en magnesio como las semillas, los frutos secos, las hortalizas verdes, los cereales integrales y el marisco. Incluir algo de magnesio por las tardes, incluso bajo la forma de complementos, puede ayudar. Si estás amamantando a tu bebé y éste tiene problemas para dormir, tú misma puedes tomar complementos de magnesio y tu hijo los recibirá a través de la leche. Particularmente, entre las buenas fuentes de calcio están los lácteos, las hortalizas verdes, los frutos secos, los mariscos y la melaza.

Otros nutrientes que son importantes para dormir bien son las vitaminas B. No obstante, éstas es mejor tomarlas por las mañanas en lugar de por la tarde, ya que al estar relacionadas con la producción de energía pueden ser demasiado estimulantes antes de acostarse.

Suprimir el estrés, el azúcar y los estimulantes

Entre los muchos ritmos diarios del organismo de tus hijos, se incluyen los que dictan el sueño y la energía, los cuales son mecanismos muy afinados que dependen de ciertos patrones hormonales, químicos y nutricionales. Por la noche, los niveles de la hormona del estrés, el cortisol, deben descender, lo que hace que los niños estén calmados y preparados para dormir. Sin embargo, si sus niveles de cortisol están fuera de lugar por cualquier razón (normalmente debido al estrés o a una dieta alta en estimulantes y azúcares), su habilidad para dormir durante toda la noche y para levantarse frescos por las mañanas puede verse amenazada.

Si, por ejemplo, los niveles de cortisol son altos por las noches esto suprime la liberación de la hormona del crecimiento, la cual es esencial para el crecimiento y la reparación diaria de los tejidos. Así pues, es una idea excelente establecer una rutina calmante de 20 o 30 minutos cada noche antes de la hora de dormir, la cual puede incluir un baño, ponerse el pijama, leer u otras actividades relajantes.

Muchos padres cuyos hijos se despiertan por las noches y no pueden volverse a dormir, observan que una vez consiguen equilibrar los niveles de azúcar durante el día, se arreglan las cosas para que aparezcan los patrones correctos de sueño, con los cuales los niños tienen más posibilidades de dormir bien. Un tentempié ligero con baja CG media hora o una hora antes de que se acuesten, ayudará a los niños a no despertarse por las noches debido al hambre y a que no se despierten por un bajón repentino de azúcar. Una pequeña pieza de fruta y un puñado de semillas, o un poco de mantequilla de frutos secos untada en uno o dos pastelitos de avena puede ser ideal. La cafeína —y aquí se incluye el chocolate— debe evitarse por completo. Incluso pequeñas cantidades consumidas por las mañanas pueden mantener a los niños despiertos por las noches.

Solucionar las apneas nocturnas

Los niños que tienen un bloqueo crónico de la nariz pueden sufrir de apneas, una afección normalmente relacionada con los adultos. En las apneas del sueño, el niño puede luchar para respirar hasta el punto de despertarse o tener una noche muy agitada. Si tu hijo o hija tiene una nariz cargada o que moquea y respira por la boca debes sospechar de las alergias alimentarias.

Lee el capítulo 9 para los detalles de cómo identificar y erradicar las alergias alimentarias. El tratamiento de las alergias también puede dar respuesta a los problemas asociados con el sueño como la enuresis nocturna.

La serotonina y la melatonina

Las cantidades de serotonina y de la hormona melatonina aumentan por las noches como parte de nuestro ciclo natural de sueño y vigilia. Las deficiencias en alguna de las dos pueden impedir el sueño, y los trastornos de los patrones del sueño pueden agotar estas sustancias del organismo. El cuerpo necesita cantidades suficientes de vitamina B6 y triptófano para fabricar la serotonina y la melatonina.

Los alimentos particularmente altos en triptófano son el pollo, el queso, el atún, el tofu, los huevos, los frutos secos, las semillas y la leche. Así pues, como suele ocurrir, un remedio tradicional —beber un vaso de leche antes de acostarse— tiene una base científica.

Otros alimentos que inducen al sueño son la lechuga, la cual contiene una sustancia relacionada con el opio, y la avena.

El 5-HTP es el aminoácido que nuestro organismo utiliza para fabricar serotonina y melatonina, de manera que tomar complementos de 5-HTP durante un mes puede ayudar a normalizar los patrones de sueño (una vez se están tratando todos los demás obstáculos al sueño). Cuando el niño o la niña duerman bien de nuevo, ya pueden dejar de tomar los suplementos de este aminoácido. Recomendamos 25 mg diarios antes de dormir para los niños menores de ocho años, y 50 mg para el resto de niños.

La producción de melatonina en el organismo se ralentiza con la luz, de manera que asegúrate de que todas las luces de la habitación de tus hijos estén apagadas cuando se vayan a la cama. La oscuridad absoluta es lo mejor para dormir. Puedes obtener hasta 50 mcg de melatonina, una décima parte de 1 mg (la dosis de un complemento para adultos está entre 1 mg y 10 mg diarios), con 90 g de avena, arroz integral o maíz. Los plátanos y los tomates aportan la mitad de esta cantidad. Así pues, si los niños toman estos alimentos por las noches pueden ayudarles a dormir.

La melatonina es un neurotransmisor, no un nutriente, y por eso debe administrase con cautela cuando se ingiere bajo la forma de complementos. Tomar demasiada puede causar diarrea, estreñimiento, nauseas, mareos, dolores de cabeza, depresión y pesadillas. Sin embargo, la melatonina se ha utilizado con buenos resultados en varios estudios con niños;[223-224] así que vale la pena probarla bajo la guía de un médico o un terapeuta nutricional experto. La comercialización de la melatonina no está permitida en España, pero puede pedirse vía internet a Estados Unidos, donde estas restricciones no existen.

Agotando a la agitación

Has visto alguna vez a tu hijo jugando en el parque y has pensado: «¿Dormirá bien esta noche?». Es verdad, el ejercicio alivia y promueve la calma y aporta una sensación de bienestar, lo cual se debe, en parte, a la liberación de endorfinas. Además de la educación física de la escuela, anima a tus hijos o hijas a que hagan actividades físicas por las tardes y durante los fines de semana en lugar de ponerse delante de la tele o del ordenador. Seguro que hay algo que les gusta: la natación, el fútbol, el tenis, la danza o simplemente un paseo vigoroso por el parque o una vuelta con la bicicleta. Sólo asegúrate de que no hagan ejercicio a últimas horas del día, ya que los efectos energéticos de la actividad pueden motivar la falta de sueño.

Para asegurarte de que tus hijos o hijas duermen bien por las noches, sigue estas propuestas:

- Evita que tomen estimulantes y azúcares, especialmente después de las 4 de la tarde.
- Sigue una rutina regular y calmante cada noche para acostar a tus hijos o hijas.
- Dales complementos de magnesio y calcio por las noches y asegúrate de que coman alimentos ricos en magnesio y calcio tales como las semillas y las hortalizas de hoja verde.
- Para restablecer un buen patrón de sueño, prueba la toma, bajo supervisión profesional, de 10 a 25 mg de 5-HTP y quizás de melatonina.
- Limita las horas de televisión a no más de dos al día. Y, si tus hijos o hijas tienen alguna videoconsola, ordenador o televisión en su cuarto, saca estos aparatos de su habitación.
- Asegúrate de que tu hijos o hijas hacen el suficiente ejercicio físico durante el día para que estén listos para dormir por las noches.

4.ª parte

Alimentos para el pensamiento

Ahora que ya sabes lo que significa la nutrición óptima para la mente de los niños, ¿cómo pones este conocimiento en práctica? En esta parte del libro te mostraremos cómo alimentar a tus hijos correctamente, desde la infancia hasta los años adolescentes. Encontrarás montones de consejos para comprar, ideas de cocina, maneras prácticas de mantener la dieta y criterios para escoger los complementos alimentarios.

21. Empezar viento en popa

 Idealmente, la nutrición óptima de tus hijos o hijas empieza contigo. Si tú te alimentas de manera óptima incluso antes de la concepción, y te mantienes así durante todo el embarazo y la lactancia, les estarás dando una ventaja perfecta al inicio de sus vidas.

La leche materna es, de hecho, el alimento óptimo para tus hijos o hijas, ya que fortalece su salud física y mental durante los primeros meses de vida. El desarrollo de los buenos hábitos alimentarios empieza en el período de destete. En ese momento los dos objetivos principales son evitar que tus hijos desarrollen alguna alergia alimentaria y asegurarte de que generen una aceptación por una amplia variedad de alimentos saludables.

La forma inteligente de alimentar a tu bebé

La mejor manera de alimentar a tu bebé es, por naturaleza, con la leche materna. Y no sólo para su desarrollo físico: los bebés alimentados con leche materna son más sanos en general y son menos proclives a tener alergias posteriormente,[225] ¡y además son más inteligentes! Una serie de estudios recientes a nivel mundial indican que los niños alimentados con leche materna tienen un CI que supera por entre 6 y 10 puntos al de los niños alimentados con leche preparada.[226]

Una razón que explicaría pueden ser los altos niveles de omega-3 DHA que se encuentran naturalmente en la leche materna. Tal como vimos, el DHA es vital para el desarrollo del cerebro. Y cuanto más tiempo esté lactando, más inteligencia se espera que desarrolle una vez crezca.[227] Otra razón para esta inteligencia superior probablemente sea que las vitaminas liposolubles de la leche materna se absorben con mayor facilidad.

En un estudio llevado a cabo en Brasil, sólo 1 de 176 niños alimentados con leche materna tenía niveles de vitamina E inferiores a los adecuados. Por lo contrario, más de la mitad de los niños alimentados con leche de vaca tenía niveles bajos de vitamina E.[228] Otro estudio demostró que la leche materna es más rica en vitamina D que la leche en polvo, y no cualquier vitamina D, sino la que ha demostrado ser 2,5 veces más eficaz para prevenir el raquitismo (la patología en la cual los huesos no se desarrollan correctamente y que está, sorprendentemente, en aumento en algunos países desarrollados).[229] La leche materna contiene muchos más minerales potenciadores del cerebro que la mayoría de leches preparadas.[230]

La lactancia también ayuda a establecer bacterias sanas en los intestinos de los niños. Un tipo de bacteria intestinal beneficiosa, la bifidobacteria, presente en la leche materna pero no en la leche preparada, impide que las bacterias nocivas invadan los intestinos de los niños. Éste es un servicio importante, ya que éstas no sólo nos protegen de los cólicos, los eccemas y el asma, sino que también, como vimos en el capítulo 9, son cruciales para prevenir las alergias alimentarias, las cuales pueden afectar al cerebro.

Además, los bebés alimentados con leche materna son menos propensos a ser obesos. Un estudio con 32.000 niños escoceses de tres a cuatro años de edad observó que los niños y las niñas que habían sido alimentados con leche materna durante seis u ocho semanas, justo después de nacer, tenían un 30% menos de probabilidades de ser obesos que los niños alimentados con leche preparada.[231] Debido a que la calidad de la leche materna viene, en gran medida, determinada por la calidad de la dieta de la madre, ésta debe alimentarse de manera óptima y evitar cualquier tipo de alimentos al que sea alérgica, ya que podría pasar las alergias alimentarias a través de su leche. Para más información sobre nutrición saludable durante el embarazo y la lactancia, lee el libro *Nutrición óptima antes, durante y después del embarazo* (Amat, 2005) de Patrick Holford y Susannah Lawson.

Mantener a los niños libres de alergias

En el ámbito de las alergias, como en tantas otras cosas, prevenir es mejor que curar. Impedir que una alergia se desarrolle en los niños es más fácil, y mejor, que tratar de curarla una vez haya aparecido. Aquí hay dos puntos importantes. Uno es la elección y el momento de las primeras comidas; el otro es la salud del sistema digestivo del niño.

Las primeras comidas
No empieces a destetar a tu bebé y a darle de comer antes de lo necesario; empieza a hacerlo a partir de los seis meses. Hasta ese momento es preferible únicamente la lactancia materna. Si el bebé no puede tirar con fuerza con sólo la leche materna, visita a un pediatra o a un terapeuta nutricional para que te aconsejen qué hacer antes de darle otros alimentos por tu cuenta. El problema seguramente no se deba a una carencia de alimentos sólidos o de leche preparada, y añadir estos alimentos a la dieta del bebé puede empeorar las cosas, especialmente si tiene problemas digestivos.

Ya que algunos alimentos son más proclives que otros a causar alergias, es esencial que se introduzcan estratégicamente los alimentos menos alérgenos en la dieta del bebé mientras su tracto digestivo todavía es inmaduro.

Durante el período de destete, qué alimentos introducimos y cuándo

A partir de los seis meses
- Hortalizas, excepto tomates, patatas, pimientos y berenjenas (miembros de la familia de la belladona).
- Frutas, excepto cítricos.
- Legumbres.

- Arroz, quinoa, mijo y alforfón.
- Pescado (preferiblemente biológico, salvaje o de alta mar).

A partir de los nueve meses
- Carnes roja y blanca (preferiblemente biológicas).
- Avena, maíz, cebada y centeno.
- Yogur natural.
- Tomates, patatas, pimientos y berenjenas.
- Huevos.
- Soja (como en el tofu o la leche de soja).

A partir de los doce meses
- Cítricos.
- Trigo.
- Productos lácteos.
- Frutos secos y semillas (pero no cacahuetes, espera tanto como puedas para introducirlos y, una vez se los ofrezcas, que sean sólo de variedades biológicas o ecológicas).

Es bueno empezar un proceso de destete diario en el cual vayas manteniendo el control de los alimentos que el bebé va tomando y su reacción hacia ellos. Para empezar, introduce sólo un alimento al día, apúntalo y observa cualquier posible reacción que el niño o la niña pueda tener. Cuando hablamos de *reacción* puede ser un eccema o un sarpullido en la piel, un sueño excesivo, una nariz que moquea, demasiada actividad o una respiración asmática. Si notas que algo va mal, no le des más ese alimento y sigue dándole otros, aun cuando todos los signos de la reacción hayan desaparecido. Puedes volver a confirmar tus observaciones al cabo de unos meses, dándole de nuevo el mismo alimento al que reaccionó negativamente. Entonces, puede que el sistema digestivo del niño o la niña ya haya madurado, de manera que ya no tenga ninguna reacción a ese alimento.

Una vez el niño empiece a tomar un combinado de alimentos que no le causen ninguna reacción, es importante variar su dieta tanto como sea posible, especialmente con alérgenos comunes como el trigo, los lácteos, la soja y los cítricos. Comer lo mismo una y otra vez durante largo tiempo puede colapsar el sistema y provocar una alergia. No obstante, una dieta variada también aumentará el deseo del niño por una mayor diversificación de alimentos, y esto, a su vez, hará que obtenga una mayor cantidad de nutrientes.

Salud digestiva

Las alergias alimentarias están íntimamente conectadas con una salud digestiva pobre, un aspecto parece agravar al otro. Mantener el intestino del niño en buen estado de salud también es vital por muchas otras razones.

Por ejemplo, los intestinos y el cerebro están muy conectados a través del sistema nervioso; su relación es tan estrecha que el intestino a veces se considera el segundo cerebro. El llamado *sistema nervioso entérico*, esa red de neuronas, neurotransmisores y proteínas situada en los intestinos, está en constante comunicación con el sistema nervioso central, en el cerebro y en la médula espinal. Así pues, mantener los intestinos de los niños en buen estado de salud también es esencial para optimizar el desarrollo de su cerebro.

Por desgracia, actualmente hay muchos niños que reciben su primera dosis de antibióticos a los pocos días o semanas de nacer, lo cual causa desequilibrios gástricos y otras dolencias. Los antibióticos eliminan la flora positiva del tracto digestivo y causan un desequilibrio intestinal que puede llevar a tener alergias alimentarias, problemas digestivos y niveles bajos de minerales esenciales.[232] Se han encontrado incluso relaciones con el TDAH.[233]

Normalmente, los antibióticos se dan a los bebés con infecciones de oído, nariz o garganta, las cuales también pueden ser causadas por alergias alimentarias, particularmente si estas infecciones son recurrentes. Así pues, vale la pena ir al origen de la dolencia y resolver el problema de las alergias alimentarias. Según un estudio publicado en el *Journal of the American Association*, los antibióticos suministrados a los niños para las infecciones de oído triplican las posibilidades de tener infecciones repetitivas.[234]

Mientras la leche materna contiene una flora intestinal beneficiosa que repoblará los intestinos del bebé una vez éste haya tomado antibióticos, la leche en polvo normalmente no la contiene. Si es vital que el bebé tome antibióticos, asegúrate de que después toma un complemento probiótico para su edad que le proporcione el tipo correcto de flora intestinal. Ver «Bibliografía y recursos», p. 289.

Una buena dieta desde el principio

A partir de que tus hijos o hijas empiezan a tomar alimentos sólidos, los siguientes 18 meses son cruciales para establecer una alimentación sana. Debe ponerse énfasis en las hortalizas y las frutas ricas en vitaminas y minerales. Cómpralas biológicas si puedes, así tus hijos no se contaminarán con los residuos de los fertilizantes artificiales, los herbicidas o los pesticidas.

Muchos padres comenten el error de destetar a sus bebés y darles muchas frutas y cereales para niños; ambos tipos de alimentos son muy dulces. Si haces esto, puedes encontrarte con que tu hijo o hija acabe rechazando las hortalizas. Por lo tanto, prioriza realmente el consumo de hortalizas sobre el de frutas. Cuanto menos dulce sea la comida y la bebida de los niños, menos ansiedad tendrán por ellas. Recuerda también que cuando alimentas a tu bebé con la cuchara, dándole puré de brócoli, por ejemplo, él te está mirando a la cara y ve tus expresiones faciales. Así pues, ¡haz ver que tú también disfrutas con esa comida! Es muy fácil hacer una mueca con la cara mientras le dices a tu bebé «¡Mmmm... ñammm!». No podrás engañarlo si tu cara dice «¡Uueeeggg!».

Asegúrate, también, de que el plato tenga unos colores variados. La doctora Gillian Harris, una psicóloga clínica de la Universidad de Birmingham, en Inglaterra, ha estudiado el impacto que tienen en los niños las primeras comidas y cómo éstas condicionan sus preferencias alimentarias futuras. Observó que los niños que empezaban a comer galletas, comida para bebés, alimentos procesados y leche de vaca eran más propensos, en el futuro, a preferir carbohidratos como las patatas fritas y el pan blanco en lugar de las hortalizas. Los niños alimentados con hortalizas, frutas y otros alimentos más naturales muestran, en el futuro, una mayor preferencia por los alimentos cargados de nutrientes.

La doctora Harris atribuye esta reacción a un mecanismo antiguo de supervivencia. Ella cree que los niños construyen un «prototipo visual» de alimentos favoritos. Esta teoría encaja con la teoría de la evolución, la cual sugiere que nuestros gustos y preferencias se modelan para ayudarnos a sobrevivir.

Nacemos con un gusto natural por los sabores dulces, asociados con las frutas maduras y la leche materna, y un desagrado por los sabores amargos, los cuales están asociados, por razones obvias de supervivencia, con las toxinas alcaloides de las plantas. Pero podemos aprender a cambiar estos gustos dependiendo de lo que nos den de comer nuestros padres. Sin embargo, cuando tenemos 18 meses de vida, cuando un niño de la edad de piedra empezaría a andar y a escoger sus propios alimentos por primera vez, el mecanismo del prototipo visual se enciende para impedir que comamos alimentos desconocidos o potencialmente venenosos.

¿Mi bebé necesita tomar leche?

Mientras estés lactando, no necesitas darle a tu bebé complementos de leche de vaca. Sin embargo, una vez dejes de lactar, deberás asegurarte de que el bebé tenga una buena fuente de calcio. La leche se ha comercializado durante décadas como el alimento perfecto rico en calcio, especialmente para niños pequeños. No obstante, la palabra clave aquí es *comercializados*.

En la Antigüedad los humanos no tomaban leche después del destete, y aún así parecían desarrollar unos huesos y unos dientes fuertes. No existen evidencias que demuestren que una vez que dejaron su estilo de vida nómada y recolector y empezaron a cultivar las tierras, a comer cereales y a tener animales para carne y leche, sus huesos se hicieran más fuertes. De hecho, todo apunto a lo contrario. Con respecto a ellos, ¡parece que hemos encogido de 12 a 15 cm! Esto, sin embargo, puede que se deba más a las dificultades que hemos encontrado con los cereales, en lugar de con la leche.[235]

Debemos recordar que la leche es un alimento muy especial, lleno de hormonas diseñadas para las crías de ganado más que para nosotros. Tal como vimos, la proteína de leche, o caseína, causa problemas digestivos en muchas personas. Así pues, si ésta es tan esencial, ¿de dónde obtienen los asiáticos, cuyo consumo de leche es muy bajo, su calcio? De las hortalizas, los frutos secos, las semillas y los productos de soja. Así pues, aunque es un alimento muy consumido en nuestra sociedad, no hay evidencias de que la leche sea un alimento esencial para la buena salud. Y, debido a que muchas personas son alérgicas a ella, no es buena idea que tus hijos se vuelvan dependientes de la leche (siempre y cuando les garantices otras fuentes ricas en calcio). En la tabla de la página siguiente describimos los alimentos más ricos en calcio, los cuales son importantes para la dieta de los niños si éstos no toman lácteos.

Si decides que no quieres dar leche de vaca a tus hijos, reduce su potencial alérgico alternando la leche de vaca con las leche de cabra u oveja, o las leches de soja, arroz o almendras u otros frutos secos (aunque debes esperar a que tengan un año de vida para que puedan tomar productos derivados de los frutos secos). Visita la tienda de alimentación dietética o biológica que tengas más cerca y verás las variedades que existen. Nosotros mismos compramos varias leches y las vamos alternando, primero un cartón de un tipo y luego de otro.

Normalmente, el yogur se tolera mejor que la leche, ya que las bacterias que contiene digieren gran parte de las proteínas y los azúcares problemáticos de la leche. El yogur natural, por ejemplo, en el cual todas estas bacterias permanecen intactas, puede ayudar a tener un sistema digestivo sano. Y el calcio del yogur es más fácil de absorber que el de la leche. Los yogures de leche de cabra y de oveja son más fáciles de encontrar en la actualidad, lo que nos da una mayor variedad.

El calcio en los alimentos: las fuentes más ricas de este mineral

Por 100 g/100 ml	Contenido en Calcio (mg)
Queso fresco	720
Tahina (pasta de semillas de sésamo)	680
Semillas de sésamo	670
Sardinas en aceite enlatadas	550
Almendras	240
Col, cruda	210
Berro	170
Nueces del Brasil	170
Col rizada	150
Tofu (enriquecido con calcio)	150
Melaza negra	150
Leche entera	115

Para garantizar que tus hijos tengan el mejor comienzo en la vida, sigue estas pautas:

- Dales el pecho al menos 4 o 6 meses, luego inicia el proceso de destete siguiendo los consejos de este capítulo.
- Durante el destete, dales muchos purés coloridos de hortalizas en lugar de frutas dulces o insípidas o mezclas de cereales. Cuando le muestres a tu bebé que tú también lo comes, ¡haz como si lo disfrutaras!
- Si tu bebé toma antibióticos, a continuación haz que tome probióticos adaptados para su edad para que éstos repueblen su flora intestinal beneficiosa. Busca los consejos de un nutricionista profesional.

22. Evitar las manías alimentarias

 Si tus hijos son delicados para comer, se están preparando el terreno para ser quisquillosos de por vida. Depende de ti hacer algo con las delicadezas a la hora de comer. Puede que simplemente parezca una molestia, pero la verdad es que cuando tus hijos o hijas le dan la espalda a una variedad de alimentos se están perdiendo una gran cantidad de nutrientes potenciadores del cerebro, de los cuales ya hemos hablado en este libro.

Debes empezar pronto para garantizar que tus hijos disfruten activamente comiendo una amplia variedad de alimentos sanos. Si los dejas para cuando sean mayores, las negativas se arraigarán cada vez más, y, a medida que vayan llegando a la adolescencia, ¡cada vez te escucharán menos!

Mis hijos o hijas sólo comen...

¿Qué es? ¿Yogur de chocolate? ¿Macarrones? ¿Patatas fritas y pollo? ¿Hamburguesas y pizza? Aunque no hayas dicho nunca «mis hijos sólo comen...» seguro que se lo has oído decir a algún otro padre o madre a la salida de la escuela. Si perdiste la oportunidad durante la infancia para frenar las tendencias alimentarias quisquillosas que tenían (ver capítulo 21), todavía no está todo perdido, pero ya es el momento de actuar.

Primero, mira en tus armarios y en el frigorífico. Si no almacenas hamburguesas, patatas fritas congeladas, yogures azucarados, refrescos o cualquier otro tipo de comida basura que le guste a tus hijos, tienes la respuesta perfecta para su petición: no hay nada de eso. En su lugar, puedes tener alternativas alimentarias saludables.

Para hacer un yogur casero de chocolate puedes añadir polvo de algarroba al yogur natural. En lugar de los macarrones, puedes hervir pasta de trigo integral y añadirle tu propia salsa de tomate natural. Sustituye los refrescos de colores llamativos por zumo de naranja mezclado con agua con gas. No obstante, haz los cambios gradualmente. Sé paciente, persistente y tan sigiloso como debas. Por ejemplo, si tus hijos siempre han rechazado comer hortalizas, puedes darles guisantes y salteados de verduras, puré de calabacín con la salsa de la pasta, o sopas de hortalizas pasadas por el minipímer. Para detalles más precisos sobre cómo hacer cambios saludables en la cocina ver el capítulo 24.

Como siempre, tu actitud personal hacia la comida es de vital importancia. Si tú no eres fan de comer hortalizas, ¡no es sorprendente que tus hijos tampoco lo sean! Pon atención al tono de voz que utilizas cuando les ofreces alimentos. Probablemente veas que los alimentos que a ti más te gustan sean los que ofreces con mayor alegría. Si las zanahorias y el brócoli no te encajan, también deberías sentir alegría por las hortalizas, y esto puede significar nuevas maneras de prepararlas. El libro *The Holford Low-GL Diet Cookbook*, de Patrick Holford y Fiona McDonald (sin publicar en castellano), nos muestra muy buenas maneras de empezar.

En última instancia, deberás comer bien si quieres que tus hijos coman bien. Así, la búsqueda de una nutrición óptima para tus hijos también te llevará a comer bien, ¡lo que no es algo malo!

Ni sobornos ni recompensas ni castigos

Sacar las emociones de las comidas también puede ayudarte si tienes un hijo quisquilloso con algunos alimentos. La mayoría de manías alimentarias provienen de factores emocionales, lo que suele ser, para los niños, una manera de llamar la atención o de afirmar su independencia. Así pues, cuantas menos emociones manifiestes a la hora de desayunar o de comer, mejor. Por ejemplo, intenta no adular demasiado a tus hijos si éstos se acaban todo el plato, y tampoco seas demasiado severa o severo si no han comido nada de la cazuela de hortalizas que habías preparado con tanto cariño. Tampoco los sobornes ni le des recompensas de dulces ni los castigues porque no coman ni los fuerces a comer.

Desde el principio, comer debe ser una manera de satisfacer el apetito y no algo que se hace por mamá (o incluso por la gente que se muere de hambre). Tampoco debe ser una actividad metódica. Así pues, deja que el factor dominante de las comidas sea el apetito de tus hijos, no tus deseos de alimentarlos. Si un día quieren comer más, sírveles más, ya que podrían estarse preparando para un empujón del crecimiento. De la misma manera, si su hambre decrece al día siguiente, tampoco los fuerces a comer. Quizás no se sientan bien o simplemente estén cansados.

Comer debe ser una actividad independiente. Tan pronto como tus hijos empiecen a utilizar las manos o la cuchara —lo que les sea más fácil y (para su disfrute) ensucie más— anímales a que lo sigan haciendo. No empieces tan temprano a ser severo con los modales de tus hijos. Déjales que primero aprendan a disfrutar de la comida, ya comerán ordenadamente en un futuro.

Decidir por ellos

Si tus hijos todavía son muy pequeños, harán falta algunos años para que puedan decidir por sí solos, y con conocimiento, si quieren *risotto* o pasta. Aunque un bebé no te entenderá si le preguntas «¿qué quieres para comer?», puede que te responda de alguna manera si le pones delante una manzana y una pera y le digas «¿quieres una pera o una manzana?». Con los niños mayores es mejor que les des a escoger entre dos o tres alimentos en lugar de preguntarles qué quieren comer.

Investigaciones llevadas a cabo por el British Food Council han demostrado que los niños comen con más ganas aquellos alimentos que ellos mismos escogen. Aunque necesitas mantener las cosas simples para evitar agobiar a los niños o incluso provocarles algún tipo de manía alimentaria, puedes hacerles partícipes de las comidas a medida que van creciendo. Por ejemplo, diles que cojan alguna hortaliza o alguna fruta en el supermercado, o diles que te ayuden a preparar alguna comida. Cocinar alimentos de nutrición óptima no sólo es divertido, sino que también les pone en el camino, de por vida, para comer sano, ya que les da una alternativa auténtica a la comida basura a la que muchos adolescentes de Occidente sucumben.

Que las meriendas y los tentempiés sean sencillos

Los *snacks* son importantes para mantener los niveles de azúcar y energía equilibrados y con las reservas hasta arriba, pero ingerir demasiados puede impedir que tus hijos o hijas tengan el apetito correcto a la hora de comer. Si te parece que esto está pasando, no les des alimentos interesantes como tentempié. Si entre las comidas tus hijos tienen realmente hambre, dales una zanahoria o una manzana. Así pues, ten muchas zanahorias y manzanas en el frigorífico y ofréceles, en una fiambrera, algunas hortalizas crudas o algunas frutas para los días de escuela.

Ten en cuenta que beber mucha leche también puede disminuir el apetito, ya que ésta es alimento y llena bastante. Si notas que tus hijos toman mucha leche entre comidas, recuérdales que también tienen agua o zumo diluido.

Ten cuidado si recompensas a tus hijos frecuentemente con *snacks*. Esto puede crear en ellos hábitos emocionales que les lleven, en un futuro, a comer por ansiedad cuando encaren alguna dificultad, lo cual también puede llevarles a ser obesos. Tres comidas y dos tentempiés al día, con hortalizas crudas y frutas frescas, deben ser suficientes para que funcionen correctamente.

Al comer fuera

Aunque puedes darles alimentos muy sanos en casa, que esto siga siendo así cuando se van a casa de algún amigo o a alguna fiesta es difícil, o cuando la familia sale a comer fuera o está de vacaciones. Siempre y cuando la mayoría del tiempo su dieta básica sea lo mejor posible, un paquete de patatas fritas o un helado de chocolate ocasionalmente no es un problema. Y si les explicas que hay una manera de comer en casa y otra cuando se sale, puedes ayudar a tus hijos a asociar estos deleites con ocasiones especiales y así no darán la lata por tenerlos a cada momento. No obstante, seamos listos y no hagamos de esto un gran problema, ya que entonces nuestros hijos empezarán a ver ciertos alimentos como «prohibidos» y esto lo único que hará es aumentar sus ansias por ellos.

Cuando comáis en restaurantes, no tienes que pedir el menú infantil si éste sólo ofrece frituras y alimentos procesados (*nuggets* y patatas fritas, por ejemplo). Pide un entrante de adulto o comparte un primer plato con tu hijo. También puedes pedir que sustituyan las patas fritas por hortalizas crudas o ensalada. De la misma manera, pide zumos diluidos en lugar de refrescos.

> Combatir las manías alimentarias no es tan difícil como podría parecer.
>
> - Introduce desde muy temprano en la dieta de los niños una gran variedad de alimentos y dales un buen ejemplo.
> - Recuerda, es tan importante el aspecto psicológico como el nutricional. Ten firmeza y sé consecuente.

23. Tácticas de guerrilla en el supermercado

 Tendrás que enfrentarte a ello tarde o temprano: lo que tú quieres para tus hijos y lo que los comerciantes quieren son dos cosas diferentes. Deberás desarrollar algunas tácticas de guerrilla en el supermercado y leer el etiquetado con cuidado e incluso leer entre líneas. Las noticias esperanzadoras son que, actualmente, existen muchas opciones disponibles en los supermercados, incluso en los más convencionales. Muchos de estos puntos de venta ya tienen los mismos alimentos que las tiendas de dietética, y comprando en ellos ya no es tan difícil llenar el armario y el frigorífico con alimentos sanos y deliciosos. A continuación describimos 12 normas de oro para las compras.

Evita los alimentos que contengan grasas hidrogenadas

Lee las etiquetas para ver si encuentras las palabras «aceite hidrogenado» o «vegetal». Si el producto contiene aceite vegetal y tiene una fecha de caducidad larga, el aceite que contiene ha sido hidrogenado (es decir, procesado y endurecido). Tal como discutimos en el capítulo 3, las grasas hidrogenadas interfieren en el uso por el cerebro de los ácidos grasos esenciales y, en última instancia, con su funcionamiento óptimo.

Evita los alimentos que contengan azúcar

Lee el etiquetado para ver los azúcares. Éstos incluyen la sacarosa, la glucosa, la dextrosa, la maltosa y otras «-osas». Los azúcares que no hacen estragos en la glucosa en sangre de los niños comprenden el xilitol, la fructosa o el jarabe de agave azul, los cuales se utilizan en bebidas. Aun así, escoge los productos en los que los azúcares estén en las posiciones más bajas de la lista de ingredientes.

Evita los zumos procesados y las bebidas a base de zumos de fruta

Tal como dijimos en el capítulo 1, los zumos de fruta procesados y las bebidas a base de zumos de fruta no son mucho mejor que el agua azucarada. Que no te engañen las afirmaciones de las marcas de estos productos cuando dicen que han añadido vitaminas y minerales a sus bebidas. Todo esto significa que los nutrientes naturales y originales han sido destruidos por el procesado. Los únicos zumos perfectamente aceptables son los acabados de exprimir de frutas frescas, o aquellos que se deben mantener en frío y tienen una fecha de caducidad muy corta (máximo algunos días). Los zumos de manzana son la mejor elección, ya que éstos contienen principalmente fructosa.

Compra raciones pequeñas de queso y cartones de leche pequeños

El consumo de muchos productos lácteos puede acabar provocando una sensibilidad hacia ellos; después de todo, la leche es uno de los alérgenos principales. Muchos quesos también contienen muchas grasas saturadas. Si en casa tomáis productos lácteos, no compres los paquetes familiares de queso o los cartones de dos litros de leche, ¡a menos que seáis una familia de 10 personas! La compra de paquetes pequeños hará que vuestro consumo sea moderado. Compra quesos fuertes como el parmesano o el cabrales, de manera que se consuman como guarnición en lugar de como alimento principal.

Compra huevos de granja, biológicos y ricos en omega-3

Los huevos son un alimento estupendo para el cerebro, no obstante son tan sanos como la gallina que los puso. Si puedes, compra huevos ricos en omega-3, preferiblemente biológicos o, al menos, de gallinas criadas al aire libre.

Evita los alimentos que contengan conservantes, aditivos y otros químicos

Mira la lista de químicos peligrosos del capítulo 8, página 106, y evítalos rigurosamente. También hay una lista de la pequeña cantidad de «aditivos E» saludables, los cuales son, de hecho, vitaminas (página 106). Como norma básica, una lista corta de ingredientes probablemente indique que el producto es más sano. Por ejemplo, el pan puede contener de tres a treinta ingredientes. Lo más importante es que si lees una lista larga de ingredientes y no reconoces la mayoría de esas sustancias como alimentos (es decir, algo que ha crecido de un árbol o de la tierra, por ejemplo) o si te da la sensación de que podrías conocerlas y pronunciarlas mejor si tuvieras una licenciatura en ciencias químicas, las campanas de alarma deben sonar avisándote de que ese producto no es para tus hijos.

Haz una lista de productos y síguela

Esto es especialmente importante si tus hijos van contigo al supermercado. Podríais escribir la lista juntos. Utiliza términos genéricos como «frutas» y «hortalizas», de manera que no te limites sólo a ciertas cosas y puedas escoger entre los alimentos que parezcan más frescos. No pongas cosas en el carrito que no estén en esa lista, a menos, evidentemente, que sea algo importante que olvidaras apuntar (¡y que no incluye galletas de chocolate!). Si eres estricto con esta lista, tus hijos o hijas la aceptarán. No cedas nunca a las demandas de los niños y no te angusties si les da una pataleta. Si acabas cediendo les mostrarás que los arrebatos sirven para obtener lo que ellos quieren. Recuerda, si miran algún programa de televisión para niños, en cada pausa para los anuncios saldrán productos cargados de azúcar y refinados que vienen empaquetados de manera que parecen regalos. ¡Apártate de ellos!

Come antes de que vayas de compras
Y si alguno de tus hijos te acompaña, que antes de ir también coma algo. Una manzana y unas cuantas nueces de Brasil de camino al supermercado mantendrán sus niveles de azúcar equilibrados. Esto disminuirá sus ansias por los alimentos azucarados y también previene la irritabilidad que acompaña a esas ansias. Lleva también agua para beber en el supermercado.

Compra alimentos biológicos siempre que puedas
A veces existe muy poca diferencia de precio entre los alimentos ecológicos y los alimentos convencionales, lo cual es una ventaja. No obstante, ve con cuidado con los alimentos biológicos procesados. Los ingredientes quizás sean de mejor calidad, y seguramente estén exentos de aditivos del tipo E, pero las pizzas y las patatas fritas biológicas siguen siendo pizzas y patatas fritas, y los pasteles biológicos pueden ir cargados de azúcar. Y, tal como vimos, los carbohidratos refinados no aportan nada saludable a la dieta.

Escoge alimentos integrales mejor que alimentos refinados o procesados
Esto significa arroz, pasta y cereales integrales en lugar de arroz, pasta y cereales blancos. Compra hortalizas frescas en lugar de verduras preparadas, ya que éstas, al ir cortadas, ya habrán perdido muchos nutrientes. Es mejor, y mucho más barato, comprar lechugas o coles enteras que comprar ensaladas preparadas cuyos ingredientes probablemente habrán sido tratados y que empezarán a estropearse una vez se abra la bolsa.

La variedad es la chispa de la vida
Sé aventurero y prueba cosas nuevas, especialmente productos frescos y legumbres. ¿Has comida alguna vez quinoa o cebada perlada, o has rayado una remolacha en la ensalada? La variedad

es la clave para la buena nutrición y también hace que las comidas sean mucho más placenteras.

Atención con los alimentos un 95% libres de grasa
Como dijimos en capítulo 3, la fobia a las grasas puede ser errónea. Es el tipo de grasa lo que importa. Muchos productos que afirman tener niveles bajos de grasas tienen azúcar añadido que los hace sabrosos, de manera que no son mejores (quizás son incluso peores) que los alimentos originales. Ten cautela con los productos con grasa reducida cuyo alimento original contiene, de forma natural, mucha grasa. Un ejemplo de estos productos es la mantequilla baja en grasas. La mantequilla se supone que es 100% grasa, de manera que mira el etiquetado para ver los ingredientes que se han añadido.

24. Consejos excelentes para la cocina

Si tus hijos han desarrollado un gusto por los alimentos poco saludables, necesitas cambiar su dieta. ¿Sólo de pensar en ello ya sientes la presión y el agobio? No te preocupes: aunque puede ser duro apartarlos de las pizzas doble queso y de las patatas fritas omnipresentes, este capítulo nos mostrará que todo puede hacerse gradualmente y relativamente sin dificultades.

Por ejemplo, si tus hijos no quieren comer hortalizas pero comen salsa de tomate, empieza echando puré de verduras a la salsa de tomate y a lo largo de los días ves añadiendo una cucharada tras otra de verduras. De esta manera, los niños no notarán el cambio de sabor y apariencia y dentro de tres meses ya estarán comiendo un plato muy nutritivo: salsa rica en vitaminas con su pasta. Sus paladares ya se habrán acostumbrado a las hortalizas. Después de esta táctica, tritura cada vez menos las hortalizas, de manera que vayan quedando más enteras. Cuando finalmente les presentes un plato exclusivamente de hortalizas, sus paladares los registrarán como alimentos familiares y seguramente serán capaces de disfrutarlos más.

Para niños que sólo comen pescado rebozado y *nuggets* de pollo, empieza haciéndolos tú mismo. Intenta hacerlos lo más parecidos que puedas a los de las variedades comerciales. A estos alimentos, también puedes añadir purés de verduras al vapor, o lentejas o alubias machacadas. Al principio, añade sólo pequeñas cantidades, luego increméntalas poco a poco. Con el tiempo, tus hijos estarán comiendo lentejas y hamburguesas vegetales u hortalizas ricas en nutrientes y fibra, en lugar de alimentos empaquetados, cuya calidad puede ser dudosa y estar exentos de nutrientes.

No estamos diciendo que reeducar los paladares no sea difícil. Uno de los problemas más difíciles con que nos encontramos cuando queremos pasar a los niños de la comida basura a los alimentos sanos los provoca la cantidad de aditivos y edulcorantes que abundan en estos alimentos procesados. Los alimentos sanos pueden parecer muy sosos al principio pero, con el tiempo, la introducción gradual de ingredientes sanos como mencionamos anteriormente, y una utilización inteligente de las hierbas, las especias, los aceites nutritivos, el zumo de limón, etc., pueden hacer maravillas.

A continuación presentamos algunos consejos útiles:

- Si tus hijos insisten en que no quieren comer guisantes, por ejemplo, diles que sólo tienen que comer tres de ellos. (Aunque si se niegan a comer cada hortaliza que les das, es el momento de pasar a la introducción gradual que hemos explicado anteriormente.)
- El método al vapor es el mejor para cocer las hortalizas. Las verduras al vapor saben mejor y retienen más nutrientes que hervidas, y son mucho más sanas que fritas. Añadirles una pizca de aceite de oliva, un poquito de mantequilla o un poquito de zumo de limón natural también hará que su sabor aumente. También puedes sofreírlas ligeramente y acabarlas de hacer salteándolas un poco, añadiendo una cucharada de salsa de soja, agua o caldo, y cubriéndolas con la tapa hasta que estén hechas.
- Deja que tus hijos tomen parte en la preparación de la comida tan pronto como sea posible. Desde muy pequeños, por ejemplo, pueden echar semillas en la ensalada.
- A muchos niños les gusta comer más hortalizas crudas que cocidas, así que dale importancia a este hecho y dales hortalizas crudas como tentempié antes de la cena.

Así pues, ¿con qué exactamente debes alimentar a tus hijos para que tengan una salud cerebral óptima?

Los mejores desayunos

Para que tus hijos empiecen el día de la mejor manera, tienes tres opciones básicas: cereales, desayuno cocinado o tostadas.

Cereales
Los mejores son las gachas de avena (avena cocida) o el muesli (avena cruda) con muchos frutos secos, semillas y frutas frescas (la manzana rayada, los dados de pera madura y las ciruelas son excelentes). Sírvelos con leche o yogur, leche de soja o leche de quinoa o de arroz. Atención con los mueslis comerciales que están cargados de azúcares ocultos o demasiada fruta seca. El sabor del muesli no debe ser dulce. La dulzura debe proceder de la fruta fresca que le añades.

Desayuno cocinado
Los huevos revueltos o pochados o los arenques ahumados son excelentes, y se pueden servir con pan integral. Escoge el tipo de pan que se parece a un ladrillo y cuyos cereales puedan verse. Los panes más pesados y duros contienen menos levadura, lo cual es mejor para el equilibrio del azúcar en sangre y la salud del aparato digestivo. ¡Algunos panes *morenos* son así porque les han añadido colorantes!

Tostadas
Una vez más, los panes pesados y con granos de cereales son los mejores. En lugar de mermeladas y confituras cargadas de azúcar, prioriza al máximo las proteínas. No hagas que tu hijo salga de casa a tope de azúcar para que luego le dé un bajón al cabo de una hora. Así pues, dales *hummus*, aguacate o mantequillas de frutos secos (almendras, avellanas y anacardos son un buen sustituto a la de cacahuetes, y la mantequilla de semillas de calabaza son excelentes. No obstante, sea cual sea la que elijas, asegúrate de

que no contiene edulcorantes). El único tipo de confituras que deben comer tus hijos es el que no contienen azúcares y tienen muchas frutas, como, por ejemplo, los arándanos.

A menos que tus hijos sean alérgicos a los lácteos, la mantequilla es una mejor opción que la margarina o cualquier otro tipo de pasta para untar del estilo. Si tus hijos o hijas tienen alergia a los lácteos, entonces la mantequilla de semilla de calabaza o la *tahina* (hecha de semillas de sésamo y su propio aceite) son las mejores pastas para untar.

Comida y cena: la pauta

Con el desayuno solucionado, ¿cómo debes abordar la comida y la cena? Si piensas en cómo completar los platos, debes saber que lo mejor es que una cuarta parte del plato sean proteínas, otro cuarto sean carbohidratos almidonados y la mitad restante sean hortalizas o ensalada. Los alimentos ricos en proteínas son el pescado, los huevos, la carne y las legumbres (lentejas, alubias, etc.), la quinoa, los frutos secos y las semillas. Los carbohidratos almidonados incluyen el pan, la pasta, el arroz, la patata, el moniato y el maíz. Las hortalizas incluyen todas las demás verduras, ya sean crudas o cocidas. Estas proporciones deben aplicarse tanto si los alimentos están en el plato como si están presentes en una sopa, están guisados o están mezclados en una única ensalada.

Si las proteínas no incluyen algunos ácidos grasos esenciales de los frutos secos, las semillas o el aceite de pescado, simplemente añade a la ensalada o a las hortalizas un poco de aceite de extracción en frío de semillas de buena calidad. También puedes esparcir semillas como guarnición. Lee el capítulo siguiente para ver ideas para las comidas de la escuela y cómo llenar sus fiambreras con alimentos supernutricionales y exquisitos.

> **Menú para dos días**
>
> *Desayuno*
> Gachas de avena con
> ciruelas cortadas y semillas
>
> *Refrigerio*
> Una manzana y un puñado
> de anacardos crudos
>
> *Comida*
> Espaguetis a la boloñesa
> con verduras trituradas
> mezcladas en la salsa
>
> *Merienda*
> Guisantes y tomates cherry
>
> *Cena*
> Pescado, patatas
> machacadas, brócoli
> y judías verdes
>
> *Bebidas a lo largo del día*
> Zumo de fruta fresca
> diluido o agua
>
> *Desayuno*
> Tostadas integrales con
> mantequilla de almendras
>
> *Refrigerio*
> Una pera y algunas semillas
> de calabaza
>
> *Comida*
> Figuritas de pasta con pollo
> y salsa de tomate
>
> *Merienda*
> Galletas de avena y un kiwi
>
> *Cena*
> Guisado con garbanzos
> y una variedad de hortalizas
>
> *Bebidas a lo largo del día*
> Zumo de fruta fresca diluido
> o agua

Las legumbres

Las lentejas y las alubias quizás no sean el tipo de alimentos con los que creciste, pero aun así merecen un lugar realmente especial en la dieta de tu familia. Son fuentes ricas de proteínas, contienen fibra y otros nutrientes importantes, ayudan al equilibrio hormonal y, además, son económicas; lo que te ayudará, por ejemplo, a equilibrar los gastos que tengas al comprar alimentos biológicos. Como se sabe desde la India hasta México, son un alimento delicioso y son increíblemente versátiles para cocinar. Puedes utilizarlas para avivar una gran cantidad de sopas, cocidos, ensaladas, hamburguesas vegetarianas, salsas vegetarianas y rellenos de sándwich (la lista es interminable).

Las lentejas se cuecen de 15 a 30 minutos, dependiendo de la variedad. Las alubias y los garbanzos pueden comprarse en botes en cualquier supermercado (busca las que vienen con agua pero sin azúcar ni sal añadidos) y sólo necesitas enjuagar antes de usar. Si realmente eres una fan de ellas puedes comprarlas secas y ponerlas en remojo la noche antes de cocerlas. Ten en cuenta que las legumbres deben masticarse bien, si no pueden causar muchos gases.

Todas las legumbres, excluyendo las rotas, pueden hacerse germinar, lo cual resulta en un acompañante delicioso y muy nutritivo de ensaladas y sándwiches. Como el proceso de germinado sólo dura de tres a cuatro días, tus hijos pueden disfrutar haciendo crecer sus propios alimentos y así experimentar la excitación de verlos progresar día a día.

La elección de aceites y grasas para cocinar

Si debes freír, el mejor aceite de lejos es el de coco. A pesar de su apariencia recargada a temperatura ambiente o en el frigorífico, el aceite de coco es la opción más saludable porque el calentamiento no le perjudica. Para el organismo, los triglicéridos de cadena media (TCM) que contiene este aceite también resultan más fáciles de quemar y de transformar en energía, de manera que es menos propenso a almacenarse como grasa. No te preocupes, no tiene ningún sabor. La segunda mejor opción es la mantequilla, en el caso de que tomes lácteos, y luego le sigue el aceite de oliva (una grasa monosaturada), el cual se altera un poco al freír.

Sea cual sea el tipo de aceite que utilices nunca lo calientes demasiado. Como ya dijimos, sofreír los alimentos es la mejor opción. Por ejemplo, saltea ajo y cebolla con el aceite que hayas escogido sólo lo suficiente para ablandarlos un poco. A continuación, añade los demás ingredientes y un poco de agua, caldo o salsa de soja. Cubre la cazuela con una tapa y deja que se vaya cociendo durante unos minutos. Con este método, la temperatura y la pérdida de nutrientes son mucho más bajas.

Si a las sopas, a los cocidos y al curry deseas darles un toque cremoso, no tienes que recurrir a las cremas: la leche de coco o una pizca de *hummus* o *tahina* son alternativas sanas exentas de lácteos.

En los libros *The Optimum Nutrition Cookbook* (sin publicar en español) y *La nueva dieta glucémica* (Robinbook, 2007) presentamos muchas recetas rápidas, fáciles y deliciosas que utilizan estos mismos principios.

25. Hacer comidas saludables para el colegio

 Una vez los niños empiezan a ir a la guardería o a la escuela, o pasan algunas horas con una niñera, el control de su alimentación empieza a escaparse de nuestras manos. Esencialmente, tus hijos comerán lo que les hayas preparado o la comida que les den en la escuela. Parece que en el ámbito de la escuela las cosas están mejorando gracias la mayor concienciación que hay cada día en relación a la alimentación sana. No obstante, deberás asegurarte de lo que comen tus hijos o hijas cuando tú no estés con ellos.

En la guardería y en la escuela

Es especialmente importante que analices bien las guarderías a las que quieres llevar a tus hijos, ya que los niños no tienen edad para escoger su propia dieta. Antes de comprometerte con una, averigua cómo van a alimentar a los niños. Si no te convence, mira en otro lado o investiga si se están centrando en alimentos sanos o están en proceso de hacerlo. Si los padres reclaman una mejor alimentación para sus hijos, ésta se dará; no hay mejor manera de cambiar las cosas que ponerse firmes.

En la escuela, sin embargo, lo que los niños comen suele depender exclusivamente de ellos. Si tus hijos ya han adquirido un gusto por los alimentos sanos, entonces es más probable que sus elecciones sean más sanas. Si no, es todavía más importante que las elecciones que se ofrezcan sean saludables.

Hemos observado que es importante que los niños que escogen sus alimentos en la escuela tengan un buen aliciente para comer sano. No es muy probable que la prevención de las enfermedades cardiovasculares en un futuro impresione a los diez años de edad; demasiado lejos en el futuro para que puedan asimilarlo. Pero si les dices que estos alimentos les ayudarán a ser mejores futbolistas, a tener más amigos, a rendir mejor en las clases, a no meterse en líos y a tener una piel más fina, eso les motivará mucho más.

La nutrición óptima mejora la salud y el bienestar en una infinitud de niveles, pero debes centrarte en lo que es realmente importante para tus hijos. Después de todo, ser mejores en matemáticas puede que no sea un aliciente para un niño o una niña con dotes artísticas y sin mucho interés por los números.

Clubes del desayuno

Tal como vimos en el capítulo 12, estos clubes teóricamente son una gran idea y se están esparciendo por todas partes. Sin embargo, si necesitas utilizar este servicio, deberás echar un vistazo crítico al menú infantil antes de que tus hijos se adscriban a un club de este tipo. Si el desayuno está compuesto de cereales azucarados, tostadas de pan blanco, mermelada y bebidas a base de zumos de fruta, estarás subiendo a tus hijos en una verdadera montaña rusa de azúcar en sangre. Así pues, tienes dos opciones: ejercer tu influencia como madre (o padre), preocupada para que se garanticen unas mejores opciones para el desayuno (descritas en el capítulo 24), o darles a tus hijos el desayuno en casa.

La bolsa del desayuno y los refrigerios ideales

Cuando prepares la bolsa de la comida y los refrigerios del día, sigue las pautas descritas en la página 272, ya que éstas ofrecen la mejor variedad de nutrientes y el mejor equilibrio de azúcar sanguíneo. Un par de sándwiches de pan integral con mantequilla de cacahuete (sin azúcar añadido) y una ensalada simple ya están bien.

En verano, una fiambrera con ensalada es una gran alternativa a los sándwiches, pero asegúrate de que contiene suficientes proteínas y carbohidratos de calidad. Un niño activo no puede pasar el día sólo con lechuga. Prueba la ensalada de pasta con atún y trocitos de zanahoria, apio y algunos guisantes. También puedes probar el *falafel*, o las hamburguesas de lentejas, con ensalada de arroz basmati integral y tomates cherry, maíz tierno y germinados varios. En invierno, un termo con una sopa espesa y abundante es una maravilla. Simplemente, asegúrate de que sigues las proporciones de las pautas de comida y cena que hemos mencionado antes.

Los mejores refrigerios son las frutas frescas, los frutos secos, las semillas, las galletas de avena, las hortalizas crudas o las madalenas sanas (hechas con harina de garbanzo, por ejemplo). En cuanto a las bebidas, parece que la mayoría de los niños beben agua felizmente si ésta va en botellas de deporte; así pues, utiliza una de esas botellas y llénala cada día de agua o de zumo natural diluido con agua.

Entonces, resumamos: ¿qué es lo que debemos colocar en la fiambrera de la comida del cole? Prueba *hummus* y sándwich de pan de centeno integral con ensalada, un sándwich de pasta de cacahuete con pan integral de avena, algunos trozos de zanahoria, una manzana, algunas nueces del Brasil, un par de galletas de avena y una botella de agua.

Al ir y al volver de la escuela

Una vez los niños tienen su propio dinero y se van al colegio solos, no puedes impedir que se paren a comprar chucherías cuando van a la escuela o regresan de ella. Sin embargo, si su mochila va cargada con refrigerios y alimentos sanos y sus bolsillos no llevan mucho dinero, tendrás menos razones para preocuparte. De la misma manera, si han desayunado bien en casa serán menos propensos a comprar otras cosas cuando se dirijan a la escuela. Y, si están acostumbrados a comer sano y tienen un buen equilibrio de azúcar en sangre, tendrán menos tendencia a atiborrarse de alimentos realmente malsanos.

Así pues, mantén el ojo avizor pero no hagas de ello un gran problema. En términos generales, los alimentos que coman tus hijos serán los que tú les des en casa y eso es lo más importante.

Ayuda a la escuela a que alimente bien a tus hijos

Si te gustaría colaborar en la mejora de la dieta infantil en la escuela de tus hijos, hay algunas webs que puedes compartir con la escuela. El gobierno de España tiene una página web oficial que habla del tema, www.aesan.msc.es, y da consejos dietéticos y nutricionales. También puedes encontrar otras webs de nutrición y alimentación ecológica y sana. Puedes compartir esta información con el director de la escuela de tus hijos. Los libros y los artículos de Jamie Oliver también pueden aportar información para cambiar las comidas de las escuelas, ya que sus ideas se basan en la utilización de ingredientes frescos. También hay asociaciones relacionadas con la alimentación sana y la educación; éstas pueden dar consejos para clubes de desayuno saludables.

Todas estas fuentes de información ya han producido un gran impacto en la alimentación infantil de las escuelas. No obstante, todavía debe hacerse mucho más, y con este ánimo hemos creado Food for the Brain (alimentos para el cerebro), una asociación no lucrativa que promueve la nutrición óptima de los niños. La campaña de sensibilización de Food for the Brain (www.foodforthebrain.org), explicada en el capítulo 27, también da consejos tanto a las escuelas como a los padres para aumentar la calidad de los alimentos. Asegúrate de que la escuela de tus hijos toma nota de todo esto.

26. Complementos para los superchicos y las superchicas

Hemos demostrado a lo largo del libro que una dieta variada y nutritiva es la piedra angular de una buena salud mental y emocional. No obstante, a veces incluso las mejores dietas no consiguen aportar los suficientes nutrientes, ya que algunos niños y niñas necesitan más nutrientes que otros. De la misma manera, como ya vimos, los niños también pueden ser un poco quisquillosos a la hora de comer. Si a esto le sumas el reto logístico de proporcionar diariamente una dieta perfectamente equilibrada en todos los nutrientes, lo que realmente puedes necesitar son complementos alimentarios.

Los complementos nutricionales son la mejor manera para garantizar que los niños consumen diariamente los nutrientes (vitaminas, minerales, etc.) necesarios para estar alimentados de forma óptima. Esto es todavía más importante si tus hijos o hijas están pasando una mala etapa a nivel emocional o mental. Recuerda que hay una serie de vitaminas y minerales que son esenciales para mantener una buena salud y que una deficiencia en cualquiera de estos nutrientes puede tener un impacto serio en el crecimiento de los niños.

Cuándo empezar con los complementos

Tan pronto como empieces a dejar de amamantar a tus hijos o hijas, vale la pena empezar con los complementos. Mientras estés lactando, tú eres la que necesita tomar complementos nutricionales, los cuales pasan al bebé a través de la leche.

La tabla siguiente muestra las cantidades diarias ideales de vitaminas, minerales y ácidos grasos esenciales para dar como complementos, desde el momento del destete hasta los trece años. Estas cantidades tienen en cuenta que los niños ya reciben una nutrición básica razonablemente correcta y sana. Una vez que los niños tengan catorce años, les podrás dar las cantidades de complementos de un adulto. Puedes encontrar estos datos en el capítulo 45 del libro *La Biblia de la nutrición óptima* (Ediciones Robinbook, 1999) o en inglés en la página web: www.patrickholford.com/content.asp?id_ content= 1206.

PROGRAMA DIARIO IDEAL DE COMPLEMENTOS

Edad (años)	Menos de 1	1-2	3-4	5-6	7-8	9-11	12-13
Nutrientes							
Vitaminas esenciales							
A (retinol)	500 mcg	650	800	1.000	1.500	2.000	2.500
D	1 mcg	1,4	1,75	2,25	2,5	2,75	3
E	13 mcg	16	20	23	30	40	50
C	100 mcg	150	300	400	500	600	700
B1 (tiamina)	5 mg	6	8	12	16	20	24
B2 (riboflavina)	5 mg	6	8	12	16	20	24
B3 (niacina)	7 mg	12	16	18	20	22	24
B5 (ácido pantoténico)	10 mg	15	20	25	30	35	40
B6 (piridoxina)	5 mg	7	10	12	16	20	25
B12	5 mcg	6,5	8	9	10	10	10
Ácido fólico	100 mcg	120	140	160	180	200	220
Biotina	30 mcg	45	60	70	80	90	100
Minerales esenciales							
Calcio	150 mg	165	180	190	200	210	220
Magnesio	50 mg	65	80	90	100	110	120
Hierro	4 mg	5,5	7	8	9	10	10
Zinc	4 mg	5,5	7	8	9	10	10
Manganeso	300 mcg	350	400	500	700	1.000	1.000

Edad (años)	Menos de 1	1-2	3-4	5-6	7-8	9-11	12-13
Nutrientes							
Yodo	40 mcg	50	60	70	80	90	100
Cromo	15 mcg	19	23	25	27	30	30
Selenio	10 mcg	18	20	24	26	28	30
Cobre	400 mcg	550	700	800	900	1.000	1.000
Ácidos grasos esenciales							
GLA		50	75	95	110	135	135	135
EPA		100	175	250	300	350	350	350
DHA		100	140	175	200	225	225	225

Otros nutrientes del cerebro (opcionales)	
Fosfatidilcolina	De 250 a 400 mg
Fosfatidilserina	De 20 a 45 mg
DMAE	De 200 a 300 mg
Glutamina	De 250 a 1.000 mg
Arginina piroglutamato	De 300 a 450 mg
Trimetilglicina (Betaína)	De 250 a 1.000 mg

Escoger los complementos correctos

Con los complementos nutricionales para tus hijos estás dirigiéndote a tres amplias áreas: las vitaminas y los minerales, los ácidos grasos esenciales y, si fuera necesario, nutrientes adicionales para el cerebro.

Encontrar un buen complemento de vitaminas y minerales

Muchas compañías tienen complementos de vitaminas y minerales de una sola fórmula que incorporan todos los nutrientes, especialmente para niños (ver «Bibliografía y recursos», p. 289).

La tabla anterior te dará las directrices de los nutrientes que debes buscar. Puedes escoger los que vienen en formato masticable (o, a edades tempranas, los triturables) o las fórmulas líquidas o solubles, dependiendo de tus preferencias y las de tus hijos.

Idealmente debes dar a tus hijos los complementos junto al desayuno y nunca por las noches, ya que las vitaminas del grupo B pueden tener un ligero efecto estimulante y, para algunos niños, la glutamina también puede serlo. Los niños también son más sensibles que los adultos a la toxicidad de las vitaminas. Por esta razón, aunque las cantidades descritas están dentro de los límites para no provocar toxicidad incluso a los niños más sensibles, no debes superar las cantidades que hemos recomendado a menos que sea bajo la supervisión de un médico o experto en nutrición.

A menos que intentes solucionar algún problema en particular y por ello utilices glutamina en polvo, o probióticos, en la mayoría de los casos dales los complementos en forma masticable. Normalmente, se les da una tableta o pastilla por cada dos años de vida. Por lo tanto, cuando tus hijos tengan ocho años les estarás dando 4 pastillas diarias. (Evidentemente, esta cantidad depende de la dosis de cada complemento, así que compara antes las indicaciones de las etiquetas con las cantidades que hemos señalado en la página 281.) En el caso de varios comprimidos al día, es mejor, en el caso de cuatro al día, separar las tomas dándoles dos por la mañana y dos por la tarde. Algunos comprimidos masticables contienen bastante vitamina C, zinc y calcio o magnesio. Esto es porque la vitamina C tiene un sabor agrio, el zinc un sabor metálico y el calcio y el magnesio hacen que los masticables sean más crujientes, ¡y al mismo tiempo menos masticables!

Hay varias maneras de abordar este problema. Teniendo en cuenta que les das semillas cada día a tus hijos, tal como recomendamos, la ingesta de cantidades razonables de zinc, calcio y magnesio está asegurada. Puedes obtener el calcio y el magnesio en polvo y añadirlo a las bebidas o utilizar un comprimido masticable de vitamina C que contenga calcio y magnesio ascórbicos (así matando tres pájaros de un tiro). Un poco de magnesio extra es una buena opción si tus hijos no duermen bien. La mejor manera de administrar a tus hijos un poco de vitamina C adicional es dándoles cinco piezas de frutas y hortalizas al día. Los mejores alimentos para la vitamina C son los pimientos, el brócoli, las bayas y las frutas cítricas.

Si fuera necesario, siempre puedes chafar algún complemento y echarlo en agua o en un zumo diluido con agua.

Los ácidos grasos esenciales para potenciar el CI

Mientras tus hijos coman pescado azul tres veces por semana y una porción diaria de semillas, estarán obteniendo un buen sustento de ácidos grasos esenciales que ayudará a sus cerebros a desarrollarse y a potenciar su CI. No obstante, si no comen pescado azul y no comen diariamente semillas, te recomendamos que añadas a su dieta complementos de ácidos grasos esenciales. Escoge uno que tenga tanto GLA (omega-6) como DHA y EPA, los cuales son los ácidos grasos esenciales omega-3 más importantes para el desarrollo (ver «Bibliografía y recursos», p. 289). El ácido graso esencial más importante es el omega-3 y en el mercado existen muchas formas diferentes de presentar estos complementos, desde algún tipo de pasta a bebidas o pequeñas cápsulas. Siempre puedes agujerear una cápsula y añadir su contenido a un zumo o a una comida.

La tabla que vimos anteriormente presenta cantidades generales para los complementos, suponiendo que los niños reciben las mismas cantidades de semillas y raciones ocasionales de pescado azul.

Nutrientes cerebrales adicionales

Además de las vitaminas, los minerales y los ácidos grasos esenciales, también hemos alabado las virtudes de los fosfolípidos (fosfatidilcolina, fosfatidilserina y DMAE) y de la glutamina (y su primo el piroglutamato). Estos nutrientes también pueden suministrarse como complementos (ver «Bibliografía y recursos», p. 289), pero normalmente vienen en pastillas que suelen ser bastante duras para que los niños se las traguen. Para la fosfatidilcolina (FC) puedes añadir gránulos de lecitina de soja a los cereales, normalmente una cucharada de lecitina normal o una cucharadita de lecitina alta en FC. La glutamina también se presenta en polvos que se disuelven fácilmente en agua o en zumo diluido.

Para asegurarte de que tus hijos obtienen los potenciadores cerebrales suficientes, existen varios pasos sencillos que puedes seguir.

- Da a tus hijos un complemento de vitaminas y minerales cuya fórmula tenga los niveles de nutrientes que hemos descrito en este capítulo.
- Da a tus hijos cada día un complemento de omega-3 procedente de aceite de pescado azul.
- Si tus hijos están pasando por dificultades dales un alimento cerebral de fórmula específica que contenga los nutrientes cerebrales adicionales que hemos mencionado en la tabla anterior.

27. Únete a la campaña de los alimentos para el cerebro

Durante la infancia construimos el resto de nuestras vidas y, sin embargo, parece haber demasiadas dificultades en el camino. Sin ninguna duda, en más de una ocasión te habrá desesperado la calidad de la alimentación de la escuela, la basura destinada a llenar los platos de los niños y la vasta, y cada vez más amplia, variedad de bebidas azucaradas y refrigerios que abarrotan las estanterías de los supermercados. Probablemente te habrás preguntado por qué algo tan importante como la nutrición óptima no se enseña en las escuelas de manera que todos los niños puedan aprender que lo que comen afecta a su salud y a sus mentes. Sin duda te habrás preguntado por qué los legisladores no hacen más para actuar con la conexión evidente entre la dieta pobre en nutrientes y los crecientes problemas de criminalidad y de conducta.

Por ejemplo, el año pasado se invirtieron en Inglaterra unos 460 millones de euros en programas para mejorar el comportamiento en las escuelas de los niños con problemas de conducta. Sin embargo, la nutrición no aparecía por ningún sitio en este programa. Ningún departamento del gobierno inglés se ha comprometido, ni tampoco ha destinado algunos fondos, a investigar y a promover la nutrición óptima para la mente de los niños.

Quizás desearías que hubiera alguna manera de cambiar las cosas, o alguna manera en la que tú pudieras marcar la diferencia. Y sí, la hay, se llama Campaña de los Alimentos para el Cerebro, la cual ya mencionamos en el capítulo 25.

Junto a muchos expertos mundiales en nutrición y comportamiento, científicos cuyo trabajo hemos mencionado en este libro, y con algunas asociaciones no lucrativas, hemos iniciado una campaña cuya misión es:

Concienciar a las personas del vínculo que existe entre la nutrición y la salud mental. Educar a los niños, a los padres, a los maestros, a las escuelas, al público en general y a los profesionales en la nutrición óptima para la salud mental. Proporcionar a las escuelas, al público en general y a los profesionales de la salud, acceso a materiales educativos y servicios que promuevan la salud mental por medio de la nutrición óptima.

La iniciativa de la Campaña de los Alimentos para el Cerebro es algo de lo que tú te puedes beneficiar y en la cual tú también puedes participar.

- Visita nuestra página web www.foodforthebrain.org y regístrate para recibir noticias gratuitas vía internet, las cuales te mantendrán informado, de las últimas novedades para mantener nuestra salud.
- Busca la manera de animar a la escuela de tus hijos para que se una a la Campaña de los Alimentos para el Cerebro haciendo que no permitan las bebidas y los alimentos azucarados en sus instalaciones y mejoren las comidas de la escuela.
- Invita a un nutricionista profesional para que dé unas charlas en la escuela de tus hijos; una para los padres y los profesores y la otra para los niños.
- Apoya nuestra campaña para que las investigaciones en este campo puedan avanzar. Puedes colaborar haciéndote voluntario, o formar parte de nuestras actividades para recaudar fondos. También puedes apoyarnos aportando una pequeña cantidad de unos 13 euros al año.
- Dile a tus amigos y amigas que visiten la web www.foodforthebrain.org y que lean este libro.

Por encima de todo, recuerda que no estás solo. Cada vez hay más madres y padres como tú. Los maestros, los médicos, los políticos y los niños se están despertando a este hecho: lo que comemos tiene un efecto profundo en nuestra salud física y también afecta a nuestras maneras de pensar y sentir. Al unirte a la Campaña de los Alimentos para el Cerebro estás ayudando a crear un mundo y un futuro mejor para tus hijos, y para los hijos de tus hijos.

Te deseamos salud y felicidad,

PATRICK HOLFORD y DEBORAH COLSON

Bibliografía y recursos

Lecturas recomendadas

Child, S., *An A-Z of Child Health: A Nutritional Approach*, Argyll, 2002.
Holford, P., *La Biblia de la nutrición óptima*, Ediciones Robinbook, 2006.
Holford, P. y Lawson, S., *Nutrición óptima antes, durante y después del embarazo*, Amat Editorial, 2005.
Holford, P. y Braly, J., *¿Lo que comes te perjudica?*, Ediciones Robinbook, 2006.
Holford, P., *La nueva dieta glucémica*, Ediciones Robinbook, 2007.
Holford, P. y McDonald Joyce, F., *The Holford Low-GL Diet Cookbook*, Piatkus, 2005.
Holford, P. y Ridgeway, J., *The Optimum Nutrition Cookbook*, Piatkus, 2000.
Wigmore, A., *The Sprouting Book*, Avery, 1986.

Mente y nutrición

El **Brain Bio Centre** es un centro de tratamiento ubicado en Londres y fundado por Patrick Holford. En él se pone en práctica el enfoque de la nutrición óptima para personas con problemas de salud mental, entre los cuales se incluyen las dificultades de aprendizaje, la dislexia, el TDAH, el autismo, el Alzheimer, la demencia, las pérdidas de memoria, la depresión, la ansiedad y la esquizofrenia.

Para más información, puedes visitar la página web www.brainbiocentre.com o llamar al (44) 020 8871 9261.

El **Institute for Optimum Nutrition** (ION, Instituto para la Nutrición Óptima) ofrece una titulación básica de tres años de terapia nutricional que incluye la formación en el enfoque de la nutrición óptima para la salud mental. El instituto dispone de una clínica, una lista de nutricionistas profesionales de Inglaterra, un servicio de información y una revista trimestral llamada *Optimum Nutrition*.

La dirección de ION es:
Avalon House, 72
Lower Mortlake Road
Richmond TW9 2JY
Reino Unido
Tel.: (44) 020 8877 9993
Web: www.ion.ac.uk

Para encontrar un nutricionista terapeuta recomendado por nosotros y cerca de tu localidad, visita la web www.patrickholford.com y busca en «Consultations».

Food for the Brain (Alimentos para el Cerebro) es una asociación sin ánimo de lucro que promueve la concienciación de la relación entre la nutrición óptima y la salud mental. La iniciativa de la Campaña de los alimentos para el Cerebro (Food for the Brain Campaign) también aconseja a las escuelas y a los padres sobre cómo hacer a los niños más inteligentes mejorando la calidad de las comidas tanto dentro como fuera de las escuelas.

Para más información visita la web: www.foodforthebrain.org.

Food and Behaviour Research (Investigación sobre la Alimentación y la Conducta) es una organización sin ánimo de lucro que tiene principalmente dos objetivos: primero, promover el avance de las investigaciones científicas en el campo de la relación entre la nutrición y la conducta humana. Y, segundo, hacer que los descubrimientos de estas investigaciones sean accesibles al mayor número posible de personas.

Ellos también tienen una web fantástica con servicio gratuito de noticias online. Regístrate en www.fabresearch.org.

Food and Mood Project (Proyecto de la Alimentación y el Estado de Ánimo) está dedicada a alentar a las personas a que exploren las relaciones entre la dieta, la nutrición y la salud mental y emocional, y a que compartan sus descubrimientos con los demás. Tienen un boletín informativo trimestral, dan conferencias y trabajan estrechamente con Mind (Mente), una asociación inglesa sin ánimo de lucro para mejorar la concienciación de la conexión entre los problemas de salud mental y la nutrición.

Para más información, vista la web www.foodandmood.org.

Salud mental (general)

En la página web de la Federación Española de Asociaciones de Psicoterapeutas (www.feap.es) puedes encontrar un listado de psicoterapeutas que puede serte de ayuda.

Dolencias específicas

TDAH/hiperactividad

En la web de la **Asociación de Niños con Hiperactividad y/o Déficit de Atención** (www.anhida.org) puedes encontrar un listado de asociaciones vinculadas a esta dolencia, situadas en las diferentes comunidades autónomas del territorio nacional e incluso en algunos países extranjeros.

Anhida, como otras iniciativas similares, es una asociación sin ánimo de lucro que trabaja, entre otras cosas, para defender y salvaguardar los derechos de las personas con hiperactividad o déficit de atención, facilitar la integración de estas personas en la sociedad y dar apoyo, orientación e información a las familias afectadas.

Alergias

La **Asociación Española de Alérgicos a Alimentos y Látex** (AEPNAA) es una entidad sin ánimo de lucro que se dedica a:

- Ofrecer información, intercambio de experiencias, situaciones y conocimientos.
- Ayudar y colaborar en los problemas sociales, familiares y educativos que pueden presentarse como consecuencia de la alergia a alimentos y látex.
- Relacionarse con organismos y entidades públicas y privadas para promover la difusión del problema.

Además, organizan conferencias y otras actividades públicas informativas sobre esta problemática. Su web es www.aepnaa.org y su teléfono de información el 91 560 94 96.

Autismo

Existen varias asociaciones relacionadas con la problemática del autismo. Entre ellas se encuentran, a nivel estatal, la Confederación Autismo España (www.autismo.org.es) y la Asociación de Padres de Personas con Autismo (www.apna.es), entre otras. A través de estas asociaciones podrás encontrar más información y asesoramiento con relación a esta dolencia.

El **Autism Research Institute** (ARI), fundado por el doctor Bernard Rimland, es el eje de una red mundial de padres y profesionales comprometidos con la enfermedad del autismo. Esta organización, creada en 1967 y única en su labor, se dedica a realizar y a fomentar las investigaciones científicas que mejoren los métodos de diagnóstico, tratamiento y prevención del autismo. ARI también divulga los resultados de las investigaciones a nivel mundial, para los padres y profesionales interesados en el tema. La base de datos de ARI, la más grande del mundo en este campo, contiene casi 25.000 casos reales detallados de niños autistas de unos 60 países del mundo.

Para más información al respecto visita la web www.autism.org/ari.

Dislexia

Existen varias asociaciones de ámbito estatal que se dedican a dar apoyo y orientación a las familias, personas y profesionales relacionados con la dislexia. Entre estas asociaciones socio-benéficas sin ánimo de lucro se encuentran la Federación Española de Dislexia (www.fedis.org), en cuya web puedes encontrar información de otras asociaciones de ámbito más autonómico o local.

Trastornos alimenticios

Las asociaciones de trastornos alimenticios ofrecen soporte y ayuda a las personas afectadas por este tipo de dolencias. La Asociación Contra la Anorexia y la Bulimia (www.acab.org) es una de ellas, y en su web pueden encontrarse muchas referencias y enlaces a otras asociaciones, entidades y centros hospitalarios de interés.

Laboratorios de análisis

Los laboratorios YorkTest comercializan unos test de alergia (IgG ELISA) y unos test de homocisteína que pueden realizarse en casa (actualmente no comercializados en España). Las muestras de sangre obtenidas con un simple pinchazo se envían a los mismos laboratorios, los cuales te envían los resultados por correo. Para más información puedes visitar la web www.yorktest.com.

Las analíticas de minerales en los cabellos pueden realizarse a través de Trace Elements, Inc. (EE.UU.), un laboratorio de análisis minerales del cabello que trabaja con profesionales de la salud de todo el mundo.

Para más información puedes visitar las webs www.traceelements.com o www.mineralcheck.com.

Biolab son unos laboratorios que realizan analíticas de ácidos grasos esenciales, test de orina para piroluria, paneles de sensibilidad química, pruebas de elementos tóxicos, etc. Sus servicios sólo son para profesionales de la salud (www.biolab.co.uk).

European Laboratory of Nutrients (ELN) proporciona una amplia variedad de análisis bioquímicos entres los cuales se incluyen las pruebas de minerales, ácidos grasos esenciales, el test de la función tiroidea y pruebas de tipo hormonal y de neurotransmisores. Su dirección es: European Laboratory of Nutrients, Regulierenring 9, 3981 LA Bunnik, Netherlands (Países Bajos). Teléfono: 00 (31) 30-287-1492.

Guía de productos y complementos alimentarios

Complementos

Complementos de vitaminas y minerales

El mejor complemento multivitamínico masticable, basado en los niveles de nutrición óptima, es el Dinochews de la casa Higher Nature. Para los niños mayores que ya pueden tragar comprimidos lo ideal es el Advanced Optimum Nutrition Formula también de la casa Higher Nature. Los niños muy pequeños pueden tomar Ola Loa (de www.drinkyourvitamins.com), un sobre de preparado de vitaminas y minerales que se mezcla con agua y crea una bebida de sabor agradable y ligeramente efervescente.

La marca Biocare también tiene una excelente variedad de minerales y vitaminas en líquido. Éstas pueden añadirse en gotas a otras bebidas y alimentos. Además, Biocare también fabrica un par de productos en polvo de vitamina C que también aportan minerales adicionales y pueden añadirse a bebidas o alimentos.

Complementos de ácidos grasos esenciales y aceites de pescado

Los ácidos grasos omega-3 más importantes son el DHA y el EPA, de los cuales la fuente más rica es el aceite de hígado de bacalao. El omega-6 más importante es el GLA, del cual la fuente más rica es el aceite de borraja. Nuestro complemento favorito es de Esential Omegas de la marca Higher Nature, el cual proporciona una combinación muy concentrada de EPA, DHA y GLA. Higher Nature también fabrica un complemento llamado Smartfish, el cual es un gel aromatizado que contiene aceites de pescado y va envasado en un sobrecito.

La marca Seven Seas fabrica un complemento de alta calidad y muy concentrado de aceite de hígado de bacalao, el cual también contiene vitamina A. El Nutri Eskimo-3 o el Eskimo para niños son muy buenas fuentes de EPA y DHA; la versión infantil es un líquido sin sabor a pescado y el original tiene un sabor bastante neutro.

Las opciones vegetarianas no proporcionan EPA y DHA directamente, solamente sus precursores; de manera que no son nuestras opciones principales para los complementos de omega-3. Si quieres utilizar este tipo de complementos te recomendamos el Omega Nutrition de la marca Higher Nature, ya sea en su presentación de aceite normal, aceite aromatizado o cápsulas. Si escoges el aceite aromatizado y tus hijos tienen algún tipo de alergias alimentarias, lee detenidamente la lista de ingredientes.

Probióticos

Te recomendamos los polvos de bífidus de Higher Nature o los acidofilus de Biocare con fresas o plátanos, unos polvos que se añaden a las comidas o a las bebidas. Los niños necesitan un fortalecedor probiótico apropiado para su edad denominado Bifidobacterium Infantis de la marca Biocare. Los niños mayores que ya pueden tragarse los comprimidos pueden tomar el Bioacidophilus también de Biocare. El *Saccharomyces boulardii* (un tipo de levadura), aunque no es estrictamente un probiótico, desempeña un papel muy importante en el mejoramiento de la inmunidad intestinal. Este último producto debe tomarse bajo la supervisión de un nutricionista profesional o un médico.

Nutrientes para la disminución de la homocisteína

Muchas compañías fabrican buenos productos que hacen disminuir los niveles de homocisteína. La marca Higher Nature hace el H-Factors, y la marca Solgar hace los Moduladores de Homocisteína. El producto H-Factors tiene la ventaja de contener vitamina B12 en la forma de metilcobalamina, cuya forma es la más eficaz. Estos dos complementos sólo se presentan en comprimidos, y si se quieren mezclar con alimentos o bebidas deberán molerse o triturarse. Los nutrientes que disminuyen los niveles de homocisteína normalmente sólo se toman durante unas semanas o, como máximo, unos meses.

Apoyo al cerebro y complementos de fosfolípidos

Entre los nutrientes adicionales para el cerebro encontramos los fosfolípidos como la fosfatidilcolina, la fosfatidilserina, el piroglutamato y el DMAE. La fosfatidilcolina (FC) puede encontrarse en los gránulos de lecitina, los cuales son unos complementos de sabor agradable que pueden añadirse al desayuno. Los gránulos de lecitina de alto contenido en FC de la marca Higher Nature contienen un 30% más de FC que otras lecitinas. El Advanced Brain Food Formula de la marca Higher Nature contiene una mezcla de estos nutrientes que apoyan al cerebro más algo de ginkgo.

Notas bibliográficas

1. D. Benton y G. Roberts, «Effect of vitamin and mineral supplementation on intelligence of school children», *Lancet*, vol. 1 (8578), 1988, pp. 140-3.

2. B. Gesch, «Influence of supplementary vitamins, minerals and essential fats on the antisocial behaviour of young adult prisoners», *British Journal of Psychiatry,* vol. 181, 2002, pp. 22-8.

3. A. J. Richardson y P. Montgomery, «The Oxford-Durham study: A randomized controlled trial of dietary supplementation with fatty acids in children with developmental coordination disorder», *Pediatrics,* vol. 115, 2005, pp. 1360-6.

4. A. Borjel *et al., Homocysteine Metabolism,* 5th International Conference Abstract, Italy, June 2005.

5. C. M. Carter *et al.,* «Effects of a few food diet in attention deficit disorder», *Archives of Disease in Childhood,* vol. 69, 1993, pp. 564-8.

6. Estudio realizado por el Dr. Bernard Rimland. www.autismwebsite.com/ari/treatment/form34q.htm.

7. Organización Mundial de la Salud, *The World Health Report 2001 — Mental Health: New Understanding, New Hope,* WHO, 2001. Disponible en www.who.int/whr/2001/.

8. A. K. Borjel *et al.,* «Plasma homocysteine levels, MTHFR polymorphisms 677C>T, 1298A>C, 1793G>A, and school achievement in a population sample of Swedish children», documento presentado en Homocysteine Metabolism, 5th International Conference, Milano (Italy), June 26-30, 2005.

9. J. Penland, Experimental Biology Conference, San Diego, 4 de abril de 2005 (pendiente de publicación).

10. A. G. Schauss, «Nutrition and behavior», Journal *of Applied Nutrition,* vol. 35 (1), pp. 30-5 (1983).

11. D. Benton *et al.,* «The impact of the supply of glucose to the brain on mood and memory», *Nutrition Reviews,* vol. 59 (1 Pt 2), 2001, pp. S20-1.

12. D. Benton *et al.,* «Mild hypoglycaemia and questionnaire measures of aggression», *Biological Psychology,* vol. 14 (1-2), 1982, pp. 129-35.

13. A. Roy *et al.,* «Monoamines, glucose metabolism, aggression toward self and others», *International Journal of Neuroscience,* vol. 41 (3-4), 1988. pp. 261-4.

14. A. G. Schauss, *Diet, Crime and Delinguency*, Parker House, 1980.
15. M. Virkkunen, «Reactive hypoglycaemic tendency among arsonists», *Acta Psychiatrica Scandinavica*, vol. 69 (5), 1984, pp. 445-52.
16. M. Virkkunen y S. Narvanen, «Tryptophan and serotonin levels during the glucose tolerance test among habitually violent and impulsive offenders», *Neuropsychobiology*, vol. 17(1-2), 1987, pp. 19-23.
17. J. Yaryura-Tobias y F. Neziroglu, «Violent behaviour, Brain dysrythmia and glucose dysfunction: A new syndrome», *Journal of Orthomolecular Psychiatry*, vol. 4, 1975, pp. 182-5.
18. M. Bruce y M. Lader, «Caffeine abstention and the management of anxiety disorders», *Psychological Medicine*, vol. 19, 1989, pp. 211-14.
19. W. Wendel y W. Beebe, «Glycolytic activity in schizophrenia», en D. Hawkins y L. Pauling (eds.), *Orthomolecular Psychiatry*, 1973.
20. R. Prinz y D. Riddle, «Associations between nutrition and behaviour in 5 year old children», *Nutrition Reviews*, vol. 43, suppl., 1986.
21. L. Christensen, «Psychological distress and diet — effects of sucrose and caffeine», *Journal of Applied Nutrition*, vol. 40 (1), 1988, pp. 44-50.
22. D. Fullerton *et al.*, «Sugar, opionoids and binge eating», *Brain Research Bulletin*, vol. 14 (6), 1985, pp. 273-80.
23. L. Christensen, «Psychological distress and diet: Effects of sucrose and caffeine», *Journal of Applied Nutrition*, vol. 40, 1988, pp. 44-50.
24. M. Colgan y L. Colgan, «Do nutrient supplements and dietary changes affect learning and emotional reactions of children with learning difficulties? A controlled series of 16 cases», *Nutritional Health*, vol. 3, 1984, pp. 69-77.
25. J. Goldman *et al.*, «Behavioural effects of sucrose on preschool children», *J Abnormal Child Psychology*, vol. 14 (4), 1986, pp. 565-77.
26. M. Lester *et al.*, «Refined carbohydrate intake, hair cadmium levels and cognitive functioning in children», *Nutrition and Behaviour*, vol. 1, 1982, pp. 3-13.
27. S. Schoenthaler *et al.*, «The impact of low food additive and sucrose diet on academic performance in 803 New York City public schools», *International Journal of Biosocial Research*, vol. 8 (2), 1986, pp. 185-95.
28. R. J. Prinz *et al.*, «Dietary correlates of hyperactive behaviour in children», *Journal of Consulting and Clinical Psychology*, vol. 48, 1980, pp. 760-9.
29. S. J. Schoenthaler *et al.*, «The effect of randomised vitamin-mineral supplementation on violent and non-violent antisocial behaviour among incarcerated juveniles», *Journal of Nutritional and Environmental Medicine*, vol. 7, 1997, pp. 343-52.

30. L. Langseth y J. Dowd, «Glucose tolerance and hyperkinesis», *Food and Cosmetics Toxicology,* vol. 16, 1978, p. 129.

31. R. G. Walton *et al.*, «Adverse reactions to aspartame: Double blind challenge in patients from a vulnerable population», *Biological Psychiatry,* vol. 34 (1-2), 1993, pp.13-17.

32. Wesnes, K.A. *et al.*, «Breakfast reduces declines in attention and memory over the morning in schoolchildren», *Appetite,* vol. 41, 2003, pp. 329-31.

33. K. Gilliland y D. Andress, «Ad lib caffeine consumption, symptoms of caffeinism and academic performance», *American Journal of Psychiatry,* vol. 138 (4), 1981, pp. 512-14.

34. N. J. Richardson *et al.*, «Mood and performance effects of caffeine in relation to acute and chronic caffeine deprivation», *Pharmacology, Biochemistry and Behavior,* vol. 52 (2), 1995, pp. 313-20.

35. M. Makrides, «Are long-chain polyunsaturated fatty acids essential nutrients in infancy?», *Lancet,* vol. 345, 1995, pp. 1463-8.

36. L. Stevens, «Essential fat metabolism in boys with attention-deficit hyperactivity disorder», *American Journal of Clinical Nutrition,* vol. 62, 1995, pp. 761-8.

37. P. Willatts *et al.*, «Effect of long-chain polyunsaturated fatty acids in infant formula on problem solving at 10 months of age», *Lancet,* vol. 352, 1998, pp. 688-91.

38. J. B. Helland *et al.*, «Maternal supplementation with very-long-chain n-3 fatty acids during pregnancy and lactation augments children's IQ at 4 years of age», *Pediatrics,* vol. 111, 2003, pp. 39-44.

39. A. Richardson y B. Puri, «A randomized double-blind, placebo-controlled study of the effects of supplementation with highly unsaturated fatty acids on ADHD-related symptoms in children with specific learning difficulties», *Progress in Neuro-Psychopharmacology and Biological Psychiatry,* vol. 26 (2), 2002, pp. 233-9.

40. A. J. Richardson y P. Montgomery, «The Oxford-Durham study: A randomized controlled trial of dietary supplementation with fatty acids in children with developmental coordination disorder», *Pediatrics,* vol. 115, 2005, pp. 1360-6.

41. L. J. Stevens *et al.*, «Essential fat metabolism in boys with attention deficit hyperactivity disorder», *American Journal of Clinical Nutrition,* vol. 65, 1995, pp. 761-8.

42. J. R. Burgess, *ADHD: observational and interventional studies,* NIH workshop on omega-3 EFAs in psychiatric disorders, National Institutes of Health, Bethesda, Maryland, EE.UU., 1988.

43. A. J. Richardson *et al.*, *Treatment with highly unsaturated fatty acids can reduce ADHD symptoms in children with specific learning difficulties: A randomised controlled trial*, documento presentado en la British Dyslexia Association International Conference, University of York, abril de 2001.

44. A. Richardson y B. Puri, «A randomized double-blind, placebo controlled study of the effects of supplementation with highly unsaturated fatty acids on ADHD-related symptoms in children with specific learning difficulties», *Progress in Neuro-Psychopharrnacology and Biological Psychiatry*, vol. 26 (2), 2002, pp. 233-9.

45. S. E. Carlson *et al.*, «Long-term feeding of formulas high in linolenic acid and marine oil to very low birth weight infants: Phospholipids fatty acids», *Pediatric Research*, vol. 30, 1991, pp. 404-12.

46. A. J. Richardson y P. Montgomery, «The Oxford-Durham study», *Pediatrics*, 2005.

47. G. Pyapali *et al.*, «Prenatal dietary choline supplementation», *Journal of Neurophysiology*, vol. 79(4), pp. 1790-6 y W H. Meck *et al. Neuroreport*, vol. 8, 1998, 1997, pp. 2831-5.

48. S.Y. Chung *et al.*, «Administration of phosphatidylcholine increase, brain acetylcholine concentration and improves memory in mic., with dementia», *Journal of Nutrition*, vol. 125(6), 1995, pp. 1484-9.

49. R. J.Wurtman y S. H. Zeisel, «Brain choline: Its sources and effect on the synthesis and release of acetylcholine», *Aging*, vol. 19, 1982, pp. 303-13.

50. W. Poldinger *et al.*, «A functional-dimensional approach to depression Serotonin deficiency and target syndrome in a comparison of 5-hydroxytryptophan and fluvoxamine», *Psychopathology*, vol. 24(2), 1991, pp. 53-81.

51. J. B. Deijen *et al.*, «Tyrosine improves cognitive performance and reduces blood pressure in cadets», Brain Research Bulletín, vol. 48(2), 1999, pp. 203-9.

52. I. S. Shiah y N.Yatham, «GABA functions in mood disorders: An update and critical review», *Nature Life Sciences*, vol. 63 (15) 1998, pp. 1289-1305.

53. D. Benton and G. Roberts, «Effect of vitamin and mineral supplementation on intelligence of school children», *Lancet*, 1998.

54. A. Lucas *et al.*, «Randomised trial of early diet in preterm babies and later intelligence quotient», *BMJ*, vol. 317, 1998, pp. 1481-7.

55. A Borjel *et al.*, *Homocysteine Metabolism*, junio de 2005.

56. D. Benton *et al.*, «The impact of long-term vitamin supplementation on cognitive functioning», *Psychopharmacology* (Berl), vol. 117(3), 1995, pp. 298-305.

57. D. Benton *et al.*, «Thiamine supplementation, mood and cognitivy-functioning», *Psychopharmacol* (Berl), vol. 129(1), 1997, pp. 66-71.

58. M. Louwman *et al.*, «Signs of impaired cognitive function in adolescents with marginal cobalamin status», *American Journal of Clinical Nutrition*, vol. 72, 2000, pp. 762-9.

59. J. Greenblatt *et al.*, «Folic acid in neurodevelopment and child psychiatry», *Progress in Neuro-Psychopharmacology and Biological Psychiatry*, vol. 18(4), 1994, pp. 647-60.

60. S. Johnson, «Micronutrient accumulation and depletion in schizophrenia, epilepsy, autism and Parkinson's disease?», *Medical Hypotheses*, vol. 56(5), 2002, pp. 641-5.

61. J. Penland, Experimental Biology Conference, San Diego, 4 de abril de 2005 (pendiente de publicación).

62. H. L. Needleman *et al.*, «The long-term effects of exposure to low doses of lead in childhood: An 11–year follow-up report», *New England Journal of Medicine*, vol. 332, 1990, pp. 83-8.

63. S. Davies, Editorial, *Journal of Nutritional Medicine*, vol. 2(3), 1991, pp. 227-47.

64. N. I. Ward *et al.*, «The influence of the chemical additive tartrazine on the zinc status of hyperactive children —a double-blind placebo controlled study», *Journal of Nutritional Medicine*, vol. 1, 1990, pp. 51-7.

65. B. Bateman *et al.*, «The effects of a double blind, placebo controlled, artificial food colourings and benzoate preservative challenge on hyperactivity in a general population sample of preschool children», *Archives of Disease in Childhood*, vol. 89, 2004, pp. 506-11.

66. E. Young *et al.*, «A population study of food intolerance», *Lancet*, vol. 343, 1994, pp. 1127-9.

67. British Society for Allergy and Environmental Medicine, *Effective Allergy Practice*, 1984.

68. T. Randolph, «Allergy as a causative factor of fatigue, irritability and behaviour problems of children», *J Pediatr*, vol. 31, 1947, p. 560.

69. A. Rowe, «Allergic toxemia and fatigue», *Annals of Allergy*, vol. 17, 1959, p. 9.

70. F. Speer (ed.), «Etiology: Foods», en *Allergy of the Nervous System*, Charles Thomas, 1970.

71. M. Campbell, «Neurologic manifestations of allergic disease», *Annals of Allergy*, vol. 31, 1973, p. 485.

72. K. Hall, «Allergy of the nervous system: A review», *Annals of Allergy*, vol. 36, 1976, pp. 49-64.

73. V. Pippere, «Some varieties of food intolerance in psychiatric patients», *Nutritional Health,* vol. *3(3),* 1984, pp. 125-136.

74. C. Pfeiffer y P. Holford, *Mental Illness and Schizophrenia: The nutrition connection,* Thorsons, 1989.

75. T. Tuormaa, *An Alternative to Psychiatry,* The Book Guild, 1991.

76. J. Egger *et al.*, «Controlled trial of oligoantigenic treatment in the hyperkinetic syndrome», *Lancet,* 9 de marzo de 1985, pp. 540-5.

77. J. Egger *et al.*, «Is migraine a food allergy? A double-blind controlled trial of oligoantigenic diet treatment», *Lancet,* 15 de octubre de 1983, pp. 865-9.

78. A. L. Kubala and M. M. Katz, «Nutritional factors in psychological test behavior», *J Genet Psychol,* vol. 96, 1960, pp. 343-52.

79. R. E Harrell *et al.*, «Can nutritional supplements help mentally retarded children? An exploratory study», *Proceedings of the National Academy of Sciences,* EE.UU., vol. 78(1), 1981, pp. 574-8.

80. D. Benton and G. Roberts, «Effect of vitamin and mineral supplementation on intelligence of school children», *Lancet,* 1988.

81. S. J. Schoenthaler *et al.*, «Controlled trial of vitamin-mineral supplementation: Effects on intelligence and performance», *Personality and Individual Differences,* vol. 12(4), 1991, pp. 351-2.

82. D. Benton, «Micro-nutrient supplementation and the intelligence of children», *Neuroscience and Biobehavioral Reviews,* vol. 25(4), 2001, pp. 297-309.

83. M. Nelson *et al.*, «Nutrient intakes, vitamin-mineral supplementation and intelligence in British schoolchildren», *British Journal of Nutrition,* vol. 64 (1), 1990, pp. 13-22.

84. L. J. Whalley *et al.*, «Cognitive aging, childhood intelligence, and the use of food supplements: Possible involvement of n-3 fatty acids», *American Journal of Clinical Nutrition,* vol. 80(6), 2004, pp. 1650-7.

85. W. Snowden, «Evidence from an analysis of 2.000 errors and omissions made in IQ tests by a small sample of schoolchildren, undergoing vitamin and mineral supplementation, that speed of processing is an important factor in IQ performance», *Personality & Individual Differences,* vol. 22(1), enero de 1997, pp.131-3.

86. J. Penland, *Zinc affects cognition and psychosocial function of middle-school children,* Experimental Biology Conference, San Diego, 4 de abril de 2005 (pendiente de publicación).

87. D. Benton *et al.*, «Thiamine supplementation mood and cognitive functioning», *Psychopharmacology* (Berl), vol. 129(1), 1997, pp. 66-71.

88. P. Willatts *et al.*, «Effect of long-chain polyunsaturated fatty acids in infant formula on problem solving at 10 months of age», *Lancet*, vol. 352(9129), 1998, pp. 688-91.

89. C. Agostoni *et al.*, «Developmental quotient at 24 months and fatty acid composition of diet in early infancy: A follow up study», *Archives of Disease in Childhood*, vol. 76 (5), 1997, pp. 421-4.

90. Jensen *et al.*, «Effects of maternal docosahexaenoic acid intake on visual function and neurodevelopment in breastfed term infants», *American Journal of Clinical Nutrition*, vol. 82(1), 2005, pp. 125-32.

91. I. B. Helland *et al.*, «Maternal Supplementation with Very-Long-Chain Fatty Acids During Pregnancy and Lactation Augments Children's IQ at 4 Years of Age», *Pediatrics,* vol. 111(1), pp. e39-e44 (2003).

92. A. Ghys *et al.*, «Red blood cell and plasma phospholipid arachidonic and docosahexaenoic acid levels at birth and cognitive development at 4 years of age», Early Human Development, vol. 69(1-2), October 2002, pp. 83-90.

93. L. Horwood y D. M. Fergusson, «Breastfeeding and later cognitive and academic outcomes», *Pediatrics,* vol. 101, 1998, pp. 1-13.

94. C. Lanting *et al.*, «Neurological differences between 9 year-old children fed breast-milk or formula-milk as babies», *Lancet*, vol. 344(13), 1994, pp. 9-22.

95. D. Benton *et al.*, «Mild hypoglycaemia and questionnaire measures of aggression», Biological Psychology, vol. 14(1-2), 1982, pp. 129-35.

96. M. Colgan y L. Colgan, «Do nutrient supplements and dietary changes affect learning and emotional reactions of children with learning difficulties?», *Nutritional Health*, 1984.

97. J. Goldman *et al.*, «Behavioural effects of sucrose on preschool children», *Journal of Abnormal Child Psychology*, vol. 14(4), 1986, pp. 565-77.

98. M. Lester *et al.*, «Refined carbohydrate intake, hair cadmium levels and cognitive functioning in children», *Nutrition and Behaviour*, vol. 1, 1982, pp. 3-13.

99. S. Schoenthaler *et al.*, «The impact of a low food additive and sucrose diet on academic performance in 803 New York City public schools», *International Journal of Biosocial Research*, vol. 8(2), 1986, pp. 185-95.

100. C. C. Ani y S. M. Grantham-McGregor, «The effects of breakfast on children's educational performance, attendance and classroom behaviour», en N. Donovan y C. Street (eds.), *Fit for School: How breakfast clubs meet health, education and childcare needs*, New Policy Institute, 1999, pp. 14-22, y J. L. Brown, «New findings about child nutrition and

cognitive development», en la misma publicación, pp. 36-44; y C. Michaud *et al.*, «Effects of breakfast-size on short-term memory, concentration, mood and blood glucose», *Journal of Adolescent Health*, vol. 12, 1991, p. 53-7.

101. J. P. Jones, H. S. Swartzwelder *et al.*, «Choline availability to the developing rat fetus alters adult hippocampal long-term potentiation», *Brain Research. Developmental Brain Research*, vol. 118(1-2), 1999, pp. 159-67.

102. S. L. Ladd *et al.*, «Effect of phosphatidylcholine on explicit memory», *Clinical Neuropharmacology*, vol. 16(6), 1993, pp. 540-9.

103. www.autismwebsite.com/ari/treatment/form34q.htm.

104. Judy Shabert *et al.*, *The Ultimate Nutrient –Glutamine*, Avery Publications, 1990.

105. T. Ziegler *et al.*, «Safety and metabolic effects of L-glutamine administration in humans», *Journal of Parenteral and Enteral Nutrition*, vol. 14 (4supp), 1990, pp. 137S-146S.

106. B. Gesch, «Influence of supplementary vitamins, minerals and essential fats on the antisocial behaviour of young adult prisoners», *British Journal of Psychiatry*, vol. 181, 2002, pp. 22-8.

107. J. R. Hibbeln, «Fish consumption and major depression», *Lancet*, vol. 351, 1998, pp. 1213.

108. B. Nemets *et al.*, «Addition of omega-3 fatty acid to maintenance medication treatment for recurrent unipolar depressive disorder», *American Journal of Psychiatry*, vol. 159, 2002, pp. 477-9.

109. B. Puri *et al.*, «Eicosapentaenoic acid in treatment-resistant depression», *Archives of General Psychiatry*, vol. 59 (1), 2002, Cartas al editor.

110. K. A. Smith *et al.*, «Relapse of depression after rapid depletion of tryptophan», *Lancet*, vol. 349, 1997, pp. 915-19.

111. E. Turner *et al.*, «Serotoninalacarte: Supplementation with the serotonin precursor 5-hydroxytryptophan», *Pharmacology and Therapeutics*, 13 de julio de 2005.

112. H. Cass, «SAMe –the master tuner supplement for the 21st century», publicado en wwwnaturallyhigh.co.uk, 2001.

113. B. L. Kagan *et al.*, «Oral S-adenosylmethionine in depression: A randomized, double-blind, placebo-controlled trial», *American Journal of Psychiatry*, vol. 147(5), 1990, pp. 591-5.

114. P. G. Janicak *et al.*, «Tarenteral S-adenosyl-methionine (SAMe) in depression: Literature review and preliminary data», Psychopharmacology Bulletin, vol. 25(2), 1989, pp. 238-42.

115. A. Richardson, «Fatty acids in dyslexia, dyspraxia, ADHD and the autistic spectrum», *The Nutrition Practitioner*, vol. 3(3), 2001, pp. 18-24.

116. A. J. Richardson y J. Wilmer, *Association between fatty acid symptoms and dyslexic and ADHD characteristics in normal college students*, documento presentado en la British Dyslexia Association International Conference, Universidad de York, abril de 2001.

117. M. H. Jorgensen et al., «Is there a relation between docosahexaenoic acid concentration in mothers' milk and visual development in term infants?», *Journal of Pediatric Gastroenterology and Nutrition*, vol. 32, 2001, pp. 293-6.

118. A. J. Richardson et al., *Fatty acid deficiency signs predict the severity of reading and related problems in dyslexic children*, documento presentado en la British Dyslexia Association International Conference, 2001.

119. C. M. Absolon et al., «Psychological disturbance in atopic eczema: The extent of the problem in school-aged children», *British Journal of Dermatology*, vol. 137(2), 1997, pp. 241-5.

120. A. J. Richardson et al., «Abnormal cerebral phospholipid metabolism in dyslexia indicated by phosphorus-31 magnetic resonance spectroscopy», *NMR in Biomedicine*, vol. 10, 1997, pp. 309-14.

121. B. J. Stordy, «Dyslexia, attention deficit hyperactivity disorder, dyspraxia –do fatty acids help?», *Dyslexia Review*, vol. 9(2), 1997, pp. 1-3.

122. B. J. Stordy, «Benefit of decosahexanoic acid supplements to dark adaptation in dyslexia», *Lancet*, vol. 346, 1995, p. 385.

123. I. D. Capel et al., «Comparison of concentrations of some trace, bulk, and toxic metals in the hair of normal and dyslexic children», *Clinical Chemistry*, vol. 27(6), 1981, pp. 879-81.

124. R. J. Prinz et al., «Dietary correlates of hyperactive behaviour in children», *Journal of Consulting and Clinical Psychology*, vol. 48, 1980, pp. 760-69.

125. S. J. Schoenthaler et al., «The effect of randomised vitamin-mineral supplementation on violent and non-violent antisocial behaviour among incarcerated juveniles», *Journal of Nutritional and Environmental Medicine*, 1997.

126. L. Langseth and T. Dowd, «Glucose tolerance and hyperkinesis», *Food and Cosmetic Toxicology*, vol. 16, 1978, p. 129.

127. I. Colquhon y S. Bunday, «A lack of essential fats as a possible cause of hyperactivity in children», *Medical Hypotheses*, vol. 7, 1981, pp. 673-9.

128. L. J. Stevens *et al.*, «Essential fat metabolism in boys with attention deficit hyperactivity disorder», *American Journal of Clinical Nutrition*, vol. 65, 1995, pp. 761-8.

129. J. R. Burgess, *ADHD: observational and interventional studies*, NIH workshop on omega-3 EFAs in psychiatric disorder, National Institutes of Health, Bethesda, Maryland, 1998.

130. A. J. Richardson *et al., Treatment with highly unsaturated fatty acids can reduce ADHD symptoms in children with specific learning difficulties: a randomised controlled trial,* documento presentado en la British Dyslexia Association. International Conference, Universidad de York, abril de 2001.

131. A. Richardson y B. Puri, «A randomized double-blind, placebo controlled study of the effects of supplementation with highly unsaturated fatty acids on. ADHD-related symptoms in children with specific learning difficulties», *Progress in Neuro-Psychopharmacology and Biological Psychiatry*, vol. 26(2), 2002, pp. 233-9.

132. A. Richardson y B. Puri, «A randomized double-blind, placebocontrolled study of the effects of supplementation with highly unsaturated fatty acids on ADHD, *Progress in Neuro-Psychopharmacology and Biological Psychiatry*, 2002.

133. B. O'Reilly, Hyperactive Children's Support Group Conference, Londres, junio de 2001.

134. M. D. Boris y E S. Mandel, «Foods and additives are common causes of the attention deficit hyperactive disorder in children», *Annals of Allergy*, vol. 72 (1994), pp. 462-8.

135. R. J. Theil, «Nutrition based interventions for ADD and ADHD», *Townsend Letter for Doctors & Patients*, abril de 2000, pp. 93-5.

136. A. R. Swain *et al.*, «Salicylates, oligoantigenic diet and behavior», *Lancet*, vol. 2 (8445), 1985, pp. 41-2.

137. B. Starobrat-Hermelin y T. Kozielec, «The effects of magnesium physiological supplementation on hyperactivity in children with attention deficit hyperactivity disorder (ADHD): Positive response to magnesium oral loading test», *Magnesium Research*, vol. 10(2), 1997, pp. 149-56.

138. N. I. Ward, «Assessment of clinical factors in relation to child hyperactivity», *Journal of Nutritional and Environmental Medicine*, vol. 7, 1997, pp. 333-342.

139. N. I. Ward, «Hyperactivity and a previous history of antibiotic usage», *Nutrition Practitioner*, vol. 3 (3), 2001, p. 12.

140. S. J. Schoenthaler *et al.*, «The effect of randomised vitamin-mineral supplementation on violent and non-violent antisocial behaviour among

incarcerated juveniles», *Journal of Nutritional and Environmental Medicine*, vol. 7, 1997, pp. 343-52.

141. N. D. Volkow *et al.,* «Therapeutic doses of oral methylphenidate significantly increase extracellular dopamine in the human brain», *Journal of Neuroscience,* vol. 21 (RC121), 2001, pp. 1-5.

142. S. Chaplin, *The Prescriber*, 5 de agosto de 2005, www.escribercom.

143. Dr. Joan Baizer de la Universidad del Estado de Nueva York, Buffalo, en el encuentro anual de la Society for Neuroscience, 11 de noviembre de 2001.

144. See www.blockcenter.com/articles2/ritalin_dea.htm and R. D. Ciaranello, «Attention deficit-hyperactivity disorder and resistance to thyroid hormone-a new idea?», *New England Journal of Medicine*, vol. 328(14), 1993, pp. 1038-9.

145. National Institutes of Health, *NIH Consensus Statement: Diagnosis and Treatment ofAttention Deficit Hyperactivity Disorder (ADHD)*, NIH, 1998.

146. N. Lambert y C. Hartsough, «Trospective study of tobacco smoking and substance dependencies among samples of ADHD and nonADHD participants», *Journal of Learning Disabilities*, vol. 31, 1998, pp. 533-44.

147. Ver la web del Optimal Wellness Centre: www.mercola.com/2001/jan/7/lendon_smith.htm, y la www. smithsez.com/ ADHDandADD.html.

148. K. Blum y J. Holder, *The Reward Deficiency Syndrome*, American College of Addictionology and Compulsive Disorders, Amereol Ltd, 2002.

149. N. D. Volkow *et al.*, «Therapeutic doses of oral methylphenidate significantly increase extracellular dopamine in the human brain», *Journal of Neuroscience*, 2001.

150. R. Huff, US State Department of Developmental Services Report on Autism, 1999.

151. B. Rimland *et al.*, «The effect of high doses of vitamin B6 on autistic children: A double-blind crossover study», *American Journal of Psychiatry*, vol. 135 (4), 1978, pp. 472-5.

152. B. Rimland *et al.*, «The effect of high doses of vitamin B6 on autistic children: A double-blind crossover study», *American Journal of Psychiatry*, vol. 135 (4), 1978, pp. 472-5.

153. J. Martineau *et al.*, «Vitamin B6, magnesium, and combined B–Mg: Therapeutic effects in childhood autism», *Biological Psychiatry*, vol. 20 (5), 1985, pp. 467-78.

154. S. Vancassel *et al.*, «Plasma fatty acid levels in autistic children», *Prostaglandins Leukotrienes and Essential Fatty Acids*, vol. 65, 2001, pp. 1-7.

155. J. G. Bell et al., «Red blood cell fatty acid compositions in a patient with autism spectrum disorder: a characteristic abnormality in neurodevelopmental disorders?», *Prostaglandins Leukotrienes and Essential Fatty Acids*, vol. 63 (1-2), 2000, pp. 21-5.

156. J. G. Bell, *Fatty acid deficiency and phospholipase A2 in autistic spectrum disorders*, informe de trabajo, St Anne's College, Oxford, septiembre de 2001.

157. M. Megson, «Is autism a G-Alpha protein defect reversible with natural vitamin A?», *Medical Hypotheses*, vol. 54 (6), 2000, pp. 979-83.

158. M. Megson, *The biological basis for perceptual deficits in autism: Vitamin A and G-proteins*, conferencia dada en el Ninth International Symposium on Functional Medicine, mayo de 2002.

159. Paul Whiteley, the Sunderland University Autism Unit, «The Biology of Autism –Unravelled», presentación hecha en el Autism Unravelled Conference, Londres, mayo de 2001.

160. Paul Whitely et al., «A gluten free diet as an intervention for autism and associated disorders: Preliminary findings», *Autism: International J of Research and Practice*, vol. 3, 1999, pp. 45-65.

161. «Anti-fungal drugs more helpful than Ritalin in autistic children», carta al editor, *Townsend Letter for Doctors and Patients*, abril de 2001, p. 99.

162. A. J. Wakefield et al., «Enterocolitis in children with developmental disorders», *Am J Gastroenterol*, vol. 95(9), 2000, pp. 2285-95.

163. M. A. Brudnak, «Application of genomeceuticals to the molecular and immunological aspects of autism», *Medical Hypotheses*, vol. 57(2), 2001, pp. 186-91.

164. P. Varmanen et al., «S54X-prolyl dipeptidyl aminopeptidase gene (pepX) is part of the glnRA operon in Lactobaccilus rhamnosus», *Journal of Bacteriology*, vol. 182(1), 2000, pp. 146-54.

165. Paul Whitely et al., «A gluten free diet as an intervention for autism and associated disorders: Preliminary findings», *Autism: International Journal of Research and Practice*, 1999.

166. J. Robert Cade, University of Florida Department of Medicine and Physiology, at www.panix.com/~paleodiet/autism/cadelet.txt.

167. M. Ash y E. Gilmore, *Modifying autism through functional nutrition*, documento presentado en el Allergy Research Group conference, Londres, enero de 2001.

168. Dr. Rosemary Waring, University of Birmingham School of Biosciences, «Sulphate, sulphation and gut permeability: are cytokines involved?», *Autism Unravelled Conference Proceedings*, Londres, 11 de mayo de 2001.

169. A. J. Wakefield *et al.*, «Hyperplasia, non-specific colitis, and pervasive developmental disorder in children», *Lancet*, vol. 351, 1998, pp. 637-41.

170. Andrew Wakefield, lectura en las conferencias Allergy Research Foundation, noviembre de 1999.

171. F. E. Yazbak, «Autism –is there a vaccine connection?», ver www.autisme.net/Yazbak1.htm.

172. B. Rimland, *Journal of Nutritional and Environmental Medicine*, vol. 10, 2000, pp. 267-9.

173. Ibid. *Ver también* Ashcraft & Gerel (firma legal), «Autism caused by childhood vaccinations containing Thimerosal or mercury», at www.ashcraftandgerel.com/thimerosal.html.

174. B. Rimland, «Parents' ratings of the effectiveness of drugs and nutrients», *Autism Research Review International*, vol. 8, octubre de 1994.

175. D. B. Smith y E. Obbens, «Antifolate-antiepileptic relationships», en M. I. Botez y E. H. Reynolds (eds.), *Folic Acid in Neurology, Psychiatry and Internal Medicine*, Raven Press (1979).

176. E B. Gibberd *et al.*, «The influence of folic acid on the frequency of epileptic attacks», *European Journal of Clinical Pharmacology*, vol. 19(1). 1981, pp. 57-60.

177. Ver ref. 175 (Smith).

178. M. Nakazawa, «High dose vitamin B6 therapy in infantile spasms –the effect of adverse reactions», *Brain and Development*, vol. 5(2), 1983, p. 193.

179. J. Pietz *et al.*, «Treatment of infantile spasms with high-dosage vitamin B6», *Epilepsia*, vol. 34(4), 1993, pp. 757-63.

180. A. Sohler y C. Pfeiffer, «A direct method for the determination of manganese in whole blood: patients with seizure activity have low blood levels», *Journal of Orthomolecular Psychiatry*, vol. 12, 1983, pp. 215-34.

181. C. L. Dupont y Y. Tanaka, «Blood manganese levels in children with convulsive disorder», *Biochemical Medicine*, vol. 33(2), 1985, pp. 246-55.

182. P. S. Papavasiliou *et al.*, «Seizure disorders and trace metals: Manganese tissue levels in treated epileptics», *Neurology*, vol. 29, 1979, p. 1466.

183. Y. Tanaka, «Low manganese level may trigger epilepsy», *JAMA –Journal of the American Medical Association*, vol. 238, 1977, p. 1805.

184. C. Pfeiffer *et al.,* «Zinc and manganese in the schizophrenias», *Journal of Orthomolecular Psychiatry,* vol. 12, 1983, pp. 215-34.

185. Y. Shoji, «Serum magnesium and zinc in epileptic children», *Brain and Development*, vol. 5(2), 1983, p. 200.

186. S. K. Gupta *et al.*, «Serum magnesium levels in idiopathic epilepsy», *Journal of the Association of Physicians of India,* vol. 42(6), 1994, pp. 456-7.
187. L. E Gorges *et al.*, «Effect of magnesium on epileptic foci», *Epilepsia*, vol. 19(1), 1978, pp. 81-91.
188. *Pediatria Romania*, vol. 31(4), 1982, pp. 343-7.
189. C. L. Zhang *et al.*, «Paroxysmal epileptiform discharges in temporal lobe slices after prolonged exposure to low magnesium are resistant to clinically used anticonvulsants», *Epilepsy Research*, vol. 20(2), 1995, pp. 105-11.
190. Y. Shoji, «Serum magnesium and zinc in epileptic children», *Journal of Orthomolecular Psychiatry*, 1983.
191. A. Barbean *et al.*, «Zinc, taurine and epilepsy», *Archives of Neurology*, vol. 30, 1974, pp. 52-8.
192. M. I. Botez *et al.*, «Thiamine and folate treatment of chronic epileptic patients: A controlled study with the Wechsler IQ scale», *Epilepsy Research*, vol. 16(2), 1993, pp. 157-63, and A. Keyser, «Epileptic manifestations and vitamin B1 deficiency», European Neurology, vol. 31(3), 1991, pp. 121-5.
193. V. T. Ramaeckers, «Selenium deficiency triggering intractable seizures», *Neuropediatrics*, vol. 25(4), 1994, pp. 217-23.
194. I. R. Tupeev, «The antioxidant system in the dynamic combined treatment of epilepsy patients with traditional anticonvulsant preparations and an antioxidant –alpha-tocopherol», *Biulleten Eksperimentalnoi Biologii I Meditsiny,* vol. 116(10), 1993, pp. 362-4.
195. S.Yehuda, «Essential fat preparation (SR.-3) raises the seizure threshold in rats», *European Journal of Pharmacology,* vol. 254(1-2), 1994, pp. 193-8.
196. S. Schlanger, M. Shinitzky y D.Yam, «Diet enriched with omega-3 fatty acids alleviates convulsion symptoms in epilepsy patients», *Epilepsia*, vol. 43(1), 2002, pp. 103-4.
197. E. S. Roach *et al.*, «N,N-dimethylglycine for epilepsy», carta al editor, *New England journal of Medicine*, vol. 307, 1982, pp. 1081-2.
198. R. Huxtable *et al.*, «The prolonged anticonvulsant action of taurine on genetically determined seizure-susceptibility», *Canadian journal of Neurological Sciences,* vol. 5, 1978, p. 220.
199. D. A. Richards *et al.*, «Extracellular GABA in the ventrolateral thalamus of rats exhibiting spontaneous absence epilepsy: A microdialysis study», *Journal of Neurochemistry*, vol. 65(4), 1995, pp. 1674-80.

200. J. Schmidt, «Comparative studies on the anti-convulsant effectiveness of nootropic drugs in kindled rats», *Biomedica Biochimica Acta*, vol. 49(5), 1990, pp. 413-19.

201. B. Gesch, «Influence of supplementary vitamins, minerals and essential fats on the antisocial behaviour of young adult prisoners», *British Journal of Psychiatry*, vol. 181, 2002, pp. 22-8.

202. T. Hamazaki *et al.*, «The effect of docosahexaenoic acid on aggression in young adults: A placebo-controlled double-blind study», *Journal of Clinical Investigation*, vol. 97, 1996, pp. 1129-33.

203. S. J. Schoenthaler *et al.*, «The effect of randomised vitamin-mineral supplementation on violent and non-violent antisocial behaviour among incarcerated juveniles», *Journal of Nutritional and Environmental Medicine*, vol. 7, 1997, pp. 343-52.

204. J. Egger *et al.*, «Controlled trial of oligoantigenic treatment in the hyperkinetic syndrome», *Lancet*, vol. 1(8428), 1985, pp. 540-5.

205. A. G. Schauss y C. E. Simonsen, «A critical analysis of the diets of chronic juvenile offenders», parte 1, *Journal of Orthornolecular Psychiatry*, vol. 8(3), 1979, pp. 149-57.

206. D. Papalos y J. Papalos, *The Bipolar Child*, Broadway Books, 2000.

207. K. Hambidge y A. Silverman, «Pica with rapid improvement after dietary zinc supplementation», *Archives of Disease in Childhood*, vol. 48, 1973, p. 567.

208. R. Bakan, «The role of zinc in anorexia nervosa: Etiology and treatment», *Medical Hypotheses*, vol. 5(7), 1979, pp. 731-6.

209. D. Horrobin y S. C. Cunnane, «Interactions between zinc, essential fatty acids and prostaglandins: Relevance to acrodermatitis enteropatica, total parenteral nutrition, and glucagonoma syndrome, diabetes, anorexia nervosa, and sickle cell anemia», *Medical Hypotheses*, vol. 6, 1980, pp. 277-96.

210. R. C. Casper y A. S. Prasad, 1980, más tarde confirmado por L. Humphries *et al.*, «Zinc deficiency and eating disorders», *Journal of Clinical Psychiatry*, vol. 50(12), 1980, pp. 456-9.

211. P. R. Flanagan, «A model to produce pure zinc deficiency in rats and its use to demonstrate that dietary phytate increases the excretion of endogenous zinc», *Journal of Nutrition*, vol. 114, 1984, pp. 493-502, y A. Grider *et al.*, «Age-dependent influence of dietary zinc restriction on short-term memory in male rats», *Physiology and Behaviour*, vol. 72(3), 2001, pp. 339-48.

212. A. Arcasoy *et al.*, «Ultrastructural changes in the mucosa of the small intestine in patients with geophagia (Prasad's syndrome)», *Journal of Pediatric Gastroenterology and Nutrition*, vol. 11(2), 1990, pp. 279-82.

213. D. Bryce-Smith y R. I. Simpson, «Case of anorexia nervosa responding to zinc sulphate», *Lancet*, vol. 2(8398), 1984, p. 350.
214. Katz *et al.*, *J Adol Health Care*, vol. 8, 1987, pp. 400-6.
215. L. Humphries *et al.*, «Zinc deficiency and eating disorders», *Journal of Clinical Psychiatry*, 1989.
216. N. E. Shay y H. E. Mangian, «Neurobiology of zinc-influenced eating behavior», *Journal of Nutrition*, vol. 130(5S Suppl), 2000, pp. 1493S-9S.
217. R. Bakan *et al.*, «Dietary zinc intake of vegetarian and non-vegetarian patients with anorexia nervosa», *International Journal of Eating Disorders*, vol. 13(2), 1993, pp. 229-33.
218. E. Askenazy *et al.*, «Whole blood serotonin content, tryptophan concentrations, and impulsivity in anorexia nervosa», *Biological Psychiatry*, vol. 43(3), 1998, pp. 188-95.
219. A. Favaro, «Tryptophan levels, excessive exercise, and nutritional status in anorexia nervosa», *Psychosomatic Medicine*, vol. 62(4), 2000, pp. 535-8.
220. P. J. Cowen y K. A. Smith, «Serotonin, dieting, and bulimia nervosa», *Advances in Experimental Medicine and Biology*, vol. 467, 1999, pp. 101-4.
221. Y. Harrison y J. A. Horne, «Sleep deprivation affects speech», *Sleep*, vol. 20(10), 1997, pp. 871-7.
222. L. Ozturk *et al.*, «Effects of 48 hours sleep deprivation on human immune profile», *Sleep Res Online*, vol. 2(4), 1999, pp. 107-11.
223. Judith Owens *et al.*, «Television-viewing habits and sleep disturbance in school children», *Pediatrics*, vol. 104(3), 1999, pp. 27.
224. M. G. Smits *et al.*, «Melatonin for chronic sleep onset insomnia in children: A randomized placebo-controlled trial», *Journal of Child Neurology*, vol. 16(2), 2001, pp. 86-92.
225. E. J. Pavonen *et al.*, «Effectiveness of melatonin in the treatment of sleep disturbances in children with Asperger disorder», *Journal of Child and Adolescent Psychomacology*, vol. 13(1), 2003, pp. 83-95.
226. American Dietetic Association, «Promotion of breastfeeding», *Journal of American Dietetic Association*, n.º 97, 1997, pp. 662-6
227. M. Martin, «Is DHA the secret of breast milk's success?», *WordNetDaily.com*, 2002.
228. E. L. Mortensen *et al.*, «The association between duration of breastfeeding and adult intelligence», *JAMA – Journal of the American Medical Association*, vol. 287, 2002, pp. 2.365-71.

229. F. Martinez, «Evaluation of plasma tocopherols in relation to hematological indices of Brazilian infants on human milk and cows' milk regime from birth to 1 year of age», *American Journal of Clinical Nutrition*, vol. 41(3), 1985, pp. 969-74.

230. C. Kunz, *International Journal for Vitamin & Nutrient Research*, vol. 54(141), 1984.

231. W. Craig, *Nutrition Reports International*, vol. 30(4), 1984, p.1.003.

232. J. Armstrong, J. j. Reilly y el Child Health Information Team, «Brestfeeding and lowering the risk of chilhood obesity», *Lancet*, vol. 359(9322), 2002, pp. 2.003-4.

233. N. I. Ward, «Hyperactivity and a previous history of antibiotic usage», *Nutrition Practitioner*, vol. 3(3), 2001, p. 12.

234. N. I. Ward, «Assessment of clinical factors in relation to child hyperactivity», *Journal of Nutritional and Environmental Medicine*, vol. 7, 1997, pp. 333-342.

235. R. L. William *et al.*, «Use of antibiotics in preventing recurrent acute otitis media and intreating otitis media with effusion», *JAMA –Journal of the American Medical Association*, vol. 270, 1993, p. 1.344-51.

236. J. Braly y R. Hoggan, *Dangerous Grains*, Avery, 2002, p. 24.

Índice

Agradecimientos 7
Guía de abreviaciones, medidas y referencias 9
Referencias y otras fuentes de información 11
Introducción 13

1.ª PARTE. ALIMENTOS PARA EL CEREBRO 21

1. Cómo forman el cerebro los alimentos 23
2. Azúcar no, gracias. Ya soy lo suficientemente dulce 32
3. Grasas inteligentes: el equipo que construye
   la mente 53
4. Fosfolípidos para ir a la escuela 71
5. Proteína: la arquitecta de la mente y el humor 76
6. Por qué las vitaminas y los minerales hacen
   que tus hijos «tengan cerebro» 84
7. No dejes que tus hijos sean
   unos niños «heavy metal» 97
8. Mantener a tus hijos libres de químicos 104
9. Protege a tus hijos de las alergias cerebrales 113

2.ª PARTE. DALE A TUS HIJOS UNA VENTAJA 121

10. Probar, probar 123
11. Pensar más rápido, aumentar el CI 127
12. Desarrollar una concentración
    y una memoria agudas 138

13. Acelerar la escritura y la lectura 149
14. Mejorar el estado de ánimo y la conducta 158

3.ª PARTE. SOLUCIONANDO PROBLEMAS 171
15. Dislexia y dispraxia: qué pasa 173
16. Soluciones sin fármacos para el TDAH 179
17. El espectro autístico 196
18. Respuestas para la agresión 222
19. Vencer los trastornos alimenticios 229
20. Curar los problemas de sueño 240

4.ª PARTE. ALIMENTOS PARA EL PENSAMIENTO 247
21. Empezar viento en popa 249
22. Evitar las manías alimentarias 259
23. Tácticas de guerrilla en el supermercado 264
24. Consejos excelentes para la cocina 269
25. Hacer comidas saludables para el colegio 276
26. Complementos para los superchicos
    y las superchicas 280
27. Únete a la campaña de los alimentos para el cerebro ... 286

Bibliografía y recursos 289
Guía de productos y complementos alimentarios 295
Notas bibliográficas 299

ALTERNATIVAS

El libro que complementa *La biblia de la nutrición óptima*, el extraordinario éxito internacional de Patrick Holford con más de un millón de ejemplares vendidos.

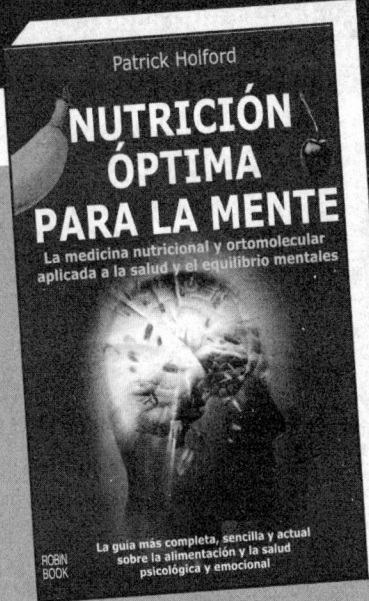

El cuidado de la salud mental se ha visto revolucionado tras las últimas investigaciones realizadas en el ámbito de la nutrición. Lo que la mayoría de la gente logra intelectual, social y emocionalmente está muy por debajo de su verdadero potencial.

Descubra que puede usar una nutrición óptima para:

- Aumentar su inteligencia y preservar su salud mental.
- Vencer el estrés y la ansiedad.
- Levantar su humor y desterrar los momentos de desánimo.
- Conseguir un buen sueño nocturno.
- Prevenir la demencia, el Alzheimer y la enfermedad de Parkinson.

ISBN: 978-84-7927-693-5

Una de cada dos personas sufre alguna alergia alimentaria, a veces sin saberlo. Mucha gente desconoce que sus problemas de salud pueden estar relacionados con la ingesta de alimentos específicos. Así pues, síntomas como la rinitis alérgica, la depresión, la diabetes, el sobrepeso, la fatiga crónica y otros tipos de trastornos pueden ser fruto de una intolerancia alimentaria.

Este práctico manual, escrito con rigor científico y fácil de entender, te ayudará a:

- Descubrir si tu problema de salud es debido a la dieta alimentaria que sigues.
- Conocer los dos tipos de alergia existentes: las alergias de aparición inmediata y las alergias ocultas, de aparición más tardía y algunas veces reversibles.
- Establecer un plan de acción para aliviar tu intolerancia alimentaria.

ISBN: 978-84-7927-833-5

Con la ayuda de este libro, podrás descubrir qué alimentos te perjudican y cuáles acepta tu organismo.

ALTERNATIVAS

ALTERNATIVAS

Esta obra es la guía más completa, sencilla y actualizada referida a la nutrición y alimentación sanas.

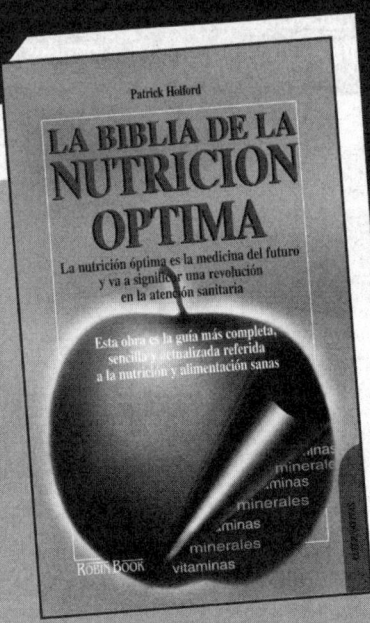

La nutrición óptima está conduciendo ya a una revolución en la atención sanitaria. Sin desdeñar la sabiduría popular en cuestiones de alimentación, las últimas investigaciones en materia de nutrición y salud nos ofrecen ya la posibilidad de proporcionarle a nuestro organismo los medios para conseguir un estado óptimo de salud física y mental. De una manera a la vez práctica y rigurosa, este libro pone a nuestro alcance las claves para alcanzar una vida más sana, feliz y longeva.
- Qué es realmente una dieta equilibrada.
- Cómo aumentar los niveles de energía, inteligencia y memoria a partir de un adecuado programa de nutrición.
- Cómo reforzar y mejorar el sistema inmunológico del cuerpo humano.

Ilustrado
ISBN: 978-84-7927-338-5

¿Hace tiempo que intenta adelgazar… sin éxito? Las dietas milagrosas bajas en calorías no funcionan, no pierde peso con ellas y acaba el día sin energía. En realidad nuestro cuerpo no funciona gracias a las calorías sino gracias a la glucosa, que es lo que se transforma en la energía que nos permite sentirnos con fuerzas y activos. Esta glucosa se obtiene a partir de ciertos alimentos básicos de los cuales no podemos ni debemos prescindir. *La nueva dieta glucémica* propone un método fácil, definitivo y, sobre todo, sano para perder peso.
Un método ideal para aquellos que buscan perder peso y a la vez ganar en salud que es fruto de más de veinte años de investigación en el campo de la dietética y la nutrición, descrito paso a paso y que contiene gran cantidad de recetas rápidas y sencillas de elaborar.

ISBN: 978-84-7927-907-3

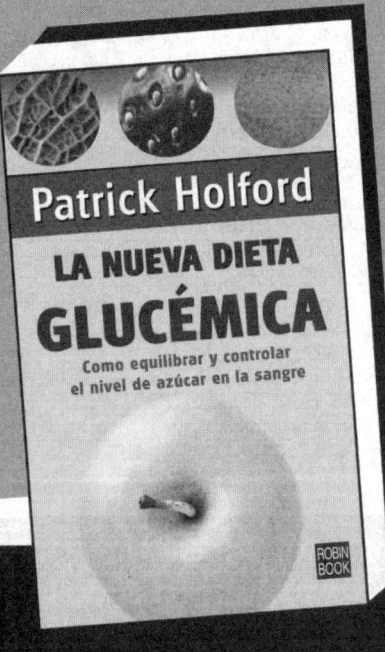

La mejor manera de perder peso de forma rápida, definitiva y sana

ALTERNATIVAS